心病临床论治精要

黄政德　李鑫辉　主编

中国中医药出版社

·北　京·

图书在版编目（CIP）数据

心病临床论治精要/黄政德，李鑫辉主编.—北京：中国中医药出版社，
2018.5

ISBN 978－7－5132－4792－4

Ⅰ.①心…　Ⅱ.①黄…②李…　Ⅲ.①心病辨证　Ⅳ.①R241.5

中国版本图书馆 CIP 数据核字（2018）第 041950 号

中国中医药出版社出版

北京市朝阳区北三环东路 28 号易亨大厦 16 层
邮政编码　100013
传真　010－64405750
保定市中画美凯印刷有限公司印刷
各地新华书店经销

开本 710×1000　1/16　印张 22　字数 459 千字
2018 年 5 月第 1 版　2018 年 5 月第 1 次印刷
书号　ISBN 978－7－5132－4792－4

定价　75.00 元
网址　www.cptcm.com

社 长 热 线　010－64405720
购 书 热 线　010－89535836
维 权 打 假　010－64405753

微信服务号　zgzyycbs
微商城网址　https://kdt.im/LIdUGr
官 方 微 博　http://e.weibo.com/cptcm
天猫旗舰店网址　https://zgzyycbs.tmall.com

如有印装质量问题请与本社出版部联系（010－64405510）

/前言

中医心病是由情志所伤、禀赋不足、年老体衰、久病失养等因素导致心的生理功能紊乱，累及脏腑经络及精神活动发生病理变化的一类病证。中医心病病证广泛，其病理变化影响血液运行和神志、精神、思维活动。

本书编者以中医心病理论为基础，根据多年临床与教学研究经验，以提高中医临证思维与其临床实践能力为目标编写了这本《心病临床论治精要》。是书内容丰富详实，临床实用性强，无论对中医临床工作中，还是对中医药院校学生，都是一部重要的参考资料。

本书内容包括基础篇和临床篇。基础篇系统阐述了中医心病的概念、源流，中医心的生理学特性，中医心病病因病机、诊断、辨证、治则与治法。临床篇选择 15 种常见及多发心病，从概念、沿革、临床特点、病因与病机、诊断与鉴别诊断、辨证要点与治疗原则、辨证论治等方面阐述心病；每章还设立名医经验精粹、名方应用精析、名医医案精选等板块。"名医经验精粹"从撷取中医经典、百家文献着手，博采百家对该病的阐述，融汇了古代医家思想精髓，展现了名医经验及名医的诊治思路、处方用药，领悟了名医用药谴方之精妙；"名方应用精析"旨在启迪和拓宽临床治疗疾病的思路，有效提高临床疗效；"名医医案精选"于每疾病后附以具有较高临床价值的典型案例进行解析、辨别，重点揭示案例的精要，阐述方证的临床应用，培养中医临床思维和诊治技巧。

编写过程中，本书编者虽参阅了大量文献、集多家研究之观点，但难免仍存疏漏，请读者批评斧正，以便再版时修订提高。

《心病临床论治精要》编委会
2018 年 2 月

目 录 CONTENTS

基础篇

临床篇

基础篇

第一章 中医心病概念

一、心的概念

心为五脏之一，位于胸腔之内，形尖长而圆，形似莲蕊，外有心包围护。心开窍于舌，其华在面，在志为喜，在液为汗，与小肠互为表里。

心的生理功能主要有两方面：一是"主血脉"，司血液循环。心是全身血管的总枢纽，全身的血脉起始于心脏，心脏通过所联系的血脉，将气血送至全身各个脏腑和组织器官，并周而复始，循环不息，维持人体正常的生理机能。中医学所指的这种"心"即为"血肉之心"，与现代解剖学的心脏一致。二是"主神志"，为"君主之官"。心具有主宰人的精神、意识、思维活动，以及由此产生的语言、动作等作用。心是意识思维活动的中心，在人体内处于主导地位，调节一切心理活动。中医学所指的这种"心"即为"神明之心"，相当于人体内大脑的主要功能。《医学入门·脏腑》云："心者，一身之主，君主之官。有血肉之心，形如未开莲花，居肺下肝上是也；有神明之心，神者，气血所化，生之本也……主宰万物万事。"

二、心的功能与病理变化

中医学所谓"心"功能远非单纯解剖学所指心脏之功能，而是与之有密切联系的系列功能的综合概念，包括推动血液循环的心脏功能，调节心血管活动的神经和体液因素，以及大脑高级神经系统等一系列功能活动。多年来，人们运用现代科技手段对心的本质从不同角度、不同层次上予以初步揭示，其中以证的研究为主体。因为证是脏腑病理及形态变化的综合反映，通过对某一脏腑证候的生理、病理及形态外观变化的研究可以推知相应脏腑功能的变化，从而认识脏腑病证的本质。根据中医理论，脏腑病证有虚、实两大类，就心脏病证来说，主要有心阳虚、心阴虚、心血虚、心火旺盛和心血瘀阻等。

心脏的各种病证多由病邪内侵，或痰迷心窍、水饮凌心，或气滞血瘀，或心气心血不足所致。《素问·脏气法时论》云："心病者，胸中痛，胁支满，胁下痛，膺背肩胛间痛，两臂内痛。"《本草纲目·脏腑虚实标本用药式》云："心藏神为君火，包络为相火，代君行令，主血主言，主汗主笑。本病，诸热瞀瘛惊惑，谵妄烦乱，啼笑，骂詈，怔忡，健忘，自汗，诸痛痒疮疡。标病，肌热，畏寒，战栗，舌不能言，面赤目黄，手心烦热，胸胁满痛，引腰背肩胛肘臂。"《诸病源候论·心病候》云："心气不足，则胸腹大，胁下与腰背相引痛，惊悸恍惚，少颜色，舌本强，善忧悲，是为心气之虚也。"《太平圣惠方·心脏论》云："夫心虚则生寒，寒则阴气盛，阴盛则血脉虚少，而多恐畏，情绪不乐，心腹暴痛，时唾清涎，心膈胀满，好忘多惊，梦寐飞飏，精神离散，其脉浮而虚者，是其候也。""夫心实则生热，热则阳气盛，阳盛则卫气不行，荣气不通，遂令热毒稽留，心神烦乱，面赤身热，口舌生疮，咽燥头疼，喜笑，恐悸，手心热，满汗出，衄血，其脉洪实相搏者，是其候也。"心病的治疗有清心泻火、清心开窍、清心豁痰、滋阴降火、养心安神、益气补血及活血化瘀等法。

三、中医心病概述

中医心病是指由于情志所伤、禀赋不足、年老体衰、久病失养等引起心的生理功能紊乱，及联系脏腑经络及精神活动病理变化的一类病证。其基本概念包括心系病证的病名沿革、病因病机、诊断鉴别、辨证论治、转归预后、护理康复、保健预防的各种诊疗措施。

甲骨文中既有"心疾"的字样。《黄帝内经》中《素问·脏气法时论》谓："心病者，日中慧，夜半甚，平旦静。""心病者，胸中痛。"

中医学以藏象学说为基础，确定了以心、肝、脾、肺、肾为中心的五脏功能系统，建立了脏腑辨证体系。《素问·灵兰秘典论》说："心者，君主之官也，神明出焉。"《灵枢·邪客》又曰："心者，五脏六腑之大主，精神之所舍也。"说明心是五脏六腑之首，其统领地位与其所司功能是分不开的。因心主血脉，全身脏腑经络、四肢百骸皆赖以濡养；心司神明，是精神情志思维活动的指挥中枢，也是生命活力的体现；脑虽为元神之府，然脑髓需靠心血之充养，始能精力充沛，意气风发，故曰脑寓元神，而心为之主。故心病的证候特征主要表现为血脉运行障碍和神志精神活动异常。

《灵枢·经脉》记载："心手少阴之脉，起于心中，出属心系，下膈，络小肠；其支者，从心系上挟咽，系目系；其直者，复从心系却上肺，下出腋下，下循臑内后廉，行太阴、心主之后，下肘内，循臂内后廉，抵掌后锐骨之端，入掌内后廉，循小指之内出其端。"手少阴心经的循行沟通了心与脏腑、形体官窍的联系。《素问·五脏生成》云"心之合脉也，其荣色也，其主肾也"，《素问·六节藏象论》云"其华在面，其充在血脉，为阳中之太阳，通于夏气"，《素问·阴阳应象大论》云"在脏为心……其志为喜"，《素问·宣明五气》云"五脏化液，心为汗"，这些记载说明了心与形、窍、志、液、时的关系。故中医心病以心藏象为中心，以心主血脉、心主神明为理论基点，联系心之外窍、外合，涵盖心、心包络、小肠及相关脏腑、经络、舌、脉的临床病证及其辨证论治等内容。

由此可见，中医学"心"的概念，与西医学的心脏有某些相似之处，而在功能方面又有所不同。故中医学心病与西医学心血管疾病的范畴又有所不同。从中医学角度来讲，心病有三个内涵：一是与"心主血脉"功能相关的疾病，包括西医的心血管系统疾病；二是与"心主神明"功能有关的疾病，包括西医的某些高级神经系统疾病；三是与其他脏腑相关的疾病，如由心功能失调诱发的某些口腔病、泌尿生殖系统疾病等。

四、中医心病常见病证

中医心病病证广泛，其病理变化，不论外因或内因，都必须作用于心脏，影响了血液运行和神志、精神、思维活动，才会出现病理变化。所以心系疾病病理机制的关键是血液运行障碍和精神、情志、思维活动的症状，不论其病位在心脏或者在他脏都应视为与心脏有关。临床上凡表现出血脉及神志异常，如心悸、怔忡、心烦、心痛、失眠、多梦、神昏、健忘、谵语、发狂等证者，均应考虑为心系的病证。

常见病证可按心主血脉、心主神明、心与其他脏腑疾病关系分类。心主血脉，常见病证有胸痹心痛、心痹、心悸、心衰、脉痹、血痹、心病瘀血证等；心主神明，常见病证有不寐、多寐、脏躁、健忘、昏迷、癫病、狂病、痫病、痴呆、百合病等；心与其他脏腑疾病关系，常见病证有自汗、口糜、口疮、鹅口疮、舌岩等。本书临床篇列举了 15 种中医常见心病：胸痹心痛、真心痛、心悸、心水、健忘、失眠、多寐、多梦、脏躁、百合病、癫病、狂病、痫病、痴呆、自汗。

五、中医心病学的概念

中医心病学是中医内科学的一部分，有着完整的学术体系。它是专门研究心系病证的临床学科，是一门研究"心主血脉""心主神明""开窍于舌""合于小肠"等心的生理功能紊乱，以及心与其他脏腑关联所导致的疾病的病因、病理变化规律、诊疗方案、用药特点、护理康复、预防调摄、保健养生的新兴学科。

中医心病的病因病机学说，对认识心系疾病甚为重要。寻找到病因，方能对因辨证，从而达到治疗的目的。掌握病机，方能审机论治，控制病势。病因多从先天因素、情志所伤、劳役过度、内生因素（如痰饮、瘀血）及正气亏虚的致病性质和特点论述；病机多从本虚标实、气滞血瘀、气血虚衰、痰饮内停等角度描述病证的变化。

中医心病的诊法主要包括望、闻、问、切四种诊疗方法。它是收集临证资料、获得病情信息的手段，为后续的辨证论治奠定了基础。在运用诊法时，应注意"四诊合参"。此四种方法，各有其独到作用，不能相互取代，在临床上需将它们有机地结合起来，如此方能全面系统地了解病情，揭示证候之间的内在联系，从而做出正确的判断。

中医心病的辨证包括八纲辨证、脏腑辨证、气血津液辨证、六经辨证等。在临床中这些辨证方法可单独应用，亦可联合应用。八纲辨证又是其他辨证方法的基础，它可指导辨识病证的表里、寒热、虚实的性质；脏腑辨证、气血津液辨证常用于心系内伤疾病之中，以揭示疾病的病位、病机、病势等。心系病证有虚有实，虚者多因久病伤心，或先天禀赋不足，或思虑伤心等所致，常见心气虚、心阳虚、心阳暴脱、心血虚、心阴虚等病证；实者多因痰阻、火扰、寒凝、痰滞、气郁等所致，常见心火亢盛、心脉痹阻、痰迷心窍、痰火扰心等病证；六经辨证多用于心系病证有外感病证者，亦可以指导内伤心病的辨识，且对于病证传变过程的动态观察有一定意义。

中医心病的治则是在辨证的基础上确立的治疗原则，治法为具体的治疗方法。心系病证的治则主要有扶正祛邪、调整阴阳、调理脏腑气血、区分标本缓急、因时因地因人制宜。其治法以心病各个阶段出现的主要证候表现为依据，将汗、吐、下、和、温、清、补、消八法和外治法及其他诸法的运用包罗其中。在确定治则和选择治法时，首先要全面衡量病人的病情、体质、病势及四时、气候等方面，其次需要分清主证、次证、兼证之间的关系，还需要掌握各种治法的适应范围和禁忌，将常法和变法有机结合，做到"法中有法"。路志正等编著的《实用中医心病学》将中医心病常用治法归结为补心法、清心法、温心法、安神法、化瘀通脉法、祛痰饮法六类29法，使中医心病治法更加完善。

中医心病方剂的运用，须以中医理论为指导，以药物为基础，其组方原则必须符合治法，尤其应掌握方剂中药物或剂量的加减变化。此外，对中药的气味、功效、剂量、炮制、配伍、归经等基础知识，以及药物的特殊作用和药物间特殊固定的配伍等方面的知识也要掌握。中医心系病证常用中药方剂有补气类、滋阴类、温阳类、养血类、化瘀类、理气类、散寒类、化痰利水类、清心安神类等。

中医心病的发生发展和治疗康复与饮食营养有着十分密切的关系，改善膳食结构及培养良好的饮食习惯十分重要。此外，还需重视日常调护，在生活的各个方面给予精心的调养和安排，这对于未病先防、既病防变及病后康复和防止复发均具有重要意义。

第二章 中医心病源流

一、春秋战国到秦汉时期

公元前 16 世纪至前 11 世纪，殷商甲骨文就已经记载了诸多医学方面的内容，如人体外部形态的部位和病名。其中对胸腹腔内器官则有象形文字"心"字，这很可能是中医学认识脏腑最早的记录，说明商代从剖开的尸体中已认识到心的形状，对心脏解剖形态结构也已经有所了解。而"心病"这一笼统的病名记载揭示早在殷商时期人们对心脏病证就有了初步的认识。公元前 11 世纪左右成书的《山海经·西山经》曰："其草有萆荔，状如乌韭，而生于石上，亦缘木而生，食之已心痛。"这是"心痛"一词现存最早的文献记载。长沙马王堆三号汉墓出土的公元前 168 年的大量帛书和竹简中大部分为医书，亦论述了与心脏相关的病证，如《足臂十一脉灸经》《阴阳十一脉灸经》就记载了最早的与心脏病证相关的经脉，《足臂十一脉灸经》曰："足少阴温（脉）……其病：病足热……心痛，烦心。""臂泰（太）阴温（脉）……其病：心痛，心烦而意（噫）。"描述了经络发生病变时的症状，是现存医学文献中关于"心痛"的最早记载，《阴阳十一脉灸经》述少阳脉变动有"心与胁痛"、足阳明脉变动有"心与肱痛"、太阴脉变动有"心痛与腹胀"、臂巨阴脉变动有"心彭彭如痛""胸痛，脘痛，心痛"等症状。以上说明心脏病证的产生与多条经脉相关。"心彭彭"是形容心跳剧烈而伴有跳动之声，这与心力衰竭时心动过速相似；臂有"三阴之病乱，不过十日死……循脉如三人参舂，不过三日死"，患者不过三日而死，说明病情之凶险，这与西医学称为"三联音律的奔马律"相似，可见早在秦汉以前，人们已经认识到一些心脏病证，但还没有比较详尽的论述，缺乏完整的理论体系。

约成书于西汉的《黄帝内经》有多篇论及心脏病证，而"心病"一词，始见于《黄帝内经》，《黄帝内经》奠定了中医心病学理论基础。"心病者，日中慧，夜半甚，平旦静""心病者，胸中痛""心病先心痛，一日而咳，三日胁支痛，五日闭塞不通，身痛体重，三日不已死，冬夜半，夏日中。"在《素问》《灵枢》中亦有大量篇幅记载心病病证，其中《素问·六节藏象论》曰："帝曰：脏象何如？岐伯曰：心者，生之本，神之处也，其华在面，其充在血脉，为阳中之太阳，通于夏气。"《素问·灵兰秘典论》云："心者，君主之官也，神明出焉。"《灵枢·脉度》曰："心气通于舌，心和则舌能知五味矣。"这些论述阐明了心主血脉和心藏神的生理机能，以及心与五体、五官九窍、五志、五液和季节等的关系。此外，《黄帝内经》还记载了心的生理功能紊乱导致的心病，其病理现象也离不开心脏的运行障碍和情志思维的异常。同时文献中还记载了几个概念——"真心痛""厥心痛""胸痹""心痹"等，如《灵枢·厥病》云"真心痛，手足清至节，心痛甚，旦发夕死，夕发旦死""厥心痛，与背相控，善瘈，如从后触其心……痛如以锥针刺其心……卧若徒居，心痛间，动作痛益甚"，从其临床表现看类似于现代的心绞痛；《黄帝内经》最早记载了"胸痹"这一病名，相当于西医学的冠心病、心肌梗死病证；《素问·痹论》提到了"心痹"的概念，"心痹者，脉不通，烦则心下鼓，暴上气而喘，嗌干善噫，厥气上则恐""脉痹不已，复感于邪，内舍于心""风寒湿三气杂至，合而为痹也"，均认为风寒湿邪侵袭人体，阻滞经络，复感于邪，内舍于心所致痹证，相当于西医学的风湿性心脏病。心主血脉、心主神志的人体生理理论，心病证状、病名，以及心病的病理机制由此而确立，并以此基本概念为起点，为心病诊断、治则治法、临证方药提供理论依据。

约成书于汉代的《神农本草经》一书，是我国现存最早的本草著作，词简旨深，药效确切，被后世奉为中药经典之作。《神农本草经》中记录了不少治疗心脏疾病的药物，这些药物补充了《黄帝内经》之不足，直至今日，这些药物仍被广泛应用于心脏病的临床治疗。如人参有"补五脏，安精神，定魂魄，止心悸，除邪气"的功效；茯苓有"治胸胁逆气，忧患惊邪恐悸"的功效；菖蒲有"开心孔、补五脏、通九窍"的功效；赤石脂有"主养心气"的功效；百合有"治邪气腹胀，心痛，补中益气"的功效；半夏有"治心下坚，胸胀"的功效等。可见当时人们已经认识到了很多作用于心脏病的药物，为心脏病的治疗做出了重大贡献。此外，《神农本草经》还提倡饮茶，认为"久服安心益气"。更难得的是，其还提倡根据病位不同，服药与饮食要有先后次序，如："病在胸膈以上者，先食后服药。病在心腹以下者，先服药而后食。"这些对心脏病的治疗有着重要意义。

成书于西汉时期的《黄帝八十一难经》，是古代汉族医学著作之一，传说为战国时期秦越人（扁鹊）所作。本书以问答解释疑难的形式编撰而成，共讨论了 81 个问题，故又称《八十一难》或《难经》。全书所述以基础理论为主，还分析了一些病证，心病方面亦有独到见解。《难经》在《黄帝内经》的基础上，从病因病机、病情程度方面，对"厥心痛"和"真心痛"作了区分，"其五脏气相干，名厥心痛；其痛甚，但在心，手足清者，即名真心痛。其真心痛者，旦发夕死，夕发旦死"。"厥心痛"的病因是由于其他脏气犯于心所致，而"真心痛"则是心脏本身的病变引起，病位在心，对心痛的病因病机病位作了最早的概括。而其病情相比较而言，"真心痛"疼痛程度更重，预后更加凶险。由此可见当时人们逐渐认识到心痛有病因病机的异同、病情程度的不同，虽然现在看来可能存在着不足，但能在当时提出这样的见解亦是不易，这开启了心痛的病因病机探索，同时也为心痛的鉴别诊断、治疗提供了新的思路。

成书于东汉时期的《伤寒杂病论》一书，是东汉伟大医家张仲景总结了汉以前有关诊疗经验，在《黄帝内经》的基础上，将病、脉、证、治结合而著成。《伤寒杂病论》的问世标志着辨证论治理论的形成，奠定了平脉辨证、疾病诊断的基础。《伤寒杂病论》在流传过程中演变而成《伤寒论》和《金匮要略》二书，其中《金匮要略》是《伤寒杂病论》中"杂病"部分，全书分卷上、卷中、卷下 3 卷，按疾病分为 25 篇，载方 262 首，该书载述了内科杂病为主的 40 余种疾病，分析了各病的病因和证候，对各种疾病的症状和脉象与病因、病机、证候的关系作了深入细致的讨论，记载了丰富的治病方法和药物。张仲景在继承《黄帝内经》的基础上对心脏病的认识在病名、病机、治疗方面都取得了突破性进展。《金匮要略·水气病脉证并治》中有"心水者，其身重而少气，不得卧，烦而躁，其人阴肿""肝水者，其腹大不能自转侧，胁下腹痛，时时津液微生，小便续通""肺水者，其身肿，小便难，时时鸭溏""脾水者，其腹大，四肢苦重，津液不生，但苦少气，小便难""肾水者，其腹大，脐肿腰痛，不得溺，阴下湿如牛鼻上汗，其足逆冷，面反瘦"的记载。"心水"病名的提出是中医疾病认识史上的一大进步，是对《黄帝内经》的继承和发展，并且把"心水"之水肿与其余四脏之水肿区别开来，此处所提"心水"相当于西医学的心力衰竭，张仲景在前人的基础上，对心水病的病因病机认识有了进一步的提高。此外，张仲景在《金匮要略》中设专篇论述"胸痹"，举出"胸痹之病，喘息咳唾，胸背痛，短气""留气结在胸，胸满，胁下逆抢心""不得卧，心痛彻背"等症状。这里的胸痹，作为一个疾病名称，从其临床表现喘息咳唾、短气、不得卧这些症状来看，类似于心力衰竭；从其"心痛彻背，背痛彻心"来看，与冠心病心绞痛很相似。由此可见，张仲景在前人的基础上，对心病的症状、治疗有了进一步的认识和提高。

春秋战国至东汉末年，《黄帝内经》《神农本草经》《伤寒杂病论》等经典著作的问世，标志着中医学已经有了一套较为完整的理论体系，中医心病学的理论亦初步形成。

二、宋金元时期

宋代，继承晋唐以来的医学成就，心病学的发展也得到充实与完善。如《太平惠民和剂局方》《圣济总录》《普济本事方》《济生方》等书，详尽地收集了宋以前历代治疗心病的方剂，方剂创制更加繁荣。如许叔微在《普济本事方》中，针对肝经血虚、魂不守舍影响心神不安而发生不寐证，特创制了真珠圆以育阴潜阳，并在服药的方法上提出了"日午夜卧服"的观点；严用和在《济生方》中除选用温胆汤、远志丸外，还认为怔忡是因为心血不足所致，治疗"当随其证，施以治法"。与此同时，医学流派也开始产生。

宋代官修方书《太平圣惠方》曰："夫卒心痛者，由脏腑虚弱，风邪冷热之气客于手少阴之络，正气不足，邪气胜盛，邪正相击，上冲于心，心如寒状，痛不得息，故云卒心痛也。"阐明了"卒心痛"的病因病机，认为是因为心的气血阴阳不足或他脏功能的虚弱，导致气滞、血瘀、痰浊、寒凝、热邪等乘袭心阳，痹阻心络，猝发疼痛，其本质属正虚邪实。

其后，宋代又一部官修方书《圣济总录》在《太平圣惠方》基础上进行了发挥，对"卒心痛""久心痛"进行了鉴别，"卒心痛者，本于脏腑虚弱，寒气卒然客之，其状心如寒痛不得息""其久成痛者，由风冷邪气，乘于心之支别络，停滞不去，发作有时，故经久不瘥也"。《太平圣惠方》《圣济总录》发展了心病之心痛病证的脏腑内伤病因学说，为心病的治病求因提供了可贵的参考价值。值得注意的是，我国古代三部重要的大型官修方书《太平圣惠方》《圣济总录》和《普济方》中均设针灸专卷，并对古代治疗胸痹心痛等疾病的针灸文献进行了搜集整理和总结，其中包括针刺、刺血和灸法，内容十分丰富。

南宋时期陈无择在《三因极一病证方论》中对中医的心病病证有了新的认识，宋代的《太平圣惠方》中常把"惊悸"与"怔忡"并列连称，他在论治"惊悸"时首次明确提出"惊悸与怔忡，二证不同"的观点，并从病因角度对二者进行了辨析。其后，严用和对此进行发挥，在其著作《济生方》中，将"惊悸"改为"怔忡"，并专立"惊悸怔忡健忘门"，对惊悸、怔忡二证做了精详的鉴别，并认为惊悸多为心虚胆怯，常因突受惊恐所致，而怔忡则常由心血不足渐生而成，首次对惊悸、怔忡进行了鉴别。严用和对心病的病证颇有见地，如其在《济生方》中曰："夫心痛之病……皆因外感六淫，内伤七情，或饮啖生冷果食之类。"如果恣食生冷之物损伤脾胃，久而生痰，痹阻胸阳，会导致心痛，进一步丰富了心痛的病因病机。严用和的《济生方》是受《黄帝内经》《难经》《伤寒杂病论》《诸病源候论》《千金要方》的影响，严用和善于博采诸家之长，而无门户之见，反对食古不化，提倡革新创造，如说"慨念世变有古今之殊，风土有燥湿之异，故人禀亦有厚薄之不齐"，认为执古方治今病，当因时、因地、因人而异。吴澄《古今通变仁寿方序》称严氏诸方"不泛不繁，用之辄有功"。在心力衰竭的病机认识方面，严氏继承《黄帝内经》和《伤寒论》的观点。

《四库全书总目提要》指出："儒之门户分于宋，医之门户分于金元。"金元大家在认识上也出现了许多共同特点："运气不齐，古今异轨，古方今病，不相能也。"他们既继承合理的中医理论知识，又结合实践大胆创新。在治疗心系疾病的方剂中，活血化瘀的药物逐渐增多。如元代的罗天益在《卫生宝鉴》中使用了"失笑散"治疗"心腹痛疾"；龚信在《古今医鉴》中把活血化瘀药与豁痰宣痹药结合在一起，治疗痰血夹饮的心痛、胸痹，疗效颇佳；金元四大家中，朱丹溪所出最晚，其丰富的医疗经验经过戴元礼、虞抟等高徒整理，著成较有系统的临床医学著作。如《丹溪心法》中提出了"痰迷心窍"之说，治癫宜养心血、镇心神、开痰结，治狂用大吐大下之法；还记载了精神疗法，对心病的治疗方法有开创性的意义，就是在西医学如此发达的今天，也值得借鉴。

金代张从正《儒门事亲》曰："夫膏粱之人，起居闭逸，奉养过度，酒食所伤，以致中脘留饮，胀闷，痞膈酢心。"认为，过于安逸会引起气血循行不畅，又加之过食肥甘厚味，痰浊内生，上扰胸阳，心脉不畅，心痛则发。由此可见，金代人们就认识到了不好的生活习惯和饮食不节是导致心脏疾病发生的主要原因之一，和西医学病因相吻合。与其同一时期的刘完素在其著作《素问病机气宜保命集》中对心痛进行了分类，除了沿用真心痛、肾心痛、胃心痛、脾心痛、肝心痛、肺心痛的传统分法，还根据引起心痛的病因以简驭繁地提出了热厥心痛、寒厥心痛和大实心痛的分类，并分别运用汗、温、利的方法和方剂治疗。自完素之后，医家开始重新重视对心痛的辨证治疗。同样与此二人齐名的朱震亨在《丹溪心法·卷四·惊悸怔忡》中记载"心虚而停水，则胸中渗漉，虚气流动，水既上乘，心火恶之，心不自安，使人有怏怏之状，是则为悸。惊者，与之豁痰定惊之剂；悸者，与之逐水消饮之剂。所谓扶虚，不过调养心血，和平心气而已。"此病证相当于西医学的心力衰竭，对于心气血不足、水气凌心的心力衰竭，丹溪提出治以逐水消饮之法，辅以调养心血之法，至今临床运用其思维辨证论治，疗效亦佳。

元代危亦林于1337年撰成《世医得效方》，危氏将自己家传的经验方按照元代所定的医学科目纂为此书。全书共19卷，记载了不少古代方剂，书中辑之古方，有经危氏斟酌损益者，有危氏自己制定者。其中，对心病治疗贡献最大的是治疗心力衰竭的参附汤的提出，参附汤较《圣济总录》中治疗"肾消"的参附汤少了一味青黛，较治"蛊痢"的参附汤少了一味肉豆蔻。《世医得效方·卷第八·大方脉杂医科·诸淋》云："参附汤，治真阳不足，上气喘急，自汗，盗汗，气短，头晕，但是阳虚气弱之证，并宜服之。人参（半两），附子（炮，去皮脐，一两），上锉散，分作三服。水二盏，姜十片煎，食前温服。"此方主治阳气暴脱，上气喘急，汗出肢冷，头晕气短，面色苍白，脉微欲绝，这正是主治阳气虚衰型的心力衰竭的重要方剂。危氏在理论与临床紧密联系的基础上，发展了对心病的治疗。喻嘉言《古今名医方论》卷一有云："卫外之阳不固而自汗，则用芪附；脾中之阳遏郁而自汗，则用术附；肾中之阳浮游而自汗，则用参附。凡属阳虚自汗，不能舍三方为治。然三方之用大矣，芪附可以治虚风，术附可以治寒湿，参附可以壮元神，三者亦交相为用。若用其所当用，功效若神，诚足贵也。"在病因病机的认识和阐发上，此期医家较唐以前的医家有所提高。

宋金元时期，国家重视医学，建立较为完善的医疗卫生机构，并且组织编纂本草及方书，大量校勘古医籍，发展医学教育，将太医局列为独立机构发展中医教育，提高医生的社会地位，并造就了许多儒医兼备者，如"金元四大家"，为医学的发展奠定了良好的基础。中医基础理论，尤其是病机学说有了长足的发展与进步。火热论、脾胃内伤论、攻邪论、相火论及阳有余阴不足论；脏腑辨证说、归经说、升降浮沉说相继问世；针灸学、方剂配伍规律、伤寒学等理论研究日益深入，并出现了学术争鸣的局面，形成不同的医学流派；内、外、妇、儿、五官、针灸、骨伤、口腔等临床各科都有明显的进步，并分科明细；辨证论治普遍应用，芳香药物得以普及，临床疗效提高；人们对金石药的危害已经省悟。宋金元时期是中医发展史上一个上承晋唐下启明清的时期，对中医学发展具有重要意义，对心病学的发展也助益匪浅。这一时期"经方"崛起，《太平惠民和剂局方》盛行，民间方书大量涌现，基础理论与临床医学显著进步，医家重视方剂理论研究，对方剂学的发展产生了重大影响，同时也对心病学的发展产生了深远的影响。此外，医学呈现多元化的发展模式，理论上注重创新，继承、深化、发展了对心藏象的理论认识，尤其在治疗上积累了丰富的经验，为明清时期治疗心病病证提供了宝贵文献。

三、明清时期

明清时期的医学，在继承和总结前人成果的基础上有了进一步的发展，辨证论治的方法更加广泛地运用于临床。这一时期出现了一些综合性医书，如明代楼英的《医学纲目》、王肯堂的《六科证治准绳》、孙一奎的《赤水玄珠》、张介宾的《景岳全书》，清代张璐的《张氏医通》、冯兆张的《冯氏锦囊秘录》、沈金鳌的《沈氏尊生书》及清政府主持编修的《医宗金鉴》等，这些著作大都汇集了前代及当代中医学术体系的所有内容，对基础理论研究和临证各科证治经验做了系统的整理。此外，还有大量专门论述内科杂病证治的医著产生。

明清时期心系病证的认识得到了补充和完善。这一时期可以说是古代心系疾病证治发展的成熟时期。一方面，医家们对前人的心系疾病的病证辨治成果进行全面整理和总结；另一方面，不少医家结合自己的临床经验和心得，在前人基础上做了进一步的发挥。现以胸痹和心悸为例说明。

1. 胸痹

在病因病机方面，王肯堂认为胸痹是因痰火瘀阻心包络、牵引心而作痛，"盖心包络护捧其心，脉络相系，位居心之四旁。火载痰而上升，碍其所居，包络为痰相轧，故脂膜紧急而作痛，遂误认以为心痛也"。在诊断方面，可将胸痹心痛与胃脘痛、膈痛进行鉴别。王肯堂将胸痹心痛称为真心痛，胃脘痛称为心痛，而膈痛根据描述类似于现在的嘈杂。根据预后鉴别胸痹心痛（真心痛）、胃脘痛（心痛），其中真心痛预后不良；根据疼痛部位与性质区分心痛、膈痛，认为心痛"在歧骨陷处"，膈痛"痛横满胸间，比之心痛为轻"。治疗时应重视理气、活血。心痛里寒证应用乌头赤石脂丸、瓜蒌薤白半夏汤、桂枝生姜枳实汤等温散方剂；表寒兼有里寒证者，表现为左脉浮弦或紧，兼恶风寒，应用藿香正气散、五积散解表温里；心痛血瘀证应用大剂红花、桃仁等活血止痛，失笑散活血止血，更为稳妥；卒心痛寒证用荔枝核温里行气止痛，热证用黄连清热止痛。王肯堂对胸痹的辨证思路清晰，用药规范。

张景岳对于胸痹心痛的贡献有三：一是在辨证方法上：应用二纲（阴阳）六变（虚实寒热表里）分析胸痹心痛的病机，使胸痹心痛辨证体系更为完善。二是对于本病的病因，应重视情志因素：实证因情志不畅导致气郁乃至血瘀；虚证因思虑过度耗伤心血导致心痛、心悸或厥脱。三是在治疗上：应重视胸痹心痛虚证的治疗，张氏批驳了丹溪"诸痛不可补气"的认识，认为有因虚致痛的情况，提出了补气、养血、补肾、安神的治法，应用大补元煎、左归饮等治疗，用药以人参、熟地黄为主，并配伍远志、菖蒲等安神定志之品，名为两仪膏，气血双补。

清代是活血化瘀法应用的鼎盛时期，中医学对于瘀血导致心痛有了更深刻的认识，涌现了很多代表性医家，如王清任、唐容川等，其所著的《医林改错》和《血证论》对后世治疗胸痹心痛颇有启发，并创制了众多行之有效的活血名方。王清任所著《医林改错》，以"血瘀"立论，提出"补气活血""逐瘀活血"两大法则，创建了五首逐瘀汤，成为后世活血化瘀法的经典效方，可谓活血化瘀法的鼻祖。尤其是以血府逐瘀汤治疗"胸中血府血瘀"证，现其已成为治疗胸痹的基础常用方，为后世医家治疗血瘀型胸痹心痛开辟了广阔的空间，现在临床上根据临证加减化裁制成丸剂、胶囊均收到良好疗效。唐容川在《血证论》中强调"化瘀为本，止血为标"，指出"瘀血攻心……乃为危候"，法当"急降其血，而保其心"，用"归芍失笑散，加琥珀、朱砂、麝香治之，或取归芍汤，调血竭、乳香末"。唐氏还明确指出血虚亦可致瘀，"不补血而去瘀，瘀又安能尽去哉"，治疗宜补血祛瘀，方用圣愈汤加牡丹皮、桃仁、红花等。《临证指南医案》中叶天士认为，邪气久羁，必然伤及血络，治疗络中血瘀之法，或通调气机取辛润宣通之品如当归尾、当归须、新绛、青葱管等，或搜剔络中之邪取虫蚁之类如地鳖虫、穿山甲、地龙等。

在胸痹心痛的治疗方面，明清医家也从肝胆论治、从肾论治等从五脏入手治疗心痛，应用包括通络疗法、滋阴降火法、通利小肠法等，明确提出"治气弗动血，治血兼治气""保护胸中阳气"以疗胸痹、"惟用辛润宣通，不用酸塞敛涩"等重要治则，提出"不可一味香燥耗阴劫本"等治疗胸痹心痛的注意事项。

其后医家对本病的认识都是在此基础上重视对经典的注释与挖掘而来的，主要围绕着《金匮要略》与《伤寒论》，治疗方法以温通为主。如喻嘉言的《医门法律》、叶天士的《临证指南医案》，用方也以乌头赤石脂丸、瓜蒌薤白半夏汤为主要用方。张璐的《张氏医通》《千金方衍义》分析整理了隋唐时期的治疗方法，为进一步运用相关文献奠定了基础。

2. 心悸

明·龚廷贤在《万病回春》中将怔忡分三型论治，"若思虑即心跳者，是血虚也"，治以四物安神汤兼辰砂安神丸；"心若时跳时止者，是痰因火动也"，治以二陈汤加枳实、麦冬、黄连、山栀、人参、白术、当归、辰砂等；"心慌神乱者，血虚火动也"，治以朱砂安神丸。惊悸也分三型论治，"属血虚火动者，宜养血以清火也"，治以养血安神汤；"属痰火而气虚者，宜清痰火以补虚也"，治以金箔镇心丸；"属心虚气虚而有痰者，宜安神补虚以化痰也"，治以益气安神汤。

明·张介宾在《景岳全书》中将怔忡分为七个证型："心脾血气本虚，而或为怔忡，或为惊恐，或偶以大惊猝恐而致神志昏乱者，俱宜七福饮，甚者大补元煎。命门水亏，真阴不足而怔忡不已者，左归饮。命门火亏，真阳不足而怔忡者，右归饮。三阴精血亏损，阴中之阳不足而为怔忡惊恐者，大营煎或理阴煎。若水亏火盛，烦躁热渴而怔忡惊悸不宁者，二阴煎或加减一阴煎。若思郁过度，耗伤心血而为怔忡惊悸者，逍遥饮或益营汤。若寒痰停蓄心下而怔忡者，姜术汤。"惊悸分六个证型："心虚血少，神志不宁而惊悸者，养心汤或宁志丸，或十四友丸。心血不足，肝火不清，血热多惊者，朱砂安神丸。心神虚怯，微兼痰火而惊悸者，八物定志丸。心气郁滞，多痰而惊者，加味四七汤。痰迷心窍惊悸者，湿胆汤或茯苓饮子，甚者朱砂消痰饮。风热生痰，上乘心膈而惊悸者，简要济众方。"

清·沈金鳌在《杂病源流犀烛》中以心伤火动、火郁痰生概括悸病之由。水衰火旺者，治以天王补心丹；水停心下者，治以茯苓饮子、半夏麻黄汤；汗吐下后正气虚者，治以温胆汤。怔忡则分二十二型论治，尤为详尽，对怔忡的证治做了最全面的总结。

清·傅青主《大小诸证方论》载有一治疗怔忡不寐方，用治心经血虚。该方由人参、牡丹皮、麦冬、甘草、茯神、生枣仁、熟枣仁、菖蒲、当归、五味子组成，傅氏云："此方妙在用生、熟枣仁，生使其日间不卧，熟使其夜间不醒，又以补心之药为佐，而怔忡安矣。"

清·陈士铎治疗惊悸怔忡经验独特。《辨证录》载其自创六首方剂，三方用治怔忡，三方用治惊悸，均组方精巧，自出机杼，不落前人案臼。治怔忡三方中，制怔汤不全在定心，而肝肺同补；心肾两交汤除大补肾精之外，仍益以补心之剂，心肾同补；坚胆汤肝、胆、心同治，更加安神、消痰之味。心虚之惊悸用安定汤；心肝血虚之惊悸用镇神丹；心肾不交之惊悸用两静汤。

清·吴师机重视内病外治，善用膏药治病，其《理瀹骈文》一书载有心悸病证外治验法。水停心下所致怔忡，以行水膏贴于心口加以治疗；阴虚火旺所致惊悸治以滋阴壮水膏。

清·郑寿全在《医法圆通》中，针对时医治疗只重补养心血、不辨阴阳的弊病，创制治疗心阳衰败之补坎益离丹，以补市习之漏。方用大辛大热之附子、桂心为君，补肾中真阳，蛤粉之咸以补肾而使阳有所依，又加生姜、炙甘草调中而交通上下。立方主意为补先天之火以壮君火。

清·王清任《医林改错·卷上·血府逐瘀汤所治症目》曰："心跳心忙，用归脾、安神等方不效，用此方百发百中。"开创以活血化瘀法治疗心悸病证之先河。

清·唐宗海在《血证论》中提出"胃火强梁，上攻于心而跳跃者"之怔忡证型，并指出："治宜大泻心胃之火，火平则气平也，泻心汤主之，或玉女煎，加枳壳、厚朴、代赭石、旋覆花以降之，再加郁金、莪术以攻之，使血、气、火三者皆平，自不强梁矣。"

清·邹俪笙《外治寿世方》记载了一惊悸外治验方，该方以南星、川乌二味，同黄蜡融化，摊手足心以治惊悸。

四、近代、现代

心系疾病在近、现代的认识相对完善，在病名、病机、证治、预后方面延续前人理论的同时，又扩充了大量新的观点，概括起来本阶段对心系疾病认识的贡献主要表现在以下几个方面：①提出了各种治疗心系疾病的方剂，既包括引用古籍中的，也有现代医家自创的，临床证明具有较好疗效。②心系疾病诊疗规范化的提出，使心系疾病的诊疗及其效果有据可循。③心系疾病的中医药治疗效果被各种现代科学技术手段所证实，并用大量的临床观察得出了可靠的结论。总之，现代心系疾病的研究是建立在古典文献理论、现代科技手段和大量临床实践基础上的，具有较高的可信度。因此，本阶段是一个总结、证实、运用前人理论并通过现代科技手段完善、发展心系疾病的时期。此处以胸痹为例说明。

1. 胸痹的范围

陆渊雷《金匮要略今释》曰："古书所称胸痹心痛，以心胸部特异感觉为主，包括心绞痛及大动脉之炎症、瘤症。"但其认为，心绞痛及大动脉之炎症、瘤症系不治之病，而《金匮要略》治疗胸痹之方乃治胃神经痛、胁间神经痛及食管病耳，并认为《诸病源候论》所论胸痹为食管病，余诸证则为胁间神经痛及胃神经痛，自此开始将胸痹与冠心病联系起来。

岳美中《岳美中论医集》曰"今之冠心病属《金匮要略》胸痹范围之

内，然胸痹非此一病，还包括部分消化系疾病在内"，认为胸痹范围较广。

秦伯未《谦斋医学讲稿·痛证的治疗》曰"痹者闭也，所说胸痹实际上是一个胃寒证，因胃中受寒而影响胸中阳气郁滞。临床胸痹病人多因受寒后发，不能吃生冷东西，并伴噎塞、嗳噫和食呆等证。认为胸痹之胸痛为气滞痛"，认为胸痹主要指消化道疾患。

赵锡武《赵锡武医疗经验》曰"胸痹包括心痛，属西医学冠心病范畴，从中医角度看，属病在心而密切关联脾胃、肾、肝、肺等脏腑之全身性疾病"，认为胸痹属冠心病范围。

焦树德《名老中医经验集》曰："近人论冠心病、心绞痛，多从'胸痹'论治。《黄帝内经》中虽有胸痹之名，而辨证论治则是汉代张仲景在《金匮要略》中才正式提出来，并加以论述的……临床上胸痹可见喘息、咳唾、胸背痛、短气、不得卧，心痛彻背、心中痞、胸满、胁下逆抢心等……将冠心病、心绞痛、心肌梗死、心肌炎等心血管疾病归属于'心痹'范畴，似较归属于'胸痹'范畴更为恰当。"

方药中、邓铁涛、李克光《实用中医内科学》中将胸痹内容归入心痛，并认为胸痹与心关系密切。

刘寿康《胸痹与食道疾患》曰"胸痹病包括整个胸背部窒塞疼痛为主的病证，与西医学的一些食道疾患颇相类似"，认为胸痹主要指消化道疾患。

南京中医药大学莫肇庆《试论胸痹与肺的证治》曰："通过临床观察，发现慢性支气管炎、肺气肿、肺心病的临床表现与胸痹病证有关……对于胸痹的认识仍以消化系统疾病为主，但也有一些医家开始将胸痹与冠心病联系起来，同时不排除胸痹与消化系统疾病有关。"

冷报浪之《金匮要略"胸痹"范围的探讨》曰："胸痹病所涉及的范围很广，包括心、肺、胃肠道、食道、肝胆、胸壁等脏腑器官。胸痹即是这些脏器病变在某一阶段的病理表现，特点是邪气痹阻、胸阳失展，主要症状为胸背部窒塞疼痛，而非专指某一脏某一腑的某一种病证，也非与西医学冠心病心绞痛等同的一种疾病。"

王清海教授《治疗冠心病心绞痛的经验介绍》曰："以《金匮要略》的'胸痹'作为病名诊断比较符合临床实际。因为胸痹以'阳微阴弦，胸阳痹阻'为其病机，以喘息、咳唾、胸背痛、短气，或胸中气塞、胁下逆抢心等为主证。病变的范围没有明确定位，临床上常有胸部疼痛，有时以右胸痛为主，也应当属于胸痹的范畴，故应当泛指胸部。结合临床，冠心病患者大多以胸闷、胸痛、短气为主诉就诊，部位有时不明确，若以胸痹为病名则涵盖范围较广。"

《国家标准应用·中医内科疾病诊疗常规》指出："胸痹（心痛）相当于西医学所说的缺血性心脏病。而冠心病则是指由冠状动脉粥样硬化使血管管腔狭窄或堵塞导致心肌缺血、缺氧而引起的心脏病，主要症状为前胸的压榨样绞痛。"目前，几乎所有的行业标准都将胸痹作为冠心病的中医诊断，并且似为共识。反过来，胸痹也就成为冠心病中医诊断的同义词。把胸痹与冠心病等同起来，二者虽有涵盖，却又不全然相同。回顾经典文献，我们发现冠心病的临床表现与历代中医对胸痹的描述有很大的差异。

综上所述，胸痹一证与西医学冠心病颇相一致，但不全括。由此可看出先贤对胸痹的病因病机、症状体征及预后都有全面的记载。我国对胸痹记载始于两千多年前的《黄帝内经》，因此，对本病的成因及治疗历代医家积累了很多经验。但从传统中医继承和发展来说胸痹应是范围较广的一类疾病，其论述范围包括现今西方医学之支气管炎、支气管扩张、肺炎、胸膜炎等呼吸系统疾病，非仅定位于冠心病。

2. 胸痹的论治

近代张山雷《本草正义》言鸡血藤能"走五脏，宣筋络"，可治疗心痹。赵炳南在治疗红斑狼疮殃及五脏时，对热毒攻心者，用紫石英镇心，莲子、远志、川连清心。丁济南根据祖传师授及个人经验，用温阳祛风通络法治疗红斑狼疮，对于风痹损心证，治以温阳祛风、养心开窍。丁光迪认为："痹痛不已，必及内脏，徒治其标，不顾其本，未为恰当，因此养血益气，煦濡筋骨，标本兼顾以治痛，又为关键。"焦树德虚实辨证治疗心痹，认为虚证一般为气血两虚，治宜养血益气、助阳通脉，方药《备急千金要方》细辛散加减，然又有偏于气虚、血虚、阳虚、阴虚之不同，药物也要随症加减；实证多为邪气乘心、心脉痹阻之证，治宜宽胸开痹、活血通脉，方药《金匮要略》枳实薤白桂枝汤加减，实证又分寒盛证、痰盛证、气滞证、血瘀证、食滞证、热盛证等，宜随症加减用药。李志铭亦自拟心痹汤治疗心痹。

综上所述，心痹的治疗应把握以下几点。①导药祛邪，邪在心脏用黄连，在心经用细辛作引导药。②调整心脏功能，清除因五脏功能失调引起的症状。心痹的病理改变是血脉不畅、心血瘀阻，治疗应活血行瘀，以解除"烦则心下鼓，暴上气而喘，嗌干善噫，厥气上则恐"之症，可选用当归、川芎、丹参、赤芍、桃仁、红花等药物，并注意扶助正气，加用人参、甘草、茯神、麦冬、远志、龙齿等养心益气安神之品。

第三章　中医心的生理学特性

一、心的生理功能

古代中国关于心的解剖记载最早见于《史记·殷本纪》，"比干强谏，纣怒曰：'吾闻圣人心有七窍，剖比干观其心'。"心乃五脏之一，居于胸中，在肺之下、膈膜之上，形如倒垂未开的莲蕊。心外有赤黄色的脂膜包裹，称为心包络，为心的外卫。《难经》认为"心重十二两，中有七孔三毛，盛精汁三合，主藏神。"《类经·经络类》中提到"心当五椎之下，其系有五，上系连肺，肺下系心，心下三系连脾肝肾，故心通五脏之气而为之主也"。

心有血肉之心与神明之心的分别，前者指藏于胸中、推动血液运行的心脏，后者指没有具体形态、主宰人精神活动的心。如《医学入门·脏腑》说："有血肉之心，形如未开莲蕊，居肺下肝上是也。有神明之心，神者，气血所化，生之本也，万物由之盛长，不着色象，未有何有，谓无复存，主宰万事万物，虚灵不昧者是也。"

西医解剖学认为，心斜于胸腔中纵隔内，2/3 位于正中线左侧，1/3 位于正中线右侧，心尖朝向左前下方。前有胸骨体和第 2～第 6 肋软骨，后平第 5～第 8 胸椎，上连入心大血管，下邻膈，周围裹以心包。心尖由左心室构成，朝向左前下方，第 5 肋间隙，锁骨中线内侧 1～2cm。心底由左心房及小部分右心房构成，向右后上方。心有两面，胸肋面的 3/4 由右心房及右心室，1/4 由左心室构成；膈面由隔心包贴膈，2/3 由左心室，1/3 由右心室构成。心有三缘，左缘较钝圆，斜向左下，大部分由左心室、小部分由左心耳构成；右缘较垂直，由右心房构成；下缘接近水平，由右心室和心尖构成。心的表面有四条沟，冠状沟又称房室沟，额状位分右上心房和左下心室；前室间沟位于左、右心室前部表面分界；后室间沟在左、右心室下部表面分界；房间沟位于心底部，左右心房表面分界。房室交点是后房间沟、后室间沟与冠状沟的相交处，是心表面的一个重要标志，是左、右心房与左、右心室在心后面相互接近之处，其深面有重要的血管和神经等结构。心脏前后室间沟在心尖右侧的汇合处，稍凹陷，走行心脏前室间支，称为心尖切迹。

中医学认为，心为一身之君主，脏腑百骸皆遵从其号令，人的聪明智慧亦是从心而出。如《素问·灵兰秘典论》中所言："心者，君主之官也，神明出焉。"五行之中心属火，以阳藏而通于夏气，故称为阳中之太阳。心在体合脉、其华在面、开窍于舌、寄窍于耳、在液为汗、在志为喜。心脏与小肠腑相合，手少阴心经与手太阳小肠经相为表里经。

1. 主血脉

心具有推动血液在脉管内运行以营养全身的功能，包括了心主血和心主脉，其中"主"为主宰之意，血脉则是指血液和脉管。作为一个心、血、脉相对独立的系统，其功能的正常运行与心脏的搏动密切相关，而心气是促使心脏正常搏动的力量来源，只要心气充沛，正常的心力、心率和心律就能够得到维持，血液就能够正常循行在脉管内，营养全身，循环不止。

血液运行的原动力是心脏搏动，血液运行的通道是脉管，故影响血液运行的因素直接与心脏搏动是否有力、血液功能是否正常、脉道是否通利等密切相关。因此，心主血脉的功能正常发挥的基本前提条件是心气充沛、心血充盈、脉道通畅。正常人的面色红润、脉象和缓有力是心的气血充足、脉道通利的外在表现；而患者如果表现为面色青紫、心前区闷痛或刺痛、脉象细涩或结代，则是心气不足、行血无力，或瘀血阻滞致脉道不畅的表现；如果表现为面色苍白无华、脉象细弱无力则反映出心的气血亏虚、脉道不充。因此，我们可以从面色、脉搏、胸部的感觉等方面反映出心主血脉的功能。

2. 主神志

心主神志即心藏神或心主神明。神的含义有广义、狭义之分，广义之神是指人体生命活动的外在表现，即"神气"，比如人的言语、应答、面色、肢体活动及姿态等；狭义之神是指人的精神、意识和思维活动，包括判断、记忆、推理、综合、分析、灵性、比较、抽象等。心主神志，属于狭义之神的范畴，是指心有统领人的精神、思维及意识活动的作用。藏象学说认为，人的精神、意识和思维活动是在心（包括大脑的作用）的统帅下，并与五脏息息相关。

心主神志的功能主要体现在精神、思维、意识和睡眠等方面。若其功能正常，则可见神志清晰、思维敏捷、精神振奋、睡眠安稳；如出现功能异常，则可见精神委靡、失眠多梦、健忘迟钝、神志不宁，甚则神昏谵语、昏迷或狂乱。

心主血脉与心主神志的关系：人的神志活动的物质基础是血液，因此"心主血脉"为"心主神志"提供了功能上的物质保障；与此同时，心感知外界信息并做出正确反应的功能，能够促进"心主血脉"功能的正常发挥。如果正常人神思敏捷，则反映出心的气血充足、运行顺畅、神有所养；若见心慌心悸、精神委靡、失眠多梦等，则反映出心的气血衰弱、心神失养；若见烦躁不安，则反映出患者热入血分、火热扰神。

二、心与形体官窍五液五志的关系

1. 在体合脉，其华在面

心在体合脉，是指全身的血脉统属于心，由心主司；其华在面，是指心脏精气的盛衰，可以从面部的色泽变化显露出来。《素问·五脏生成》云："心之合脉也，其荣色也""有诸内，必形诸外"，所以心气旺盛、血脉充盈则面部红润有泽，心气虚则面色㿠白，心血瘀阻则面色青紫，心血虚则面色无华。

2. 在窍为舌

中医学通过"窍"来说明脏腑及体表官窍之间的内在联系体现了中医学的整体观。"窍"原意是指孔窍，即孔洞。五官七窍主要指头面部的五个器官，五官即目、舌、口、鼻、耳，七窍即七个孔窍，再加上前阴、后阴两窍，因此又有九窍的说法。官窍居于体表、头面，与居于体内的五脏六腑之间有着密切的联系，这种联系表现在生理和病理方面相互影响、相互关联。

心开窍于舌，又称心之苗为舌，是指心之外候为舌。同时舌主司味觉，能表达言语，若心的功能正常，则语言清晰、舌质柔软、味觉灵敏；

若心的功能失常，则往往可以从舌上反映出来。因此在临床上可通过观察舌的色泽和形态变化，来判断心的生理病理变化。例如，心火上炎，则见舌尖红赤，甚则舌质糜烂生疮；心血不足，则见舌质淡白；痰迷心窍或热入心包，则见舌强语謇；心血瘀阻，则见舌质紫暗，或有瘀斑。

3. 在志为喜

藏象学说认为，喜、怒、忧、思、恐五志分属于五脏，这些都是人对于外界信息所引起的情志变化，是由五脏的生理功能所化生。

心在志为喜，是指精神情志的喜和心的生理功能有关。喜，一般是指对外界信息反应的良性刺激，有益于心主血脉等生理功能，但若喜乐过度，又可使心神受伤。心为神明之主，不仅喜能伤心，五志过极，均可致损伤心神。心主神志有不及和太过的变化。一般来说，若心主神志的功能不及，则使人易生悲；若心主神志的功能过亢，则可使人喜笑不止。

4. 在液为汗

《素问·阴阳别论》说："阳加于阴谓之汗"。汗为五液之一，是阳气蒸化津液后经汗孔排出体表的液体。心在液为汗，亦可称汗为心之液，是指心血、心精乃汗液化生之源，可见心与汗有着密切的关系。人体出汗有两种：一是散热性出汗，二是精神性出汗。散热性出汗目的是为了散发体内的热气，如果气候炎热、衣被太厚或动而生热所出汗，这类汗与心的关系不大；精神性出汗是指人在精神紧张时、受惊时出汗，如《素问·经脉别论》之"惊而夺精，汗出于心"即指这种出汗。心主宰人体的精神情志活动，故因精神情志而引起的出汗皆与心直接相关，因此称汗为心之液。心以其主血脉、藏神为基础，主司汗液的生成和排泄，从而维持了人体内外环境的协调平衡。又，汗是阳气蒸化津液所致，汗多又可耗散心气或心阳，大汗可致心气、心阳暴脱而出现气脱或亡阳的危候。

5. 与夏气相通

人与自然是一个统一的整体，人体五脏功能活动系统与自然界四时阴阳的消长变化是相互联系通应着的。"通"即是相互通应之意。心通应夏气，心与夏季、南方、热、火、苦味、赤色等都有着内在的联系。天人相应，在自然界中，夏季以火热为主，在人体则与阳中之太阳的心相通应，心为阳脏故而主阳气，而心通于夏气，则是说心阳在夏季最为旺盛，功能最强。了解心的这一生理特性，对于理解心的生理、病理与季节气候的关系大有裨益。

三、心与其他脏腑的关系

中国古代关于心的记载，最早见于《史记·殷本纪》："比干强谏，纣怒曰：'吾闻圣人心有七窍，剖比干观其心'。"心，居于胸腔、膈膜之上，圆而尖长，形似倒垂的未开莲蕊，《医宗必读》中有"心包卫护于外"。心的生理功能主要分为两方面，主血脉和主神志。故《素问·灵兰秘典论》称其为"君主之官"。心，为神之居、血之主、脉之宗，心开窍于舌，其华在面，在志为喜，在液为汗，在五行中属火，有着主宰生命活动的作用。心与小肠之间通过手少阴心经与手太阳小肠经相互络属，故心与小肠相表里。人体是一个由脏腑、经络等许多组织器官构成的统一的整体。各脏腑、器官、组织的功能活动，不仅是在生理功能上存在着相互依存、相互制约和相互为用的关系，而且还以经络作为联系通道，在脏腑组织之间相互传递各种信息，并通过气血津液环周于全身，形成了一个统一而协调的整体。因此，各个脏腑器官组织并不是孤立的，而是整体的一个组成部分。由此看来，在中医辨证论治的思维中，心与其他脏腑亦有密不可分的关系。

首先，从中医五行学说角度来说，人体的内脏分属于金、木、水、火、土五行，故可用五行的特性来说明五脏的生理和病理功能。金曰收敛、清肃，而肺具有清肃之性，肺气肃降为顺，故肺属金矣；木曰曲直、条达，有生发之性，而肝喜条达而恶抑郁，具有疏泄功能，故肝属木矣；水曰润下，具有下行、寒润、闭藏的特性，而肾有藏精和主水等功能，故肾属水矣；火性温热，其性炎上，而心阳有温煦之功能，故心属火矣；土曰敦厚，能生载万物，而脾是气血生化之源，能运化输送水谷精微、营养五脏六腑和四肢百骸，故脾属土矣。五脏之间的关系决定了五脏的功能活动不是孤立的，而是相互影响和联系的。五脏的五行归属，既简明扼要阐述了五脏功能特性，又说明具有内在联系的脏腑之间的生理功能，即五行的生克制化理论，包括五脏之间相互资生和相互制约的关系。

五脏之间相互资生。金生水即肺生肾，如肺金清肃下行以助肾水；水生木即肾生肝，如肾藏精以滋肝之阴血；木生火即肝生心，如肝藏血以济养心火；火生土即是心生脾，如心阳以温脾；土生金即是脾生肺，如"脾气散精，上归于肺"等。这些都是以五行相生的理论来阐释五脏相互资生的关系。

五脏之间相互制约。《素问·集注》说："心主火，而制于肾水，是肾乃心脏生化之主。"《素问·五脏生成》说："心……其主肾也。肺……其主心也。肝……其主肺也。脾……其主肝也。肾……其主脾也。"其所说的"主"，是指制约或相克的意思。因为"克中有生""制则生化"，所以称它为"主"。以此类推，脾属土，木克土，脾土制于肝木，故肝为脾之主；肺属金，火克金，肺金制于心火，故心为肺之主；肾属水，土克水，肾水制于脾土，故脾为肾之主。此即以五行相克来阐释五脏相互制约关系的理论。

五脏相互联系不仅体现在生理上，也可体现于病理上。他脏之病可传本脏，本脏之病可传他脏，这种病理的相互影响称为传变。用五行学说来说明五脏疾病的传变，可以分为相生关系的传变和相克关系的传变。以心为例，心属火、肝属木，木能生火，故肝为心之母，心病可传肝，即子病犯母，或称"子盗母气"。因为先有心火旺盛，然后累及肝脏，引动肝火，从而形成心肝火旺；或先有心血不足，然后累及肝脏，导致肝血不足，从而形成心肝血虚，故临床常见的证型有心肝血虚和心肝火旺，均属于子病犯母的范围。运用相生规律来治疗疾病，"虚则补其母，实则泻其子"即确定补母或泻子的基本治疗原则。若肾阴不足，而致心火偏旺，水火不济，从而形成心肾不交之证，可采用泻南补北法，即泻心火滋肾水（又称泻火补水法、滋阴降火法）。因心主火，火属南；肾主水，水属北，故称泻南补北，这是因为水不制火。针灸疗法中凡实证者，均可采取泻其所属的子经或子穴的方法。例如肝实证取心经荥穴（火穴）少府，或本经荥穴（火穴）行间治疗，即是"实则泻其子"。《难经·六十九难》中肝之实火的治疗，如肝火炽盛，有升无降，肝实证时，肝木即是母，心火即是子，故可泻心火以助泻肝火。

五脏之间存在生克关系，情志生于五脏，故情志之间也存在这种关系。既然在生理上人的情志之间可以相互抑制，在病理上又和五脏六腑之间关系密切，故临床上可以"以情治情"，即用情志的相互制约关系来达到治疗的目的。如《素问·阴阳应象大论》所说："怒伤肝，悲胜怒……喜伤心，恐胜喜……思伤脾，怒胜思……忧伤肺，喜胜忧……恐伤肾，思胜恐。"喜为心志，属火；忧为肺志，属金。火能克金，所以喜胜忧。恐为肾志，属水；喜为心志，属火。水能克火，所以恐胜喜。思为脾志，属土；恐为肾志，属水。土能克水，所以思胜恐。怒为肝志，属木；思为脾志，属土。木能克土，所以怒胜思。悲为肺志，属金；怒为肝志，属木。金能克木，所以悲胜怒。

　　五行学说，除了将人体的脏腑组织结构分别配属五行外，同时又将人体的五脏、六腑、五体、五官和自然界的五色、五气、五味、五方、五时等紧密联系起来，从而达到人与自然环境的统一，表达了天人相应的整体观念。如以心为例：《素问·阴阳应象大论》所言："南方生热，热生火，火生苦，苦生心，心生血，血生脾，心主舌。其在天为热，在地为火，在体为脉，在脏为心，在色为赤，在音为徵，在声为笑，在变动为忧，在窍为舌，在味为苦，在志为喜。喜伤心，恐胜喜；热伤气，寒胜热；苦伤气，咸胜苦。"通过五行对火的这种描述自然而然地将人体的心、脉、舌和自然界的南方、热、苦、赤、暑等密切联系起来。

　　其次，在经络联系上，手少阴心经与手少阴别络的循行路径如《灵枢·经脉》所言"心手少阴之脉，起于心中，出属心系，下膈，络小肠；其支者，从心系上挟咽，系目系；其直者，复从心系却上肺，下出腋下，下循臑内后廉，行太阴、心主之后，下肘内，循臂内后廉，抵掌后锐骨之端，入掌内后廉，循小指之内出其端""手少阴之别，名曰通里，去腕一寸，别而上行，循经入于心中，系舌本，属目系。其实则支膈，虚则不能言，取之腕后一寸，别走太阳也"。心可联系的脏腑有心、心系、小肠、肺、目系、喉咙。此经起于心中，终止后归属于心系即心脏周围的组织，向下通过膈肌，与小肠相联络。其分支由心系向上，沿着食道上连于目；其直行主干又从心系上肺，向下斜出于腋下，沿上肢内侧后边，至肘中，沿前臂内侧后边，到手掌后豆骨突起处进入掌内后边，沿小指桡侧到达其末端。脉气由此与手太阳小肠经相连。心经发生病变，由于手少阴心经支脉从心系上夹于咽部，心经有热则咽干；阴液耗伤则渴而欲饮；心之经脉出于腋下，故胁痛；心经循臂臑内侧入掌内后廉，心经有邪，经气不利，故手臂内侧疼痛，掌中热痛；心脉痹阻则心痛；心失所养，心神不宁，则心悸、失眠；心主神明，心神被扰，则神志失常。手少阴心经也别络于它脉，即经别，从手少心阴经的腋窝两筋之间分出后，进入胸腔，归属于心脏，向上走喉咙，浅出面部，在目内眦与手太阳小肠经相合。

以上是从理论上的五行生克乘侮和经脉角度论述了心与脏腑的关系，下面则从各脏的生理功能角度来阐明其相互之间的关系。

1. 心与肺

心与肺的关系，主要是心主血和肺主气的关系。《难经·二十二难》说："气主煦之，血主濡之。"但气和血之间，又存在着"气为血之帅""血为气之母"的密切联系。"诸气者，皆属于肺""诸血者，皆属于心"，心主血与肺主气的关系，实际上是气和血相互依存、相互为用的关系。肺主宣发、肃降、"朝百脉"，是血液正常运行的必要条件，对于心行血有促进作用，符合"气为血之帅"的规律，故又有"呼出心与肺"的说法，这也符合了气舍于血的一般规律。只有血液循环正常，才能维持肺的正常呼吸功能。而推动肺之呼吸和心之搏动两者之间的中心环节，主要是靠积于胸中的"宗气"的作用。宗气具有贯心脉、司呼吸的生理功能，进而强化了血液循环和呼吸之间的平衡与协调，因此，无论是肺失宣肃还是肺的气虚，都会影响心的行血功能，从而导致血液的运行失常、心率的改变、脉象迟涩，出现胸闷，甚或出现舌紫、唇青等血瘀的病理表现。反之，若心气不足、心阳不振、瘀阻心脉等导致血行异常时，也会影响肺的宣发和肃降功能，在病理上出现咳嗽、气促等肺气上逆的现象。以上这些即为心、肺在病理上的相互影响的体现。

2. 心与肝

心和肝在血行方面的关系密切。心主血，肝主藏血。心之血运正常或行血功能正常，则肝有所藏；若肝不藏血，则心无所主，血液的运行功能必然出现失常。人体的血液，通过脾之化生，肝之贮藏，通过心的运行推动到达全身，所以在临床上常会同时出现"心肝血虚"的病证。由于情志所伤，多会化火伤阴，临床上"心肝火旺""心肝阴虚"亦常相互影响或并见。另一方面，心主神志，肝主疏泄。由心所主的人的精神、意识及思维活动亦与肝的疏泄功能密切相关。

3. 心与脾

心与脾的关系主要表现在血液生成及运行方面。心主血，脾统血，脾为先天之本，为气血生化之源，故心与脾的关系甚为密切。若脾气健旺或脾的运化功能正常，则化生血液的功能旺盛，血液充盈，则心有其所主；

若脾的统血功能正常，则血行脉中，不逸出于脉外。故在病理上，心脾两脏在以上两方面相互影响：若脾气虚弱，运化失职，则气血生化无源，导致血虚而心无所主；若思虑过度，不仅暗耗心血，且可影响脾的运化功能；若脾不统血，则导致血液妄行，造成心血不足。以上种种，均可形成"心脾两虚"证候，出现心悸、失眠、多梦、眩晕、腹胀、体倦、食少、面色无华等为主要症状的病理变化。

4. 心与肾

心与肾的关系主要表现在：一是心血与肾精之间的依存关系；二是心阴心阳与肾阴肾阳之间的依存关系。《素问·六微旨大论》说"升已而降，降者谓天；降已而升，升者谓地。天气下降，气流于地；地气上升，气腾于天"，即从大范围来说明阴阳和水火升降。从阴阳、水火升降理论来讲，心在五行中属火，位居于上，属于阳；肾在五行中属水，位居于下，属于阴。位于上者，以下降为其和；位于下者，以上升为其顺。所以，中医学认为，心火须下降于肾，肾水须上济于心，只有这样，心肾之间阴阳的生理功能才能协调平衡，称为"心肾相交"，也即是"水火既济"。反之，若肾水不能上济于心而凝聚，心火不能下降于肾而独亢，那么，心肾之间的生理功能就会失去协调和平衡，从而出现一系列的病理症状和表现，即"心肾不交"或称为"水火失济"。在临床上表现为以失眠为主症，伴有心烦、心悸、怔忡、腰膝酸软，或女子梦交、男子梦遗等症，多属"心肾不交"。此外，由于心肾阴阳之间的关系密切，若心或肾产生病变，则能相互影响。比如心阴虚，亦可累及肾阴，从而导致阴虚火旺之证；若肾阳虚水泛，则能上凌于心，从而可见水肿、惊悸等"水气凌心"的证候。

5. 心与小肠

心与小肠通过经络构成表里相合的关系。心的经脉，属心而络小肠，小肠的经脉，属小肠而络心，二者通过经脉的相互络属而形成表里关系。临床上常体现在病理方面，如小肠有热，可循经上炎，累及于心，则可见心烦、舌赤、口舌生疮等症；反之，若心有实火，下移于小肠，则可引起尿热、尿赤、尿少、尿痛等症。

综上所述，心与脏腑之间的关系非常复杂，在临床辨证论治过程中需从脏腑五行关系、经络循行络属关系和生理功能等方面加以考虑，方为稳妥。

第四章　中医心病病因病机

心为五脏之一，居于胸中，两肺之间，膈膜之上，心包护卫于外。心在体合脉，其华在面，开窍于舌，在志为喜，在液为汗。心与小肠，相为表里。心在五行之中属火，为阳中之阳，与自然界夏气相通应。心的主要机能是主血脉，具有推动血液在脉道中运行不息，以濡养脏腑、组织、官窍的作用；心又主藏神，主管精神和意识思维活动，是生命活动的主宰，故称心为"君主之官""生之本""五脏六腑之大主"，因而心系病变主要体现在主血脉和主藏神的功能失调。临床以心悸、心痛、心烦、健忘、失眠、多寐、脏躁、痴呆、癫狂、痫病等为心系的常见病证。心病的病因病机复杂多样，归纳起来不外乎"本虚标实"。本章将从病因和病机两个方面加以阐述。

一、中医心病病因

《金匮要略·脏腑经络先后病脉证》指出："千般疢难，不越三条：一者，经络受邪入脏腑，为内所因也；二者，四肢九窍，血脉相传，壅塞不通，为外皮肤所中也；三者，房事、金刃、虫兽所伤。以此详之，病由都尽。"宋·陈言在《三因极一病证方论》中曰："六淫，天之常气，冒之则先自经络流入，内合于脏腑，为外所因；七情，人之常性，动之则先自脏腑郁发，外形于肢体，为内所因；其如饮食饥饱，叫呼伤气，尽神度量，疲极筋力，阴阳违逆，及至虎狼毒虫，金疮踒折，疰忤附着，畏压缢溺，有悖常理，为不内外因。"因此，心病的病因多为外感六淫，内伤七情，饮食、劳逸失度，以及禀赋不足、年老体衰、药物创伤等所致。

（一）六淫外感

在正常情况下，风、寒、暑、湿、燥、火是自然界六种不同的气候变化，人类长期生活在六气交互更替的环境中，对其产生了一定的适应能力，一般不会致病。但在自然界气候异常变化，或人体抵抗力下降时，风、寒、暑、湿、燥、火六种外感病邪就会侵害人体，六气则成为病因，常可诱发心病。六淫之邪，多从肌表外袭，或从口鼻而入，穿卫入营，邪犯于心。风寒湿痹日久，复感外邪，内舍于心，痹阻心脉；或风湿热邪，内侵心脉；温病疫毒，灼伤营阴，或邪毒内扰心神，神明失主。

风为春季的主气。若春季风气太过，风气淫胜，伤人致病。风为阳邪，善动开泄，风为百病之长，凡寒、湿、暑、燥、热诸邪，常依附于风而侵犯人体。风邪侵入，无孔不入，侵害不同的脏腑组织。故《圣济总录》云"风邪中人，以腑脏虚而心气不足也""风者善行而数变，故其发不自觉知，狂惑妄言，悲喜无度，乃其证也""风邪入心，心背俱痛"。

寒为冬季的主气。若冬季寒冷太过，寒邪入侵，凝于脉中，胸阳受损，失其温煦，血脉痹阻，"不通则痛"，多发为心病。如《素问·痹论》说："痛者，寒气多也，有寒故痛也。"素体胸阳不足，阴寒之邪乘虚侵袭，亦成胸痹心痛。故孙思邈言："寒气客于五脏六腑，因虚而发，上冲胸间即胸痹。"

湿为长夏的主气。长夏湿盛，故易感受湿邪。外感湿邪，常易困脾，致脾阳不振，运化无权，水湿停聚，乃生痰湿。湿邪壅盛，内外合邪，上犯心胸，胸阳不展，阻滞心脉，气机不畅，均能导致心系疾病的发生。除常见胸闷、心悸、不寐外，又兼见脘痞、腹胀、纳呆等证候表现。故《济生方·惊悸怔忡健忘门》曰："风寒冷湿闭塞诸经，令人怔忡。"其指出湿邪内扰可见惊悸怔忡。而《金匮要略·胸痹心痛短气病脉证治》中也指胸痹、心痛的共同病机为"阳微阴弦"，即胸阳不足为病之本虚，阴寒痰湿偏盛为病之标实。

暑为夏季的主气。暑为阳邪，其性升发，易上扰心神。心通于夏季，若夏季暑热之邪过亢，耗气伤津，热灼心阴，耗损心气，发为心病。轻则可见心烦、尿赤、汗多、口渴等伤暑之症；重则见猝然昏厥、项强、四肢抽搐等重症。

心，五行属火，火热与心相通应，故火热之邪入于营血，尤易影响心神。轻者心神不宁而心烦、失眠；重者可扰乱心神，出现狂躁不安、神昏、谵语等症。故《素问·至真要大论》说"诸热瞀瘛，皆属于火""诸躁狂越，皆属于火"。与火热之邪同类的还有温邪，初起温邪侵袭肺卫，若失治误治，或邪毒壅盛，留而不去，内舍于心，蕴久化热，既能损伤心体，导致心气阴两伤，又可与血搏结，导致血脉瘀滞，表现出心悸、胸闷、心痛、脉律失常等症。故叶天士曰："温邪上受，首先犯肺，逆传心包。"

风寒湿三邪侵袭人体，使气血凝滞，经络痹阻，合而为痹；心气不足，血脉凝滞而发为脉痹；五脏外合五体，脉痹久不愈，病邪内传于心，复感风寒湿之邪则发为心痹，可见心烦、心悸、气逆而喘、嗳气、恐惧等症。如《素问·痹论》曰："脉痹不已，复感于邪，内舍于心。""心痹者，脉不通，烦则心下鼓，暴上气而喘，嗌干善噫，厥气上则恐。"心痹既成，一则暗耗气血，使心之气营越发不足，血不养心，心失所养；二则痹阻于心之户牖，畸变后心体胀大。

（二）七情内伤

七情为喜、怒、忧、思、悲、恐、惊七种情志变化，由五脏生理功能所化生，是人体对外界事物不同的情绪反应，《素问·天元纪大论》中说"人有五脏化五气，以生喜怒思忧恐"，而"怒伤肝""喜伤心""思伤脾""忧伤肺""恐伤肾"（《素问·阴阳应象大论》），五脏生五志，同时五志又作用于五脏，强烈持久的心理刺激，超出了人体本身生理活动的调节范围，阴阳失调，引起相应脏腑气血功能紊乱。心又是情志的发生之处和主宰者，统领五脏，倍受影响，《类经》曰"心为五脏六腑之大主，而总统魂魄，兼赅意志，故忧动于心则肺应，思动于心则脾应，怒动于心则肝应，恐动于心则肾应，此所以五志唯心所使也"。故精神情志所伤，首伤心神，次及相应脏腑，如《灵枢·口问》说："心者，五脏六腑之大主也……故悲哀愁忧则心动，心动则五脏六腑皆摇。"故《类经·疾病类·情志九气》对此解释说："情志所伤，虽五脏各有所属，然求其所由，则无不从心而发。"

一般情况下七情不会导致或诱发疾病，但当七情反应太过，超越了人体生理和心理的适应和调节能力，损伤脏腑精气，导致机能失调，或人体正气虚弱，脏腑精气虚衰，对情志刺激的适应和调节能力低下时，可引发或诱发疾病。七情致病，主要导致脏腑气机失调，而气机失调又可妨碍机体的气化过程，引起精气血津液的代谢失常，从而继发多种病证。气机郁滞日久，可化热化火；气血运行逆乱，亢奋有余，以致火热内生；精血津液输布不畅，产生瘀血、痰饮等病变，从而诱发心系疾病的发生。如《素问·举痛论》说："余知百病生于气也。怒则气上，喜则气缓，悲则气消，恐则气下，寒则气收，炅则气泄，惊则气乱，劳则气耗，思则气结。"而心病的情绪变化多在喜、思、怒、惊、忧。

1. 喜乐无节，心气涣散

过度喜乐，损伤阳气，轻者心神惮散而不藏，重者心气暴脱、神不守舍、精神疲竭，如《淮南子·精神训》说"大喜坠阳"，又如《灵枢·本神》曰"喜乐者，神惮散而不藏"。心在志为喜，"喜"有助于心主血脉的功能发挥，故《素问·举痛论》曰："喜则气和志达，营卫通利。"喜之过极能伤及心神，临床可见精神不能集中、心慌、失眠健忘，甚至神志失常、狂乱，或见心气暴脱的大汗淋漓、气息微弱、脉微欲绝等症。

2. 久思气结，耗伤心脾

过度思虑，损伤脾气，气血生化不足，营血暗耗，心失濡养；或气血失和，痰湿内阻，血行不畅，气机郁结，脉道阻塞，百病由生。如《素问·举痛论》说："思则心有所存，神有所归，正气留而不行，故气结矣。"《太平圣惠方·治心痹诸方》亦说："思虑烦多则损心，心虚故邪乘之。"临床可导致怔忡健忘、心神不宁、夜寐不安等常见症状。

3. 盛怒不止，气血妄行

过于恚怒，疏泄不及则气逆，气逆则血乱，导致气血妄行。肝之条达、阴阳平衡，则怒无从生。《医宗必读》言："肝者，将军之官，位居膈下，其系上络心肺。"肝藏血，主疏泄，而心主血脉，郁怒伤肝，肝郁气滞，疏泄不及，致使肝气不得施泄于心，心气内乏，血瘀脉络，心失濡养，常诱发胸痹、真心痛等疾病；或疏泄太过，气血逆乱，扰乱心神，会使神志昏迷惶惑，心乱而不能自主，故《灵枢·本神》曰："盛怒者，迷惑而不治。"故常诱发眩晕、中风等身心疾病，《薛氏医案》云："肝气通则心气和，肝气滞则心气乏，凡心脏得病必先调肝。"

4. 惊恐伤肾，气机逆乱

恐则气下，耗伤肾精，心为火居上，肾为水居下，水能升而火能降，肾水不足，不能上济于心火，形成心肾不交之状，临床常见心烦不寐、心悸不安、健忘等症。猝然受惊吓，可直接导致心神不定，神机失用，气失所主，轻者惊悸不安，重者神志错乱。临床多见梦魇、惊梦及癫狂等病证，故《素问·举痛论》说："惊则心无所倚，神无所归，虑无所定，故气乱矣。"

5. 悲忧不解，气机闭塞

悲伤太过能伤肺，导致肺气抑郁，气失宣降，五脏不调，病有所源。心肺均居于胸中，以宗气相连，心气并于肺，故肺气耗则心气耗，血液推动无力，则心血瘀阻，临床常见意志消沉、精神不振、心悸气短、胸闷不舒、甚则唇青舌紫等症。故《素问·举痛论》说："悲则心系急，肺布叶举，而上焦不通，荣卫不散，热气在中，故气消矣。"《素问·痿论》也说："悲哀太甚，则胞络绝，胞络绝则阳气内动，发则心下崩，数溲血也。"

（三）饮食失宜

孙思邈云："安身之本，必资于食。"故饮食是人类赖以生存和维持健康的基本条件，是人体后天生命活动所需精微物质的重要来源。《素问·经脉别论》曰："食气入胃，散精于肝，淫气于筋。食气入胃，浊气归心，淫精于脉。脉气流经，经气归于肺，肺朝百脉，输精于皮毛。毛脉合精，行气于腑。腑精神明，留于四脏。"由此可见，饮食与脏腑机能密切相关。饮食失宜可影响人体的生理机能，导致脏腑机能失调或损伤正气而发生疾病。饮食失宜还可导致气血不足、食积、聚湿、化热、生痰等病变，引发多种病证，成为主要的致病因素之一。

1. 饮食不节

指饮食要有规律、要有节制，即以适时、适量为宜，过多过少，不能有节，均可影响健康，导致疾病的发生。《金匮要略》指出："凡饮食滋味以养于生，食之有妨，反能为害……若得宜则益体，害则成疾，以此致危。"

（1）过饥

长期摄食不足、营养缺乏、气血生化乏源者，一方面可因气血亏虚而脏腑组织失养，功能活动衰退，全身虚弱；另一方面又因正气不足，抗病力弱，易招致外邪入侵，继发其他疾病。对心而言，可致心之气血亏虚，心神失养，出现心悸、气短、健忘等症状。

（2）过饱

长期饮食过量，或暴饮暴食，超过了脾胃的受纳运化能力，以致脾胃难于消化转输而致病。若食滞日久，则可郁而化热，聚湿生痰，变生他证，导致气机不畅，痰气交阻，痹阻胸中阳气，出现胸闷、心悸等症。甚者，可因营养过剩，发展为消渴、肥胖等病证。消渴日久，阴液耗竭，使血液黏稠，血行不畅，又常形成心脉痹阻等病证。此外，在疾病过程中，饮食过量或进食不易消化的食物，尚可加重原有病情，或导致余邪复起，旧病复发。

2. 饮食不洁

由于缺乏良好的卫生习惯，进食腐败变质或被疫毒、寄生虫等污染的食物，肠道受邪，化热内陷，重则毒气攻心，出现心烦躁扰、谵语妄言、神志昏迷等临床症状。《金匮要略·禽兽鱼虫禁忌并治》曰："秽饭、馁肉、臭鱼，食之皆伤人……六畜自死，皆疫死，则有毒，不可食之。"

3. 饮食偏嗜

（1）五味偏嗜

《素问·至真要大论》说："夫五味入胃，各归所喜，故酸先入肝，苦先入心，甘先入脾，辛先入肺，咸先入肾。"五味分别入五脏以养五脏之气，如果长期嗜好某种性味的食物，就会导致该脏的脏气偏盛，既可引起该脏的机能失调，又可致脏腑之间平衡关系失调而出现他脏的病理改变。例如嗜食咸味，盐为咸苦而涩之品，苦入心，咸走血，长期服食，克伐心火，殃及血脉，且苦易化燥，耗伤阴血，则使血脉凝涩不通，更易遏阻而病，从而伤及心的功能，故《素问·五脏生成》曰："是故多食咸，则脉凝泣而变色。"

（2）寒热偏嗜

食物也有寒热温凉的不同性质，若偏嗜寒热饮食，可导致人体阴阳失调而发生某些病变。如偏嗜寒凉之品，久则寒湿内生，诱发胸痹心痛等病证；若偏嗜辛温燥热之品，则致阳气偏亢，心火上炎而发病，故张景岳云："心本属火，过热则病。"若嗜酒成癖，导致湿热内生，伤及心阴，虚火偏盛，临床出现心烦、心悸、失眠等症状，还可诱发病情复发，甚至猝死。

（3）食类偏嗜

若专食某种食物，或厌恶某类食物而不食，久之导致某些营养物质缺乏，也可发生多种病变。如久食肥甘厚味之品，不仅能损伤脾胃，使脾胃运化失健，胃不主降，脾不主升，致使膏粱厚味之品变生脂浊、痰湿，输注于血脉，蓄聚于脉络之中，导致脉道阻塞狭窄，气血不畅，易致肥胖、胸痹、消渴、中风等病变。

（4）嗜食烟酒

烟草为辛燥之品，长期吸用，易损害肺、心、肝三脏，浊气内入，耗伤气阴，营血暗耗，心脉失主，使原本血脉营气不足之道越发瘀滞不畅，壅塞胸中血脉而发病。酒虽为水谷之精，易酿生湿浊，以致脾胃受损，运化失健，聚湿生痰，上犯心胸清旷之区，胸阳不展，气机不畅，心脉闭阻而发病。

（四）劳逸失度

劳与逸是人体的不同状态，劳逸有节是保证人体健康的必要条件，而劳逸过度则是百病丛生的缘由。起病因为劳者，形神劳损，五脏内伤，调养失宜，发为不足之病证，故曰"劳则气耗"；起病因为逸者，形神不用，气机郁滞，奉养过度，发为有余之病证，故曰"劳则气滞"。劳与逸作为一类致病因素，不仅能单独致病，在某些情况下也可相互错杂，相互影响，导致疾病进一步发展。

1. 过劳

凡形与神劳伤太过，或二者兼而有之，皆可致五脏精气虚衰，而成虚劳之证。汉·张仲景于《金匮要略·血痹虚劳病脉证并治》首次提出"虚劳"病名，认为虚劳是因劳伤导致的五脏虚损性疾病，故劳倦日久，耗气伤阳，易变生内伤诸病。

（1）形劳

形体劳伤，积劳成疾，或是病后体虚，勉强劳作，气血津液耗伤，外不能荣养四肢百骸，内不能荣养脏腑经络，导致脏气虚少，功能减退。如《素问·宣明五气》曰"五劳所伤：久视伤血，久卧伤气，久坐伤肉，久立伤骨，久行伤筋，是谓五劳所伤"。长期如此，易耗伤肺脾之气，营气内乏，无以濡养血脉，从而使心气耗伤，出现少气懒言、体倦神疲、动则心悸汗出；或积劳伤阳，心肾阳微，鼓动无力，阴寒内侵，血行涩滞，痹阻不通而发心痛。

（2）神劳

心为君主之官，主神明与血脉，故心血的充盈和正常运行是人类思维、情志正常活动的物质基础。《诸病源候论·虚劳候》曰"心劳者，忽忽喜忘，大便苦难，或时鸭溏，口内生疮"又如"忧郁思愁伤心，心伤，苦惊，善忘喜怒"。故用神过度，长思久虑，则易耗伤心血，损伤脾气，心神失养，或神气溃散，致多梦易惊、喜怒无常或神志不宁，出现心悸、健忘、失眠、多梦等。

2. 过逸

适当劳作，气血才能通畅，阳气得以振奋。四体不勤，神机不用，又复奉养过度，因其正气不运，故身体机能多虚弱，故清·汪宏曰"逸则多弱"。一是形体过逸，久坐久卧，脏腑形体机能减退，气机壅滞，阳气失于振奋，正气不足，久则进一步影响血液运行和津液代谢，内生瘀血、痰浊、水湿等，散逸于四肢血脉经络孔窍，轻则气机受阻、周身困重、心悸气短，重则痰瘀互结、痹阻胸阳，发为胸闷胸痛等症。二是神志过逸，若心气收敛太过，神情淡漠，思维迟钝，则心血运行缓慢，加之阳气不振，可致神气衰弱，常见精神委靡、健忘、反应迟钝等。三是奉养过度，过食肥甘厚味，贪逸少动，水谷精微积聚于脾胃，日久化生痰饮湿热，阻滞心脉，导致胸痹心痛等严重病证。

（五）素禀虚弱

不同的人，先天有差异，禀赋有强弱，而禀赋来自于父母，即先天人所禀受的"精"与"气"等物质基础，而且还有"神""理"等生命功能。《灵枢·本神》云："故生之来谓之精，两精相搏谓之神。"先天禀赋不足或遗传因素在发病中起着重要的作用。先天禀赋不足，则气血不充，荣卫不和，精神不济，脏腑功能低下，以致心之本脏失强，一旦受袭，易发为心病。故《灵枢·天年》曰："以母为基，以父为楯，失神者死，得神者生也……血气已和，荣卫已通，五脏已成，神气舍心，魂魄毕具，乃成为人。"多因于受孕妊娠之时，父母身体虚弱或身心有疾，胎元失养，疾病由生。心为君主之官，先天有亏，气血匮乏，君失所养，则神明无主，易为邪害，如《幼幼集成》说："禀心气为血脉，心气不足，则血不华色，面无光彩。"又有近亲婚配，使初生儿表现出多种异常，如先天性心脏病等。若于胎中受惊，母伤则胎易堕，子伤则脏气不和，易发痴呆、癫痫等心病，为病多端。

（六）年老体衰

中老年人，肾气自半，精血渐衰，《灵枢·天年》曰："六十岁，心气始衰，苦忧悲，血气懈惰，故好卧。"故认为，年龄因素也是心病发生的主要因素之一。年过半百，心气不足，血脉失于气之鼓动，则气血运行涩滞不畅，发为胸痹心痛；若心阳不振，脉道失于阳之温煦，或阴寒痰饮乘于阳位，则心脉不利，发为惊悸怔忡；若肾阴亏虚，水火失济，则不能滋养心阴，阴亏则火旺，发为不寐或狂躁；若心肾阳虚，水饮凌心，则心失所养，发为心悸、心水。体虚之人因正气不足，易感受外邪，致血行不畅，故发而为病。

（七）药邪

药物本身是用来治疗疾病的，然而"是药三分毒"，用药不当或长期用药，会产生诸多不良反应，即药毒。张景岳曰："毒药即中药。药，谓草木虫鱼禽兽之类，以能治病，皆谓之毒。"如果药物炮制不当，或用量过大，或配伍不当，或用法不当，非助邪即伤正，一方面可使原有病情加重，或引发新的疾病；另一方面会导致中毒，重者出现昏迷乃至死亡。药物中毒或药量过大，耗伤心气，损伤心阴，甚至损伤心质，引起心悸，如附子、乌头、雄黄、蟾酥、麻黄等，或西药锑剂、洋地黄、奎尼丁、阿托品、肾上腺素等；寒热不辨，补泻误投，则正气受累，心脏功能失调，气血阴阳紊乱，均能引发心动悸、脉结代一类征候。故治病的原理当以药性之偏纠病性之偏。

（八）外伤

外伤既包括机械暴力等外力所致损伤，也包括冷冻、虫兽叮咬等意外因素所致形体组织的创伤。外力损伤，可使肌肉、血脉破损而见局部青紫、肿痛，易形成瘀血，瘀阻于心，血行不畅则胸闷心痛，甚或损伤严重，损及内脏，出血过多，危及生命；冻伤，多为外界阴寒太甚，御寒条件太差，胸阳不振，阴寒之邪乘虚而入，寒凝气滞，胸阳不展，血行不畅，发为胸痹、真心痛；虫兽所伤，多致局部肿痛，有时还可出现头晕、心悸、恶心呕吐等全身中毒症状，甚至昏迷。

二、中医心病病机

心病的发生发展主要与寒凝、热结、痰浊、气滞、血瘀、血虚等有关，属本虚标实之证，病位在心、心脉，与肝、脾、肾、肺四脏功能失调密切相关，脏腑气血阴阳亏损，尤其是以心气血阴阳亏损为本，寒凝、热结、痰浊、气滞、血瘀为标，经脉痹阻，血行不畅，致心脉不通或心脉失养而发病。虚实之间可以相互夹杂或转化，实证日久，病邪伤正，可分别兼气、血、阴、阳之亏损，而虚证也可因虚致实，兼见实证表现。

（一）正虚

心之气血阴阳亏虚是心病发生的先决条件，强调正虚者，突出了正气在疾病发生中的重要作用，强调了因虚致痰、因虚致瘀，先虚而导致痰、瘀内生，故《外台秘要》曰："正气存内，邪不可干。"正气虚包括心气虚、心血虚、心阳虚、心阴虚。

1. 心气不足

心主血脉，心气推动血液，使血液充盈于脉管，并在脉管中运行不止，环周不休，从而把水谷精微运往全身，以濡养组织器官。血属阴而主静，气属阳而主动，血不能自行，必须靠气的推动。心气的盛衰，与心搏的强弱、节律及气血的运行等密切相关，心气充沛才能保证心脏正常的舒缩活动。而心气不足，多由于先天禀赋不足，或后天失养，或肺脾肾的脏腑功能失调而致心气生成不足；也可因劳倦过度、七情内伤、久病不复等过多耗损心气而致。

心气虚弱，鼓动无力，心动失常，心神失养，故见心悸；气虚卫外不固，汗为心液，故自汗；因劳累而发，动则气耗，故心慌、气短、乏力；气虚运血无力，气血不足，血失充荣，故面色淡白，舌淡、脉虚。心气虚还可导致多种病理变化，如气虚而机能减退，运化无权，推动无力，可导致血虚、阳虚、生湿、生痰、水停、气滞、血瘀及易感外邪等。

2. 心血不足

血液是供给人体各脏腑形体官窍营养物质的载体，是机体精神活动的主要物质基础，是人体生命活动的根本保证，只有心血的充盛，才能使心主血脉的生理机能得以正常发挥，才能产生充沛而舒畅的精神情志活动。心血耗损过多，主要见于各种出血之后，或久病、大病之后，或劳神太过、阴血暗耗；心血生成不足，可见于脾胃运化功能减退，或进食不足，或因其他脏腑功能减退不能化生血液，或瘀血阻塞脉络，使局部血运障碍，影响新血化生。

心血亏耗，心失所养，故见心悸怔忡、心胸憋闷疼痛；心血亏虚，心神不宁，神不守舍，则见失眠、多梦；血液亏虚不能上荣于头面，故见头晕眼花、健忘、面色淡白或萎黄，唇、舌色淡；血少脉道失充，故脉细无力或结代。

3. 心阳不振

心为阳脏，心以阳气为用，心之阳气有推动心脏搏动、温通全身血脉使心脉通畅、心脏搏动有力、生机不息的作用。心主通明，心脉通畅需要阳气的鼓动和兴奋作用，心阳能兴奋精神，使人精神振奋、神采奕奕。心阳不振常由心气虚发展而来，或由其他脏腑病证波及心阳而成。心阳虚衰则推动无力，阳失温煦则虚寒内生，易夹痰饮、水湿。心阳不足，失于温煦鼓动，血液运行瘀滞不畅，则见心胸疼痛；心阳虚衰，心动失常，则见惊悸怔忡；心阳虚弱，宗气衰少，胸阳不展，故心胸憋闷、气短；阳虚卫外不固，故自汗；阳虚阴寒内生，温运乏力，寒凝而血行不畅，故见畏寒肢冷、手足不温、心区疼痛或胸痛彻背、面色㿠白、面唇青紫、舌质紫暗、脉结代而弱；阳气不足，水饮凌心，则见喘息心悸、眩晕、心下逆满、胸中窒闷、小便不利、水肿等。

4. 心阴不足

正常情况下，心阳靠阴津的滋养、制约而不使其亢奋，以保持平衡。

心阳与心阴的作用协调，心脏搏动节律一致，速率适中，脉管舒缩有度，心血才能循脉运行通畅。心阴与心阳作用协调，则精神内守，既无亢奋，也无抑郁。

心肾水火相济，心阴不足，不能滋养肾水，致相火妄动，扰乱心神，则见不寐、多梦、脏躁、心悸等心肾不交之证；心阴不足，阴不制阳，心火亢盛，则见口干咽燥、五心烦热、舌红而干或裂纹、少苔或无苔、脉细数等症。

（二）标实

1. 痰饮内生

痰饮因肺、脾、肾、肝及三焦脏腑功能失调，气化不利，水液代谢障碍，津液停聚而成。由于痰饮随气流行，内而五脏六腑，外而四肢百骸、肌肤腠理。因痰饮所致疾病繁多，症状十分复杂，故有"百病多为痰作祟"之说。一旦心阳虚弱，肾气不化，水饮上凌心脉，阴邪上乘，胸阳不展，心脉痹阻，致胸痹、心悸等疾病发作；或过食肥甘厚味，损伤脾胃，脾气不升，可致水湿不化，痰浊内生，蒙蔽清窍，与风、火相合，扰乱心神，引起癫、狂、痫等疾病；或阴虚火旺，热灼津液而为痰，脉道涩滞不畅，心脉痹阻发为真心痛、胸痹等疾病。

2. 瘀血内结

心主血脉，心血失于推动，血行瘀滞，留瘀日久，心气痹阻。主要原因可有多个方面，一是外伤、跌仆及其他原因造成的体内出血，离经之血未及时排出或消散，瘀积于内；二是气滞而血行不畅，以致血脉瘀滞；三是血寒而使血脉凝滞，或血热而使血行壅聚或血受煎熬，血液浓缩黏滞，致使脉道瘀塞；四是痰浊等有形实邪压迫、阻塞脉络，以致血运受阻；五是气虚、阳虚而运血无力，血行迟缓。瘀血内积，气血运行受阻，"不通则痛"，则见胸痹、心痛，部位一般固定不移、拒按等；瘀血内停，心脉挛急不通，心失所养，故心悸不安；瘀血阻滞，血液不能上荣，脑失所养，则见头晕不已等；瘀血不去，新血不生，心神失养，故有失眠、健忘等；心气虚而运血无力，脑脉瘀阻，则见半身不遂、口舌㖞斜、舌强言謇或不语；瘀血留滞脑窍，脑络不通，导致脑气与脏气不相连接，神机失用，则见痴呆。脉络瘀阻时，皮肤多干涩、肌肤甲错；面色多黧黑、唇甲青紫；舌象则多见斑点、青紫、舌暗等；脉象则多为弦脉、涩脉、结脉、代脉。

3. 寒凝心脉

寒邪侵袭，胸阳被遏，凝滞气机，血行不畅，发为心病。《素问·调经论》曰："寒气积于胸中而不泻，不泻则温气去，寒独留，则血凝泣，凝则脉不通。"阴寒凝滞，阳气不运，气机痹阻，故猝然心痛如绞，或心痛彻背、背痛彻心，遇风寒则加重；胸阳不振，心失温养，动则耗气，故心悸不安、胸闷气短、形寒肢冷；严重者可导致心阳暴脱，见疼痛剧烈、持续不解、汗出肢冷、面色苍白、唇甲青紫、脉微欲绝，可发生猝死。

4. 火热扰心

素体阳盛，由于饮食不节，纳运不及，聚湿成痰，蕴而化热，或五志化火，鼓动阳明，热扰心神，轻则心烦失眠，重则神志狂乱而见胡言乱语，哭笑无常，狂躁妄动，打人毁物，故《河间六书·狂越》认为："心火旺则肾水衰，乃失志而狂越也。"热入营血或邪热内迫，灼热伤津，煎熬致瘀，血脉运行不利，热壅血瘀，发为胸痹心痛。火热过盛，酿生浊毒，败坏形体，损伤脑络，发为癫痫痴呆。

5. 气滞心胸

肝失疏泄，气机郁滞，心脉不和，故心胸满闷，隐痛阵发，且善太息；或肝郁不解，气郁痰结，蒙蔽心窍，故抑郁、呆滞或语无伦次；或气郁化火、上扰心神则不寐多梦，甚则彻夜不眠，急躁易怒；甚则引动肝胆木火上升，冲心犯脑，神明昏乱，则突然狂躁无知，骂詈不避亲疏，毁物打人。

（三）他脏之病影响于心

人体各脏腑之间，即脏与脏、脏与腑、腑与腑之间，以精、气、血、津液为物质基础，通过经络的联络作用，相互之间密切联系，构成一个有机联系的整体。它们在生理上相互制约、相互协同，既分工又合作，共同完成各种复杂的生理功能，以维持正常的生命活动，因此发生病变时，它们之间亦相互影响。

1. 心与肺

心肺同居上焦，心主血而肺主气，心主行血而肺主呼吸，两者相互协调，保证气血的正常运行。肺朝百脉，助心行血，血液的正常运行需依赖心气的推动，亦有赖肺气的协助。肺气虚弱，呼吸功能减弱，失于宣降，则气短而喘；宗气亏虚，气滞胸中，则胸闷；肺气虚卫外不固，则自汗；动则耗气，加重气虚程度，故活动后诸症加剧；肺气壅塞，行血无力，心血瘀阻，则见胸痹；舌淡，脉弱或结或代，为心肺气虚之征。

2. 心与脾

心主血而脾生血，心主行血而脾主统血。血液供养于脾以维持其正常的运化机能，脾气健旺，血液化生有源，以保证心血充盈。血液在脉中的正常运行，也依靠脾气的统摄以使血行脉中而不逸出脉外。若脾虚失于健运，化源不足，或统摄无权，均可导致血虚而心失所养。脾虚气弱，运化失职，水谷不化，则面色萎黄、倦怠乏力；脾气亏损，气血生化不足，心失所养，心神不宁，则心悸怔忡、失眠多梦、头晕健忘；脾虚不能摄血，血不归经，则皮下出血而见紫斑；舌质淡嫩，脉弱，均为气血亏虚之征。

3. 心与肝

肝属木，心属火，木生火，故两者为母子之脏，生化有序，息息相关。心主行血，心为一身血液运行的枢纽，心气推动血液在脉中运行，流注全身，发挥营养和滋补作用；肝藏血，肝是贮藏血液、调节血量的重要脏器。心藏神而肝主疏泄、调畅情志。心血充盈，心气旺盛，则血行正常，肝有所藏；肝藏血充足，疏泄有度，有利于心行血机能的正常运行，故《素问·五藏生成》曰："肝藏血，心行之。"心血瘀阻可累及肝，肝血瘀阻可累及于心，最终导致心肝血瘀的病理变化。心血不足，心失所养，故见心悸怔忡、健忘、失眠多梦；肝血不足，目失所养，则视力下降、视物模糊；女子以血为本，心肝血虚，冲任失养，则月经量少色淡，甚则经闭；血虚头目失养，则头晕目眩、面色无华。

心主神志，肝主疏泄，心肝两脏，相互为用，共同维持正常的精神活动。心血充足，心神健旺，有利于肝气疏泄，情志调畅；肝气疏泄有度，情志畅快，亦有利于心神内守。心火亢盛，肝火亢逆，出现心烦失眠、急躁易怒等临床表现；心神不安，肝气郁结，出现精神恍惚、情志抑郁等临床表现。

4. 心与肾

心居上焦属阳，在五行中属火；肾居下焦属阴，在五行中属水。心位居上，故心火必须下降于肾，使肾水不寒；肾位居下，故肾水必须上济于心，使心火不亢。心与肾之间的水火升降互济维持着两脏之间生理机能的协调平衡。肾阴在肾阳的鼓动下化为肾气以上升济心，心火在心阴的凉润作用下化为心气以下行助肾。肾阴亏损，水不济火，不能上养心阴，心火偏亢，扰动心神，则见心烦惊悸、失眠多梦；肾阴亏虚，骨髓失充，脑髓失养，则见头晕、耳鸣、健忘；虚火内炽，相火妄动，扰动精室，则梦遗；阴虚阳亢，虚热内生，则口干咽燥、五心烦热、潮热盗汗；舌红，少苔或无苔，脉细数，为阴虚火旺之征。

第五章　中医心病诊断

诊断为治疗之前提，诊断不准则治疗不佳，故而疗效甚微。中医的整体观认为人是一个有机统一的整体，《灵枢·本脏》说："视其外应，以知其内脏，则知所病矣。"说明脏腑与体表是内外相应的，内在脏腑、组织器官发生病变，都会通过神色形态、言行举止、五官四肢、排出物等外在表现反映出来。朱丹溪说："欲知其内者，当以观乎其外，诊于外者，斯以知其内，盖有诸内者，必形诸外。"这与近代控制论的"黑箱"理论有着相似之处。

中医诊断主要包括望、闻、问、切等四种诊察疾病的基本方法。望诊即运用视觉观察病人全身及局部的形态神色之变化；闻诊即用听觉和嗅觉对病人的声音和气味做出判断；问诊指医者通过与病人及陪诊者交流沟通，从而获取病人疾病信息的方式；切诊是通过切按病人的脉搏及按抚病人的脘腹、手足及其他部位从而诊断疾病。此四法各有所长，不可取代，医者应将其有机结合并加以运用，只有这样才能全面了解病情，辨证施治。

心为五脏六腑之大主，主血脉，藏神明，在体合脉，开窍于舌，其华在面，在志为喜，在液为汗，与夏气相通应。心病的诊断应通过四诊合参，方可对症下药。

一、望诊

睹色知病名曰明，望而知之谓之神。《灵枢·邪气脏腑病形》称："见其色，知其病，命曰明。"《难经·六十一难》谓："望而知之谓之神。"皆言及望诊的重要性。望，即观察、审视、睹觑。望诊，即医者借助视觉观察患者整体、局部或相关的排出物等，根据其形、色、神、态等特点，获取疾病诊治的"信息"，通过"有诸内者，必形诸外"及取类比象、揆度奇恒等分析方法，以诊察体内环境的常变。它是中医心病诊断的重要内容之一。

（一）望神志

神的含义有二：其一是指一切生理活动、心理活动的主宰，又称神机，《灵枢·本神》云"故生之来谓之精，两精相搏谓之神"，《素问·五常政大论》云"根于中者，命曰神机，神去则机息"，均是指此而言。其二是指生命活动的外在体现，包括意识、思维、情感等精神活动，又称之为精神、神明、神光，《素问·灵兰秘典论》曰"心者，君主之官也，神明出焉"，《素问·本病论》曰"神既失守，神光不聚"，即指此而言。志，指情志，是人对外界刺激做出的心理、情志和思维等方面的反映。观察神志可以了解心的功能强弱和精气血的盛衰。

1. 得神

得神的临床表现：形气相应，双目明亮，面色荣润，肌肉不削，神志清晰，表情自然，呼吸平稳，反应灵敏，体态自如，是心能正常行使其功能的表现。《景岳全书·神气存亡论》将其概括为"诊病以形言之，则目光精彩，言语清亮，神思不乱，肌肉不削，气息和平，大小便如常，若此者，虽其脉有可疑，尚无足虑，以其形之神在也。"

临床见得神的表现提示心气充盈、脉络通畅，为健康的表现，或虽病而正气未虚，病情较轻，预后较好。《灵枢·天年》有云："得神者生也。"

2. 失神

失神的临床表现：形气不符，双目晦暗，面色暗淡，肌肉削脱，精神委靡，表情淡漠，呼吸急促浅表，动作迟钝，甚至出现强迫体位。《医宗金鉴·四诊心法要诀》指出"神藏于心，虽不可得而识，然外候在目，视其目光晦暗，此为神短病死之候也；若目睛清莹，了了分明，此为神足不病之候也""谵言妄语，不别亲疏，神明失也"。故察神的得失是判断心气的盛衰、疾病的轻重和预后吉凶的重要内容。

临床上厥病、中风、高热等疾病的昏迷阶段可见神志不清、烦躁谵语、面赤气粗或面色晦暗、表情淡漠甚至抽搐等失神的表现，《灵枢·天年》亦说："失神者死。"

3. 假神

假神的临床表现为正虚久病的危重患者，精气本已极度衰竭，突然出现某些神气暂时"好转"，欲见亲人，言语不休，或食欲突然暴增、两颧泛红如妆等，并非病情得到缓解。假神的出现，是因脏腑精气极度衰竭，正气将脱，阴不敛阳，虚阳外越，阴阳即将离决所致，表现出一时"好转"的假象。古人比作"回光返照""残灯复明"，是危重病人的临终征兆。

临床上胸痹神昏、中风昏厥等重症病人晚期偶可见假神征象。

4. 神乱

神乱的临床表现：患者焦虑恐惧，狂躁不安，妄作妄动，淡漠痴呆，胡言乱语，弃衣而走，登高而歌，登垣上屋，打人毁物。临床上多见于癫、狂、痴、痫等病人。其病因与强烈的精神刺激、头部外伤、火热邪气侵袭有关，病位多在心、脾、肝等脏腑，多与火热、痰热、瘀血等邪气有关。《杂病源流犀烛·癫狂源流》认为："癫狂，心与肝胃病也，而必夹痰夹火。癫由心气虚有热；狂由心家邪热，此癫狂之由。癫属腑，痰在包络，故时发时止；狂属脏，痰聚心主，故发而不止，此癫狂之属。癫之患虽本于心，大约肝病居多；狂之患固根于心，而亦因乎胃与肾，此癫狂兼致之故。"

（二）望面色

面部是脏腑气血的外荣，为经脉所聚。《灵枢·邪气脏腑病形》说："十二经脉，三百六十五络，其血气皆上于面而走空窍。"心主血脉，其华在面，故面部的血脉丰盛，为心之气血所荣，心之疾病皆可通过面部色泽的变化而反映于外，因而心病的望色以面部为主要部位。面色可分为常色和病色两类。

1. 常色

华人的正常肤色应是红黄隐隐、明润含蓄，由于先天禀赋、体质迥异、后天环境的影响可有较大的个体差异，均不作病态论。《望诊遵经》将正常肤色概括为光明润泽，《四诊抉微》则说："内含则气藏，外露则气泄。"

2. 病色

病色即人体在疾病状态时的面部色泽。病色晦暗、暴露，面部皮肤枯槁而无光泽，面色异常显露于外。如中风病人证见面赤身热，即为病色外现，西医所讲的风心病二尖瓣面容出现面颊暗红、口唇青紫，即为真脏色外露。

《灵枢·五色》认为，以五色分五脏，则"青为肝，赤为心，白为肺，黄为脾，黑为肾"；以五色反映疾病性质，则"黄赤为风，青黑为痛，白为寒"。运用五色变化诊察疾病的方法，即五色主病，或称"五色诊"。五色与五脏统一于五行学说中，如赤为心色，属火。《灵枢·五色》云："以五色命脏……赤为心。"其人红光满面，或"赤如鸡冠"（《素问·五脏生成》），或"赤欲如帛裹朱"（《素问·脉要精微论》），均为健康之象。若"赤如衃血""如赭"，暗无光泽，为病危之状。而面红如妆、满面通红、两颧潮红等，皆为病态，或为实热，或为虚热，或为虚阳浮越，必须详辨。

（三）望舌

舌质的血络最为丰富，与心主血脉功能关系密切。舌的灵活运动可使人正常发音讲话，形成语言，又与心主神明功能相关。因此，舌象首先可反映心的功能状态，而心为五脏六腑之大主，主宰全身脏腑气血，故舌象又能反映心的正气盛衰、病邪深浅、病势进退和疾病的转归和预后等。正常舌体为形态正常，无缩、纵、卷、萎、歪、胀、强、裂等变化，亦无出血、疮、疔等异见，色泽红润，不胖不瘦，不滑不枯，柔软灵活，能辨五味。心病常见舌象如下：

1. 舌纵

患者舌体长伸，伸出口外不能自主收缩。《辨舌指南·观舌总纲》谓："舌出不能收，及不能语者，心绝也。"

2. 舌卷

患者舌体上卷，不能伸展，转动不灵，语言不清。《素问·脉要精微论》云："心脉搏坚而长，当病舌卷不能言。"

3. 舌萎

患者舌体瘦小，并不能自由调动。可因心脾两虚、气血不足以奉养于舌而致。

4. 舌歪

患者伸舌可见舌尖或舌体偏向一侧，或左或右，不能居正。多见于中风，亦见于心气大亏之重症。

5. 舌麻

患者舌头有麻木的感觉。多为心脾血虚，"营气虚则不仁"，营血不能上充于舌之故。

6. 舌衄

患者舌上非外伤性出血。多因心火亢盛，迫血妄行，可兼见舌尖红赤或起芒刺。

7. 舌肿

《医学摘粹·杂病要法》曰："舌之疼痛热肿，专责君火之升炎。"多由舌生疮痈、舌光剥、舌碎裂、舌尖红刺所致。内热者，症见口渴心烦、小便短赤，治宜泻火解毒，用黄连解毒汤合导赤散；阴虚者，舌干燥、喉痛声嘶，治宜养阴清热，用清咽润燥汤。

8. 舌强

患者伸舌运动不灵活、不柔和，呈强硬状，且伴有语言謇涩。《张氏医通·中风门》云："肥人舌根强硬，作痰湿治；瘦人舌根强硬，作心火治。"

9. 舌裂

患者舌体有裂纹，少者一二条，多者纵横交错如龟纹。由心火上炎、化燥伤津或阴虚热盛所致。唐·孙思邈又称之为"舌破"，《千金要方·心脏脉论》谓："心脏实……内热口开舌破。"

10. 舌疮

患者舌体表面出现一个或多个溃疡点，又名红点舌、坐风舌。《证治准绳·口疮》云："心脉布舌上，若心火炎上，熏蒸于口，则为口舌生疮。"舌疮还有红、白之分，需结合四诊互参详辨。因心胃积热熏蒸，或胎毒上冲所致者，症见舌上生疮、舌裂舌肿、时流鲜血、口臭便秘、脉实有力，治宜泻火解毒，用黄连解毒汤合导赤散；若虚火上炎者，多久治不愈、疮破成窟、四肢倦怠、脉虚大，治宜补中益气汤。

11. 舌颤

患者伸舌时舌体颤动不定，不能控制，又称战舌。多因内风或酒毒所致。舌淡红或淡白而蠕蠕微动，多属心脾两虚、血虚生风。《四诊抉微·望诊》曰："舌红而战动难言者，此心脾虚也，汗多亡阳者有之。"

12. 吐弄舌

患者舌体动如蛇舐，反复吐回或吐而不回，调动不停。《中医临证备要》曰："小儿时时伸舌，上下左右，有如蛇舔，多因心胃蕴热，挟有肝风。"

13. 重舌

患者舌下肿起如又生一小舌，或兼见下颌部肿起，属心脾热盛。

14. 舌菌

患者舌体上生恶肉，或如豆大，或如鸡冠，外表红烂无皮，属心脾郁火或肝郁化火。

15. 舌起芒刺

患者舌体上有大小不一、多少不等的刺，为热极之象。邪热越盛，芒刺越多，一般多为胃实热。有时也可根据芒刺所生部位区分邪热所在，如舌尖芒刺为心热，"舌起红紫刺，心经热极，又受疫邪熏蒸而发也"（《辨舌指南》）；舌中芒刺为脾胃热；舌边芒刺为肝胆热。

16. 舌红绛

患者全舌深红如绛紫。《辨舌指南》说："凡邪热传营，舌色必绛。绛，深红色也。心主营，主血，舌苔绛燥，邪已入营血。"

17. 舌生瘀斑

患者舌上生出青而带黑的斑点，为瘀血停积所致。多见于胸痹、真心痛等病证。

18. 杨梅舌

患者全舌鲜红，上有较大红点，状如杨梅。见于温毒入于营血。

需要明确，上述舌象变化，不仅见于心病，亦可见于其他脏腑病变。因此，应当四诊合参，综合分析，方能正确诊断。

二、闻诊

闻诊包括听声音和嗅气味两方面。听声音是通过医者的听觉器官耳朵听病人的声音；嗅气味即嗅察病人口鼻之气、分泌物、排泄物的气味及病室气味。《备急千金要方·卷一·序列·诊候》中说："古之善为医者，上医医国，中医医人，下医医病。又曰上医听声，中医察色，下医诊脉。又曰上医医未瘥之病，中医医欲病之病，下医医已病之病。若不加心用意，于事混淆，既病难以救矣。"在听声、察色、诊脉三法之中，将听声列为上，足见闻诊对于预防诊治疾病的重要意义。而心系病证的闻诊主要体现在听声音的异常。言为心声，通过病人说话的语序及语气的改变来判断病人的神志情况，一般言语反常多与心病有关。《灵枢·热病》说"言不变，志不乱，病在分腠之间""智乱不甚，其言微知，可治；甚则不能言，不可治也"。语言的错乱多病位在心，因心主神明失常，故病势较重。

1. 谵语

指阳明实热或温热之邪入于营血，热邪扰及神明时，患者出现神志不清、语无伦次、声高有力、胡言乱语的重症。实证为多，见于伤寒阳明腑证、蓄血证、热入心包证等。始见于《伤寒论》，《素问·热论》称其为"谵言"，《诸病源候论》谓之"谬语"。谵语的诊断要点是神志不清、胡言乱语，多见于实证，常由高热引起。妇科病热入血室、产后等亦可见谵语。

2. 郑声

指重病患者因心气内损，精神散乱，而出现神志不清，不能自主，语言重复，语声低怯，断续不成句的垂危征象。始载于《伤寒论》，后世如《伤寒明理论》《东垣十书》《全生集》《普济方》等医籍均有记载。郑声的诊断要点是神志昏沉、语言重复、语声低沉、不相接续，属疾病晚期，是心气内损、精神散乱的危重阶段。

郑声与谵语的鉴别：谵语表现为神志不清，言语无论，声高有力，多为实热证；而郑声则为疾病晚期，病情危重，精气内夺，故其声必低，其气必短，其色必萎，其神必疲，自言自语，或呼之不应，问之不知，属神虚范畴。《伤寒论·辨阳明病脉证并治》所谓："夫实则谵语，虚则郑声。郑声重语也。"

3. 狂言

患者精神错乱，失去理智，语言粗鲁狂妄，多因情志不遂，气郁化火，内扰神明所致，多属阳证、实证。

4. 错语

患者神志清醒而言语错乱、说后自知言错，多为心气虚怯，精神不足。

错语须与谵语、狂病鉴别：谵语和狂病皆表现有语言错乱。但谵语常发生于高热之后，患者神志昏糊；而错语是在无热情况下，患者精神恍惚或清醒；狂病是骂詈不避亲疏，且有弃衣登高狂越的现象，与单纯语言错乱仍有不同之处。

5. 独语

患者自言自语，喃喃不休，逢人则止，多属心胆气虚之证，常见于癫病、郁病。

6. 言迟

欲言而稽迟，多属风痰为病，或中气不足、心窍不利。

7. 言謇

神志清楚，吐字不清，语言謇涩，多见于中风，为风痰内热或心火亢盛。

三、问诊

问诊为临床最常用的获得病人疾病信息的方法之一，主要内容包括一般情况、主诉、现病史、既往史、个人生活史、家族史等。询问现在症状常用的有《临床十问歌》："一问寒热二问汗，三问疼痛四问眠，五问头身不适感，六问耳目七咳喘，八问饮食九问便，十问精性经带变。"可根据病人的具体病情，灵活而有主次地进行询问。本节着重讲关于心系病证的问诊概要，其他可参考中医诊断学之类书籍。

（一）问情志

中医学把人的情志精神活动归纳为"五志""七情"，并分属五脏所主。但心主神明，为五脏六腑之大主，故从整体观而言，人的情志活动主要由心所主。询问患者情志异常与否对于了解患者的情绪状态、判断相关心系疾病及时进行心理疏导具有重要意义。问情志主要通过询问患者的主观体验，同时注意观察患者的面部表情、姿势、动作等加以综合判断，并根据情绪反应的强度、持续时间和性质等确定患者是否存在情志的异常。

1. 善喜

善喜是以未遇喜乐之事，或非高兴之时，而喜笑不休、狂笑不止、独自发笑、喜乐失常为主要临床表现，今又称之为"笑性强迫症"，为心神病变中常见病证之一，好发于女性。《素问·调经论》谓"神有余则笑不休"，《灵枢·本神》谓"心气虚则悲，实则笑不休"，不仅说明善喜为心有实邪所致，而且指出本证的危害，如"喜则气缓""喜伤心"等。此症状一般是在情志因素的刺激下突然发病，喜为主要情志刺激因素。其病机有二：一是火邪上扰，神明错乱，主要见于心火炽盛或痰火扰心；二是精血亏损，神明失养，主要为年迈之人，肾精亏损，不能生髓养脑，心脑失健，神明失用。临床多见于癫狂、痴呆、脏躁等病证。

2. 善怒

善怒是指无故性情急躁、易于发怒、不能自制的症状，见于《素问·藏气法时论》等篇，又称"喜怒""易怒"。怒为肝志，病多在肝，亦与心有关。《素问·调经论》云"肝藏血……血有余则怒""血并于上，气并于下，心烦惋善怒"。怒为实证，但怒气伤肝及心，心肝血虚则变为虚证而善恐。

3. 善忧思

善忧思是指未遇忧愁之事，而经常反复思虑绵绵、忧郁不解、闷闷不乐的症状。思为脾志，忧思伤脾，并且伤心。《素问·痹论》云："淫气忧思，痹聚在心。"《杂病源流犀烛》云："思者，脾与心病。"多由于过度的劳心或精神刺激，心怀不舒，或疑难欲解，终日思虑，致气滞不畅。《灵枢·本神》谓："愁忧者，气闭塞而不行。"《普济方》认为"多思气结"。其辨证要点是善忧思，兼见气机不利之胸脘满闷、脾失健运之不欲饮食，甚则无饥饿感及因过度思虑而失眠等。善忧思在临床上以精神因素致病居多，常见于郁证、百合病等病证，药物治疗的同时须配合精神疗法。

4. 善悲

善悲是指未遇悲哀之事，经常悲伤欲哭，不能自制的症状。《灵枢·五邪》称为"喜悲"，《金匮要略》称"喜悲伤欲哭"。悲为肺志，但与心肝亦有关系。《素问·宣明五气》曰："精气并于心则喜，并于肺则悲。"《灵枢·本神》曰"心气虚则悲""肝悲哀动中则伤魂"。善悲以虚证居多，气血不足，脏阴内亏，致肺不藏魄、心不藏神、肝不藏魂，易表现情绪低落而善悲，多见于妇人。

5. 善恐

善恐是指未遇恐惧之事而产生恐惧之感，神志不安，如人将捕之的症状。见于《素问·四时刺逆从论》等篇。恐为肾志，但与心肝亦有关系。《灵枢·经脉》云："肾足少阴之脉……气不足则善恐。"《灵枢·本神》云："神伤则恐惧自失。"《诸病源候论》云："肝虚则恐。"总之，恐以虚证居多，乃精血不足之证，与善怒相反。《素问·调经论》谓："血有余则怒，不足则恐。"心主神，为人之大主，气血亏虚则神失所养，而致善恐。临床常见于中风后遗症等病证。

6. 善惊

善惊是指遇事容易受惊吓，经常无故自觉惊慌，心中惕惕然不安的症状。见于《素问·至真要大论》等篇，又称为"喜惊"。《素问·举痛论》曰："惊则心无所倚，神无所归，虑无所定，故气乱矣。"本症与心胆气虚有关，若因事所触，心胆受损，致使胆气虚衰、心神不宁则坐卧不安、心慌怕事。辨证要点为善惊兼见气短、自汗乏力、面色㿠白、脉弱等心气不足及平素胆小怕事、遇事优柔寡断等胆虚证候。临床上多见于心悸、怔忡等病证。

（二）问主症

1. 心悸

心悸是指患者不因受惊吓等外因，而在主观上对心脏搏动感到不适的病证。患者自觉心慌、悸动不安，多伴有心前区不适感，临床表现为心搏增强、心率加快或减慢、心律失常等。多由气虚、血虚、停饮、气滞血瘀等所致。《金匮要略·惊悸吐衄下血胸满瘀血病脉证治》谓："寸口脉动而弱，动则为惊，弱则为悸。"惊自外入，因惊而气乱则心跳并脉动不宁；悸自内生，因虚而血不养心则心悸并脉弱无力。《素问·至真要大论》称"心澹澹大动"，《灵枢·本神》曰"心怵惕"，宋·严用和在《济生方》中不仅对惊悸有论述，还提出了"怔忡"之病名，曰："怔忡者，此心血不足也。"其诊断要点为心悸，有阵发与持续发作之别，发作时患者自觉心中跳动、慌乱不安、难以自主，常兼见气短乏力、神疲懒言等症。心悸者常有脉象异常，可见促、结、代、数、疾、迟、涩、细及三五不调等异常脉象。心悸之重者，望诊或触诊虚里跳动，其动应衣。心悸常见于西医学所述的多种疾病导致的心律失常，如心动过速、心动过缓、房性早搏或室性早搏、心房颤动或扑动、房室传导阻滞、束支传导阻滞、病态窦房结综合征、预激综合征等。

2. 心痛

"心痛"之证，最早见于马王堆汉墓帛书《足臂十一脉灸经》。《黄帝内经》中多篇论及"心痛"，并有"卒心痛""厥心痛""真心痛"等病名。《金匮要略·胸痹心痛短气病脉证治》专门论及"心痛"证治。在古医籍中"心痛"为脘部和心前区疼痛的统称：①指心绞痛：如《灵枢·厥病》的真心痛、《辨证录》的去来心痛、《医学心悟》的注心痛都包括现代所称的心绞痛。②指胃脘痛：《丹溪心法》："心痛，即胃脘痛。"其主要特征是阵发性或转为持续性的胸闷、胸痛、肩背痛，或两臂内侧痛，痛有压榨感。其病位主要在心，但与脾、肾也有关系，是"本虚标实"之证。多因心气不足、邪闭心脉所致，甚者心阳衰微、心脉不通。临床上与西医学的冠心病心绞痛、心肌梗死相类似，可互相参考。

3. 心水

心水，《金匮要略》首发其端，提出"五水"之说，指出因五脏病变引起的水肿，分别表现为心水、肝水、脾水、肺水、肾水等证候。其中，"心水者，其身重而少气，不得卧，烦而躁，其人阴肿。"明确论述了心水的特征为身体沉重，少气息短，不得平卧，烦躁心悸，下肢先肿。但在此之前，《黄帝内经》对心水部分症候已有描述，如《素问·气交变大论》说："岁水太过，寒气流行，邪害心火。民病身热烦心躁悸，阴厥上下中寒，谵妄心痛，寒气早至，上应辰星。甚则腹大胫肿。"又说："水病，下为胕肿大腹，上为喘呼不得卧者，标本俱病，故肺为喘乎。"由此可见，《黄帝内经》的论述，除描述了心水的一般症状外，还提出了两个值得深究的问题：①"寒气流行，邪害心火"可引起心水。②由心可影响肺，标本俱病，出现呼吸困难。诸心病，如心痹、胸痹、真心痛、眩晕等，多因心气损伤，气虚血凝，或气滞血瘀，脉道不通，无以运行，血不养心。心脉与肺通，心病及肺，肺脉瘀阻，肺气损伤，司呼吸、主治节、通调水道等功能失调；心脉与肾连，心病及肾，肾主水，水液平衡失调；心郁则肝郁，心病累肝，肝藏血，疏泄障碍。即如《素问·大奇论》所谓"肝满肾满肺满皆实，即为肿"，引起水肿、喘咳、胀满（肝大）、黄疸，即能引起心水。心水类似于西医学所述的右心衰竭；引起右心衰竭的原因以肺源性心脏病最为常见；也可见于某些先天性心脏病。

4. 失眠

失眠又名不得卧、不得眠、不能眠、不寐等，指由阳不入阴，神不归舍，或邪气干扰，神藏不宁所致，是以经常不易入眠，或睡眠浅短易醒，甚至整夜不能入眠为主要表现的神志失藏类病证。《灵枢·口问》阐述了阴阳睡眠机制，"卫气昼日行于阳，夜半则行于阴，阴者主夜，夜者卧……阳气尽，阴气盛，则目瞑；阴气尽而阳气盛，则寤矣。"可见各种因素造成卫阳运行失常，阴阳不能交泰，即可导致失眠。《灵枢·大惑论》云："卫气不得入于阴，常留于阳，留于阳则阳气满，阳气满则阳跷盛，不得入于阴则阴气虚，故目不瞑矣。"失眠可由阴血亏虚，中气不足，心脾两虚，或多痰、停饮等多种因素造成心神不安。其诊断要点：轻者入睡困难，或眠而不酣，或时寐时醒；重者彻夜难眠，常伴有心烦或心悸、多梦易惊醒、健忘、神疲等症状。失眠与西医学所述的神经衰弱、睡眠失调综合征、神经官能症等相类似。

5. 多寐

多寐，《灵枢·大惑论》称之为"多卧""多睡"，《金匮要略·五脏风寒积聚病脉证并治》称为"合目欲眠"，后世医家还称为"多眠""欲睡""嗜眠""嗜卧"等，就是一般所说的"嗜睡症"。其特点是不分昼夜，时时欲睡，唤之能醒，醒后复睡。《灵枢·寒热病》说："阳气盛则瞋目，阴气盛则瞑目。"说明多寐的病理主要由于阴盛阳虚所致，因阳主动，阴主静，阴盛故多寐。其诊断要点为精神不振，时时欲睡，呼之即醒。多寐常见于老年人，如西医学所述的脑动脉硬化、老年痴呆等病患者。此外，肥胖之人睡眠亦多。

6. 昏迷

昏迷是突然出现的不省人事、神志不清的急症。中医学认为，昏迷是由元气、元阴耗竭，清窍失养，或因邪热内陷心包，痰浊蒙蔽，阳明腑实，痰热交阻，闭塞清窍所导致。《黄帝内经》中虽无昏迷的记载，但有"不知人""尸厥""煎厥""薄厥"等与昏迷相关的记载。汉·张仲景《伤寒论》对昏迷的症状与治疗有进一步的认识。晋·葛洪《肘后备急方》有"尸厥""卒客"之称。金·成无己《伤寒明理论·郁冒》云："郁有郁结而气不舒也，冒为昏冒而神不清也，世谓之昏迷者是也。"古代文献对昏迷的命名较多，如"神昏""昏厥""昏蒙""昏愦"等。而现代医家多宗"昏迷"之说，且渐趋统一。昏迷的诊断要点为以神志不清、不省人事为特征。以实证多见，多因外感时疫之毒，热毒内攻或内伤脏腑而致头脑受邪，清窍闭塞，神明失用，发为昏迷。症状可突然出现或在疾病过程中逐渐出现。其轻者神志恍惚、谵妄、烦躁不安、表情淡漠与嗜睡；重者昏不知人、呼之不应。病人常有外感热病与内伤杂病史，如中暑、中风、消渴等。西医学认为，昏迷与各种脑病脑炎、肝病、糖尿病酸中毒、尿毒症，以及药物、化学品中毒、电击伤等有关。

7. 健忘

健忘是指记忆力减退、遇事易忘的一种病证，这里指的健忘是指后天所得，而非先天的智力发育不全。对于本症的记载，最早见于《黄帝内经》，《灵枢·大惑论》云："黄帝曰：人之善忘者，何气使然？岐伯曰：上气不足，下气有余，肠胃实而心肺虚，虚则营卫留于下，久之不以时上，故善忘也。"嗣后，历代医家多有论述，如唐·孙思邈《千金要方》中称"好忘"，宋·严用和《济生方》中又称"喜忘"。《黄帝内经》指出，健忘是由于心气虚和肾亏所引起。后世加以补充，认为其与心、脾、肾有关。汪昂说："人之精与志，皆藏于肾，肾精不足则志气衰，不能上通于心，故迷惑善忘也。"盖心者，君主之官，神明出焉，故曰愁忧思虑则伤心，心伤则喜忘。心藏神志，脾志为思，若思虑过度，或劳心伤神，致心脾两亏，神不守舍，而见健忘。其诊断要点是记忆力减退，遇事好忘。以虚证多见，多因心脾虚损、心肾不交、年迈神衰、痰瘀闭阻所致。健忘很少孤立出现，常兼见心悸、少寐等心脾肾虚证候。其多见于西医学所述的神经衰弱、脑动脉硬化等疾病中。

8. 烦躁

烦躁是指情绪不宁、急躁易怒、手足动作或行为举止躁动不宁。其证名始见于《黄帝内经》，《素问·至真要大论》有"躁烦"之称。《伤寒论》《金匮要略》及后世医籍如《千金要方》《东垣十书》《河间六书》《证治准绳》等均有记述。烦躁可见于内伤、外感诸病，常由火热引起，以实证居多。在精神疾病和很多躯体疾病的发病过程中均可出现烦躁，类似于西医学所述的广泛性焦虑症。

四、切诊

切诊包括脉诊和按诊，是医者运用手和指端的感觉，对病人体表某些部位进行触摸按压的检查方法。检查内容包括脉象的变化、胸腹的痞块、皮肤的肿胀、手足的温凉、疼痛的部位等，把所得信息与其他三诊互相参照，从而做出诊断。切脉是临床上不可缺少的诊断方法。

心主血脉，心病在脉象的典型表现为脉来不整。如《素问·三部九候论》云"参伍不调者病""其脉乍疏乍数乍迟乍疾者，日乘四季死"，这是依据脉象来判断疾病的预后；《素问·平人气象论》曰"人一呼脉一动，一吸脉一动，曰少气……人一呼脉四动以上曰死"，这是论述迟、数之脉来判断疾病的预后；《灵枢·根结》云"持其脉口，数其至也。五十动而不一代者，五脏皆受气；四十动一代者，一脏无气；三十动一代者，二脏无气；二十动一代者，三脏无气；十动一代者，四脏无气；不满十动一代者，五脏无气。予之短期，要在终始"，这是论述代脉来判断疾病的预后。在张仲景《伤寒杂病论》中论及不少脉来不整的脉象，如《伤寒论》曰："伤寒，脉结代，心动悸，炙甘草汤主之。"此乃论述结、代脉的治法。《金匮要略·胸痹心痛短气病脉证治》云："胸痹之病，喘息咳唾，胸背痛，短气，寸口脉沉而迟，关上小紧数，瓜蒌薤白白酒汤主之。"后世医家亦对脉象从理论到临床进行了深入探讨，并有不少脉学专著问世，形成了中医诊治疾病的一大诊法及特色。

心病的主要脉象变化有迟、缓、数、疾、结、代、促、涩、参伍不调等。

1. 迟脉、缓脉

迟脉、缓脉都是指心率较缓之脉。缓脉每息四至，迟脉每息三至。迟缓之脉可因心脏疾病而导致，如西医学所述的窦性心动过缓、心肌梗死、冠心病、心肌病、心肌炎、完全性或不完全性传导阻滞、病态窦房结综合征、室性心律及心肌占位等。

2. 数脉、疾脉

数脉、疾脉都是指心率较快之脉。数脉每息六至，疾脉每息七八至。可见于西医学所述的心脏窦房结病变或心肌病。

3. 结脉、促脉

结脉是指脉搏较缓，时有一止，止无定数；促脉是指脉搏较快，时有一止，止无定数。结脉与促脉常见于西医学所述室性早搏或房性早搏。

4. 代脉

代脉是指脉搏时而歇止，止有定数。即西医学中心脏早搏有规律者，如室性早搏二联律、三联律等。

5. 涩脉、参伍不调脉

涩脉、参伍不调脉亦为脉律失常而呈现复杂的脉象。常见于西医学的心房颤动与扑动、房室传导阻滞、窦房结传导阻滞、预激综合征等。

6. 其他脉

中医脉学中还有对"怪脉""死脉"等特殊、罕见脉象的描述，有的亦表现为心律失常，不一一列举。

第六章 中医心病辨证

《黄帝内经》中记载有"真心痛""心痛"等病证，张仲景有关"胸痹心痛"的论述与西医学所述冠心病很类似。据此，历代医家对心病的治疗及理论探讨多以经典为滥觞，以阳虚、寒凝痰阻等方面立论。近年对心病的中西医结合研究较一致地认为，心病为本虚标实证，虚在阴阳气血不足，实在寒凝、痰阻、气滞、血瘀，实邪外因通过本虚起作用。中医论述心病证候除了心脏本身患病所表现的证候外，还包括了心与其他脏腑同病及小肠、心包病变的证候。中医学者对心病易患因素的不断了解、对心病治疗手段的不断发展，结合临床观察和实践，积累了对心病不同情况审因论治的经验，并提出了区别不同情况辨证论治的观点。

一、实证

实证多由痰阻、火扰、寒凝、瘀血、气郁等原因，导致心火亢盛、心脉痹阻、痰蒙心神及痰火扰心等证。

（一）痰火扰心

痰火扰心是痰火互结、上扰心神所出现的以心神不安为主症的证候，以热、痰、神志异常为主要临床表现。患者临床多见颜面红赤、口苦咽干、大便秘结、心烦烦乱，甚或神志失常，舌红苔黄腻、脉弦滑而数。痰火扰心证常见于癫狂、不寐、中风、心悸等疾病。

1. 病因

（1）七情郁结

五志过极，郁而化火，痰火互结，上扰心窍，致神明失司。

（2）暴怒伤肝

恼怒急暴，气机逆乱，心火亢盛，夹痰蒙扰心神。

（3）外感热病

邪热深入，亢盛燔灼，炼液为痰，痰热内扰，神明失用。

2. 证候辨析

（1）癫狂

癫狂病中出现本证，发病较急，可突发狂乱、骂詈不休、毁物伤人、大便干结、舌红苔黄腻、脉弦滑而数。多由七情内郁，痰火上扰，蒙蔽心窍，神志逆乱所致。治宜泻火逐痰、镇心安神，方用泻心汤加味，送服礞石滚痰丸。

（2）不寐

不寐病中出现本证，可见失眠头晕、痰多胸闷、心烦口苦、舌红苔黄腻、脉滑数。多由痰蕴化热，上扰心神所致。治宜化痰清热、养心安神，方用清火涤痰汤加减。

（3）中风

中风中见本证，除出现半身不遂及言语謇涩等症外，还可见神志昏愦或烦躁不安、口干便结、苔黄而腻、脉弦数。治宜清火降逆、平肝息风，方用清肝汤化裁。

（4）心悸

心悸病中出现本证，表现为心悸不安、胸中烦闷、痰多不眠、小便黄赤、大便干结、舌红苔黄、脉滑数。多由情志不遂，五志化火，脾失健运，湿聚为痰，痰火互结，致心悸不安。治宜清热豁痰、宁心安神，方用黄连温胆汤加味。

（5）外感病

外感病中出现本证，可见躁狂之象，可伴见高热、抽搐等症。治宜清热化痰、开窍醒神，方用黄连温胆汤合安宫牛黄丸。

（二）心火上炎

心阳偏亢，是由五志过极化火或六淫传里化热等原因所引起的热扰心神、迫血妄行、上炎口舌、热邪下移，以发热、心烦、吐衄、舌赤生疮、尿赤涩灼痛等为主要表现的实热证候。主要临床表现以心、舌、脉等出现实火内炽之象为特征，如心烦失眠、狂躁谵语、口舌生疮、渴喜冷饮、小便赤涩灼痛、尿血衄血、舌红苔黄、脉数等。心火上炎证常见于不寐、尿血、血淋、心悸等疾病中。

1. 病因

（1）邪热入里化火

热为阳邪，心为阳中之太阳。若邪热内犯，同气相求，化火伤心。

（2）七情郁结化火

心为五脏六腑之大主。情志所伤各脏，多从心发。

（3）饮食蕴结化火

饮食不节，过食辛辣肥甘厚味之品，化火上犯，致心阳亢盛。

2. 证候辨析

（1）尿血、血淋

尿血、血淋病中出现本证，多兼口舌生疮、心中烦热、舌红苔黄、脉数。多因心火移热于下焦，灼伤脉络，血液外溢所致。治宜清心凉血、养血止血，心清则小便利，心平则血不妄行，方用小蓟饮子。

（2）不寐

不寐病中出现本证，多表现为入睡困难、烦躁不安、口舌生疮、舌红脉数。主因水火失济，心火独亢所致。治宜滋阴降火，方用黄连阿胶汤加减。

（3）心悸

心悸病中出现本证，兼有烦躁不宁、坐卧不安、溲赤、舌红脉数。主由心火扰动而为。治宜清心降火、宁心安神，方用朱砂安神丸化裁。

（三）心血瘀阻

心血瘀阻证，是由瘀血、痰浊、阴寒、气滞等因素阻痹心脉，以心悸怔忡、胸闷、心痛时作时止为特点的证候。主要临床表现：心胸憋闷疼痛，痛引臂背，时作时止，心悸怔忡，舌质紫暗，或有瘀点，或见苔厚腻，脉细涩或结代。心血瘀阻证常见于胸痹、心悸等疾病中。

1. 病因

（1）寒邪犯心

心气不足或心阳虚损，复因寒邪内侵，凝滞胸中，胸阳不展，心脉痹阻。

（2）七情内伤

由于忧思恼怒，致心肝气滞，气滞则血瘀，或痰湿停聚，心血瘀阻。

（3）饮食失节

恣食膏粱厚味，日久损伤脾胃，运化失司，聚湿生痰，上犯心胸，使清阳不展，心脉痹阻。

（4）阳气不足

劳倦内伤或久病损耗，致心气不足，心阳不振，鼓动无力，血行阻滞。

2. 证候辨析

心血瘀阻证的病理机制为瘀血痹阻心脉，其常见成因为痰阻、寒凝、气滞和气虚。本证以胸痛和心悸为特征，单有"痛"而无"悸"，不能说明瘀在心脏；单有"悸"而无"痛"，不能说明心脉有瘀。由于诱因的不同，临床又有瘀阻心脉证、痰阻心脉证、寒凝心脉证、气滞心脉证等分型，临床辨证要分清瘀、痰、寒、气之不同，方可无误。痰阻血瘀证以心胸憋闷为主，形体肥胖、身重困倦、苔腻脉滑；寒凝血瘀证，心痛多暴作、得温则缓，伴形寒肢冷、舌淡苔白、脉沉迟或沉紧；气虚血瘀证，虽有心胸憋闷疼痛，但心悸怔忡较重，且伴全身气虚之象；气滞血瘀证，与情志变化有关，喜太息、舌淡红、脉弦。

（1）心悸

心悸病中出现本证，多表现为心悸频作，胸闷而痛，面色青紫，舌有瘀点，脉沉弦或结代。多由气机失调，血行不畅所致。治宜活血化瘀，方用血府逐瘀汤。

（2）胸痹

胸痹病中出现本证，常见心胸闷痛、心悸、苔薄或腻、脉弦细，是因阳虚寒盛或痰浊阻滞而致。治宜通阳宣痹、散寒化浊，方用瓜蒌薤白半夏汤或乌头赤石脂丸加入活血之品。

（四）痰迷心窍

本证为以痰浊阻遏心神引起意识障碍为特征的证候。临床主要表现：神情痴呆，意识模糊，甚则昏不知人，或神情抑郁、表情淡漠、喃喃独语、举止失常，或突然昏仆、不省人事、口吐涎沫、喉有痰声，并见面色晦暗、胸闷、呕恶、舌苔白腻、脉滑等症。痰蒙心窍证常见于癫狂、癫痫、精神分裂症、脑血管意外等疾病。

1. 病因

（1）气滞痰结

长期忧思郁怒，导致肝失疏泄，气机不畅，气滞水停，湿聚痰结，上阻心窍。

（2）脾失健运

思虑过度，脾虚气弱，升降失常，清浊不分，浊阴蕴结成痰，心窍为之所迷，神失所主。

2. 证候辨析

（1）神昏

神昏中出现本证，临床特点为病情较缓，患者静而不烦、不躁狂。症见意识模糊，伴有喉间痰鸣等，是因痰浊蒙蔽心窍，神明无主所致。治宜涤痰开窍，方用涤痰汤加减，送服苏合香丸。

（2）癫狂

癫狂病见本证，表现为神志痴呆、表情淡漠、举止失常。多由所愿不遂，气郁生痰，心窍蒙蔽所致。治宜疏肝解郁、化痰开窍，方用逍遥散合涤痰丸加减，病重者可配用十香返生丹。

（3）癫痫

癫痫病见本证，表现为突然仆倒，不省人事，伴有喉中痰鸣、口吐痰涎、延时苏醒一如常人。治宜除痰开窍、顺气定痫，方用二陈汤送服五生丸。

（五）水气凌心

本证同肺、脾、肾三脏气化失调有关，从而导致水饮内停，阻遏心阳，出现以心悸、气短、水肿为主要特征的证候。症见：心悸怔忡，胸闷气短，晕眩恶心，小便不利，水肿，舌苔白腻，脉沉弦或细滑。水气凌心证常见于心悸、眩晕、咳喘、水肿等疾病中。

1. 病因

（1）外感寒湿

寒湿内侵，困阻脾阳，脾失健运，内湿停聚，内外合邪，饮犯心阳，发为本证。

（2）饮食不节

脾胃素虚，后又恣食生冷，水湿停聚，聚于心下而为患。

（3）阳气虚弱

劳倦过度，肺脾虚损，或房劳伤肾，肾阳失温煦，致水液代谢障碍，水泛心下。

2. 证候辨析

根据病因，该证分为两型：一为心阳不振兼肺脾气虚型，症见除心悸外，患者另以短气和咳吐白痰为显，食少纳呆、苔白、脉沉滑；二为心阳不振兼肾虚水泛型，以小便不利及下肢浮肿为著，症见心悸眩晕、小便不利、下肢浮肿、舌淡苔白滑、脉沉滑。

（1）心悸

心悸病中出现本证，表现为心悸气短、胸闷痞满、形寒肢冷、苔白腻、脉沉滑或结代。多由阳虚水停，上凌于心，阻滞气机所致。治宜温阳行水、益气安神，方用桂枝甘草龙骨牡蛎汤加减。

（2）眩晕

眩晕病中出现本证，表现为头目眩晕、恶心呕吐、心悸脘满、苔腻脉滑。多由中焦运化失司，水饮上逆，清阳不升所致。治宜温中化饮，方用苓桂术甘汤加味。

（3）咳喘

咳喘病中出现本证，症见咳喘气短、痰多而稀、心悸、小便不利，或有水肿，是阳虚水泛，凌心及肺为患。治宜温阳利水，方用真武汤合苓桂术甘汤化裁。

（4）水肿

水肿病中出现本证，除心悸怔忡外，可见颜面下肢或全身水肿、小便不利。治宜温通心阳、化气行水，方用真武汤加味。

二、虚证

脏虚是心病发生的重要病理基础。阴损及（气）阳是心病主要的病理转归途径。治疗上不仅要以虚实而论（正虚为本、邪实为标）、以气血阴阳而论（阴血虚为本、气阳虚为标），而且要明白，有明显阴虚证候时宜当补卫，即使在阴虚不显或以邪实为主时，邪实亦是在本虚的基础上发生的，所以在采用益气温阳或祛邪通痹之法时，亦当顾护本来不足之阴。

（一）心气虚

心气耗损，鼓动无力，心神不安，出现以心脏及全身机能活动衰弱为特征的虚弱证候。临床表现既有全身气虚之象，又有心悸怔忡等表现，如心悸、怔忡、气短胸闷、动辄尤甚、神倦乏力，常自汗出，面色㿠白，舌淡苔白，脉虚无力。心气虚证常见于心悸、怔忡不寐、心痛、癫狂等疾病中。

1. 病因

（1）思虑劳倦

思发于脾而成于心。思虑太过，脾失健运，气血生化乏源，心气无以为继，或劳倦过度，内损正气，伤及于心，导致心气不足。

（2）感受外邪

外感之邪，伤及心气。

（3）禀赋不足

元气本虚，鼓动心气无力。

（4）年老久病

年事已高，脏气自衰，或久病气血虚弱等，均可伤及心气。

2. 证候辨析

（1）惊悸

以惊悸而言，常自觉心中空虚、惶惶不安、神疲乏力、气短胸闷、自汗、脉无力兼或结代。治宜补益心气，方用五味子汤加减。

（2）不寐

不寐因心气虚所致者，则昼日神疲困倦、入夜难以成眠、多梦易惊。治宜益气养心、安神定志，方用安神定志丸。

（3）心痛

心气虚导致心痛者，则心胸阵阵隐痛、胸闷气短、动则喘息、心悸乏力、易自汗出。治宜补养心气、振奋心阳，方用保元汤合甘麦大枣汤加减。

（4）癫病

癫病见本证，则病程较长、起病多缓、神思恍惚、心悸易惊、善悲欲哭、言语无序。治宜养心安神，方用养心汤加减。

（二）心血虚

心血虚证是心血亏虚，心失所养，神不内守，出现以心悸、失眠为主证的证候。主要临床表现为心悸怔忡、失眠多梦、健忘、易惊、眩晕、面色无华、唇色淡白、舌淡、脉细无力。心血虚证常见于心悸、不寐、健忘、眩晕等疾病中。

1. 病因

（1）情志所伤

劳心过度，暗耗心血，或思虑太过，脾气郁滞，失于健运，气血生化乏源，致心失所养。

（2）久病耗损

久病或热病后期，阴血亏耗，心血不足。

（3）失血过多

妇女崩漏不止、产后失血等，均可致全身血虚，心血无以为继。

2. 证候辨析

（1）心悸

心悸见心血虚者，表现为怔忡不安、面色无华、少寐多梦、唇淡甲白。多因营血亏损，心血失养，血脉不充而致。治宜补血养心，方用归脾汤加减。

（2）不寐

不寐见心血虚者，则入睡困难、睡中多梦、易惊易醒、健忘神疲、心慌乏力、面色无华。多由血虚神不内敛所成。治宜养血安神，方用茯神散加减。

（3）健忘

健忘因心血虚所致者，则遇事善忘、精神倦怠、少寐心慌、脉细弱无力。多由思虑过度，心血耗伤，心神失养所致。治宜养心补血，方用归脾汤合孔圣枕中丹化裁。

（4）眩晕

眩晕因心血虚所致者，则目眩头晕、心悸、神疲、少寐、劳心太过则加重。系由心血不足，不能上荣于头所致。治宜补益气血、健脾运脾，方选八珍汤、十全大补汤加减。

（三）心阴虚

心阴虚证是指心血不足，阴液耗损，阴不制阳，虚热内扰，以心烦、心悸、失眠及阴虚症状为主要表现的虚热证候。主要临床表现为心悸怔忡、心烦失眠、健忘多梦、两颧潮红、五心烦热、潮热盗汗、口燥咽干、舌红少津、脉细数。心血虚与心阴虚虽均可见心悸、失眠、多梦等症，但血虚以"色白"为特征而无热象，阴虚以"色赤"为特征而有明显热象。

1. 病因

（1）情志内伤

情志不遂，暗耗心阴，心火炽盛，扰动神明，或恼怒伤肝，气郁化火，灼伤心阴。

（2）热病久病耗损

热病后期，或久病不愈，导致全身阴精不足，心阴亏乏。

2. 证候辨析

（1）心悸

在心悸病中，则见心中悸动不安、烦躁难忍、口干咽燥、失眠多梦、低热盗汗。多由劳倦内伤，阴血暗耗，心无所主而致。治宜滋养阴血、宁心安神，方用天王补心丹或朱砂安神丸。

（2）不寐

心阴虚证在不寐病中，见虚烦难以入睡、五心烦热、多梦、健忘、潮热等，是因劳神过度、心阴耗伤、阴不敛阳而致。治宜滋阴降火、清心安神，方用黄连阿胶汤加减。

（3）癫狂

心阴虚有时还出现在癫狂病中，表现为狂病日久精神疲惫，时而躁狂、情绪焦虑、烦躁不眠、形瘦面红、五心烦热。此因虚火旺盛，扰乱神明所致。治宜滋阴清心、安神定志，方用二阴煎送服定志丸。

（四）心阳虚

心中阳气不足，心主血脉功能减退，温煦鼓动失司，虚寒内生，出现以心脉瘀滞、全身阳虚症状为主要表现的虚寒证候。主要临床表现为心悸气短、心胸憋闷或心胸作痛、畏寒肢冷、神疲乏力、自汗、面色苍白或晦暗、舌淡胖或淡紫、脉微细或结代或迟弱。心阳虚证常见于心悸、心痛等病中。

1. 病因

（1）久病体虚

疾病日久，真阳受损，心阳亏虚。

（2）高龄

脏气自衰，相火无能，君火失温，鼓动无力，清阳不展。

（3）心气不足

心气虚进一步发展，可导致心阳虚衰，温运无权，诸症皆生。

2. 证候辨析

（1）心悸

心悸因心阳虚而致者，则心中空虚而悸动不安，胸闷气短，畏寒肢冷，是因气损及阳、神舍不宁所致。治宜补益阳气、温通心阳，方用保元汤加减。

（2）心痛

心痛因心阳虚而致者，则胸闷而痛，遇冷加剧，动则更甚、神倦乏力、四肢欠温。多由阳气不振，胸廓痹塞，心脉瘀阻而成。治宜温补阳气、振奋心阳，方用人参汤加减。

（五）心阳暴脱

心阳暴脱由心阳虚进一步发展而成，是指心之阳气骤然脱失，宗气大泄，表现以冷汗淋漓、四肢厥逆、神志不清为主症的证候。主要临床表现为突然大汗淋漓、四肢厥冷神志模糊甚至昏迷、呼吸微弱、面色晦滞、口唇青紫、舌淡或紫暗、脉微欲绝。心阳暴脱证常见于心痛、中风、厥脱、昏迷等疾病中。

1. 病因

心阳暴脱多由心阳虚进一步发展而成，久病体虚或年高脏气自衰为其共同的发病成因。此外，若大失血或大汗之后，心液失守，心阳亦随之衰亡，或突感寒邪、暴伤心阳，或劳累过度、阳气内耗、心阳外越，皆可导致本证的发生。

2. 证候辨析

心阳暴脱证是心阳虚极，病重而势急。

（1）心痛

在心痛病中，见心阳暴脱，则表现为胸痛彻背、憋闷难忍、心悸气短、大汗淋漓、四肢厥冷、甚则神志不清。多由心阳不振加之寒邪入侵，或情志过极、劳累过度所致。治宜回阳救逆、益气固脱，方用参附龙牡汤加减。

（2）厥脱

心阳暴脱见于厥脱，则不省人事、四肢冷凉、面色苍白、大汗不止、脉微欲绝。多由素体阳虚、疲劳过度，或突发惊恐、大汗大泻等，使阳气陡伤。治宜补气回阳，方用六味回阳饮化裁。

（3）中风

中风见心阳暴脱，多为重症，症见突然昏倒、不省人事、半身不遂、口眼㖞斜、目合口开、鼻鼾息微、手撒肢冷、二便自遗。多为年高气衰或强力举重所致。治宜益气回阳，急用参附汤。

（六）心气血两虚

心气血两虚证，是指心之气虚血亏并存所导致的证候。临床表现以心气虚和心血不足共见为特点，如心悸怔忡、胸闷气短、神疲乏力、失眠、自汗、面色苍白无华、口唇淡白不荣、舌质淡、脉细弱无力。心气血两虚证常见于心悸、不寐、眩晕等疾病中。

1. 病因

气能生血，血能养气，气血具有相互资生的特点。若心气虚不能生血，或心血虚无以化气，均可发展为心之气血两虚证，如劳心过度、久病体虚、失血过多、中气不足、化源无权等皆可导致心气血两虚。

2. 证候辨析

（1）心悸

心悸因心之气血两虚而致者，则心中悸动不安、自觉空虚，兼有神疲体倦、自汗乏力、面色淡白无华、脉细弱无力或结代。多由气血衰少，心失所养而致。治宜补气养血、养心宁神，方用归脾汤或炙甘草汤加减。

（2）不寐

不寐因心之气血虚而致者，则患者不易入眠，或睡中易醒，兼心悸健忘、神疲乏力、舌淡脉弱。多由思虑太过，劳倦内伤，气血亏损，神不内敛所致。治宜益气养血安神，方用茯神散加味。

（3）眩晕

若眩晕因心气血两虚而致者，则头晕眼花、劳心后加重，兼气短懒言、面色少华、心悸失眠。多由劳心过度，气血耗伤，不能上奉所致。

（七）心气阴两虚

心气阴两虚证是心气不足与心阴亏损二者共存所反映出的证候。主要临床表现：心悸怔忡，气短乏力，失眠多梦，虚烦不宁，手足心热，口干，舌边尖红，苔少，脉细数无力。心气阴两虚证常见于心悸、不寐、胸痛等疾病中。

1. 病因

病久不愈，外邪乘虚直犯心脉，或素体虚弱，复加劳累过度，思虑忧患，均可重创心之气阴。汗为心之液，若身体本虚，又误汗过多，则心阴被劫，心气耗散，致发本证。

2. 证候辨析

心气阴两虚证，以心气虚和心阴虚见症共存为诊断依据。但临床所见，气虚或阴虚多有偏重，不可等量齐观。由于病种不同，表现又不尽一致。

（1）心悸

以心悸为主，则心中动悸不宁、气短胸闷、手足心热、夜间多梦、舌边尖红、苔少、脉细数无力或结代。多由体虚邪侵，直犯心脉，耗伤气阴而致。治宜养阴益气、宁心安神，方用天王补心丹加减。

（2）失眠

以失眠为主，则为入睡困难、多梦易醒、心慌神疲、气短乏力、舌红少苔、脉细数。常由思虑过度，劳伤心神，耗损气阴所成。治宜心脾同调、益气阴、安神志，方用归脾汤加天冬、麦冬之类。

（3）心痛

以心痛为主，则为胸闷隐痛，间时而作，伴有心悸神疲、气短乏力、口干咽燥，脉多结代。系因劳倦内伤，劳神太过，以致心气不足，营阴被伤。治宜滋阴益气、养心宁神，方用生脉散或天王补心丹化裁。

三、兼证

（一）心肝血虚

心肝血虚是指营血亏少、心肝失养为特点的证候。主要临床表现：心悸，怔忡，失眠，健忘，多梦易惊，头晕眼花，手足震颤，肢麻拘挛，爪甲失荣，面色无华，月经量少而色淡，甚则闭经，舌淡苔薄，脉细弱或弦细。心肝血虚证常见于心悸、失眠、眩晕、痉病、月经失调等疾病中。

1. 病因

（1）劳神太过

思虑无穷，以致阴血暗耗，肝无所藏，心血不充。

（2）劳倦内伤

劳倦过度，久病损伤，或内伤脾胃，化源不足，均可致营血不足，心肝失养。

（3）出血过多

长期慢性出血或大出血，新血一时未及补充，心肝之血无继而随之亏虚。

2. 证候辨析

心肝血虚证，以心肝虚损的常见症状和血虚之象为主要诊断依据。心主血而肝藏血，心血不足则子盗母气，肝血不足可母病及子，最终发展为心肝血虚。本证因病种不同表现各异。

（1）心悸

以心悸为主，则为心中悸动不安、惊惕不宁，兼见头目眩晕、少寐多梦、面色无华、脉弦细或结代。多由心血亏损、肝血不充、神不自安而致。治宜补肝养心、镇惊安神，方用平补镇心丹加减。

（2）不寐

以不寐为主，则为虚烦不眠、夜梦易惊，兼有心悸、健忘、爪甲不荣，是因营血不足、虚火内扰、神魂不藏所致。治宜补血养肝、宁心安神，以酸枣仁汤化裁。

（3）眩晕

以眩晕为主，则头晕目眩、间时而作、劳累加重，兼失眠多梦，或肢体麻木。乃因阴血不足，心肝失养，上荣失司所成。治宜补血益气、资其化源，方用人参养荣汤加减。

（4）发痉

以发痉为主，则手足拘挛或搐搦、多微微而动、肢体麻木，兼心悸等，是因营血虚少、筋脉失养所致。治宜养血柔肝止痉，方用补肝汤加息风定痉之品。

（5）月经失调

以月经失调为主，则月经后期而至，量少色淡，少腹空痛，且有眩晕、心悸、面色萎黄等，是因血海不足、冲任失养所致。治宜补益心肝、健脾益气，方用归脾汤合四物汤化裁。

（二）心肺气虚

心肺气虚证是以心肺两脏功能衰弱为特点的证候。主要临床表现为心悸、气短、久咳喘急、动则尤甚、痰液清稀、胸闷憋气、语声低微、自汗易感、面色㿠白、口唇青紫、舌淡苔白、脉沉弱或结代。心肺气虚证常见于咳喘、汗证、厥证等病中。

1. 病因

（1）久病耗伤

慢性疾病持续损耗，宗气不足，或久病咳喘、肺气被伤，可致心气不足。

（2）劳倦过度

七情内伤，劳累过度，日久耗气，元气不足，心肺无继，或七情内伤、忧悲无度、耗散肺气，累及于心。

2. 证候辨析

心肺气虚以心悸、咳喘兼见气虚为表现。

（1）咳喘

以咳喘为主，则为咳喘日久，其声低微，心悸汗出，甚则口唇青紫。是因肺气虚衰，不能助心行血而致。治宜补肺定喘、益气养心，方用补肺汤加减。

（2）汗出异常

以汗出异常为主，则自汗较甚，心悸气短，面色㿠白，易于外感。汗为心之液，肺合皮毛，心肺气虚，皮毛不固，心液外泄。治宜益气固表、补养心肺，方用玉屏风散加党参、黄精、炙甘草等。

（3）厥证

以厥证为主，则见四肢冷凉、汗出不已、气短息微、喘悸不宁，甚或突然昏倒。多为劳累过度，外内皆越，心肺之气外脱所致。治宜益气固脱，方用独参汤加味。

（三）心脾两虚

心脾两虚证是指心脾两脏气血虚弱的病变。主要临床表现为心悸、怔忡、失眠多梦、健忘、食少倦怠、腹胀便溏、头晕眼花、自汗乏力、面色萎黄，或出血，以及月经或量多色淡、淋沥不尽，或量少，或经闭，舌质淡嫩，脉细弱。心脾两虚证常见于心悸、不寐、健忘、眩晕、出血、贫血、紫癜等疾病中。

1. 病因

（1）情志所伤

所愿不遂，思虑过度，致心血暗耗，脾气凝滞，终成心脾两虚。

（2）饮食劳倦

饮食不节或劳倦太过，损伤脾气。脾虚则化源不足，心血不充，两脏皆虚。

2. 证候辨析

（1）心悸

以心悸为主，则心中空虚、悸动不安、有气不接续之感，兼头晕、目眩、面色无华、食少倦怠。是因化源不足，血不养心所致。治宜益气补血、养心健脾，方用归脾汤主之。

（2）失眠

以失眠为主，梦话多易醒，兼神疲乏力、四肢倦怠。总由思虑过度，损伤心脾，神不守舍而成。治宜补益心脾、养血安神，养心汤主之。

（3）健忘

以健忘为主，则遇事多忘、夜寐多梦、面色㿠白、全身乏力。因气血不足，神舍不守所致。治宜养血益气、宁心安神，方用益气安神丸化裁。

（4）眩晕

以眩晕为主，则头晕眼花、心悸神疲、气短乏力、食欲不振、面色无华、劳神则加重。乃劳累太过，伤及心脾，损耗气血，头目失荣而致。治宜益气养血，方用人参养荣汤加减。

（5）出血

以出血为主，多为便血和女子崩漏，其特点为出血量较多、血色较淡、质地较清，兼心悸、气短、面色无华、全身乏力、舌淡、脉细弱。乃脾虚摄血无权，心血失养所致。治宜益气摄血、调补心脾，方用归脾汤加减。

（四）心肾不交

心肾不交证是心阳与肾阴的生理关系失调的病变。因肾水亏虚，不能上济于心，心阳独亢，或心阴暗耗，心阳亢盛，不能下交于肾，进而形成心肾阴阳水火不调的证候。主要临床表现：心悸，失眠，夜梦纷纭，健忘，眩晕，耳鸣，遗精，早泄，腰膝酸软，潮热，盗汗，口干颧红，舌红少苔或无苔，脉细数。心肾不交证常见于不寐、心悸、遗精等神经官能症及慢性虚弱病中。

1. 病因

（1）劳心无度

思虑劳神太过，或所愿不遂、情志化火，致心阴不足、心阳独亢，不能下交于肾，成心肾失于交泰之势。

（2）久病耗伤

疾病日久，穷必及肾；或色欲过度、房事不节，致肾阴亏虚，水不上济，心阳偏亢，扰乱神明。

2. 证候辨析

（1）失眠

以失眠为主，则见心烦不寐、夜梦纷纭、五心烦热，兼见心悸、头晕、遗精等。此由劳心太过，心阴被耗，累及肾阴，虚火内扰所致。治宜滋阴降火，方选黄连阿胶汤加减。

（2）心悸

若以心悸为主，则心悸心烦、头晕、目眩、少寐多梦、颧红耳鸣，兼见五心烦热、腰膝酸软、舌红苔少、脉细数。此为水不济火，心神不安之故。治宜滋阴补肾、清心安神，天王补心丹合六味地黄丸加减。

（3）遗精

以遗精为主，则梦中泄精、头昏目眩、精神不振、体倦乏力、睡眠不安、舌红、脉细数。此因所欲不遂，暗耗心阴，君火偏亢，相火妄动，扰乱精室，精关不固所致。治宜清心滋肾，方用三才封髓丹加黄连、灯心草之类。

（五）心肾阳虚

心肾阳虚是指心肾阳气不足，温煦失司，形成以阴寒内盛、血行不畅、水湿内停为特征的证候。主要临床表现：心悸，怔忡，尿少水肿，畏寒肢冷，精神委靡，喘促气短，胸闷作痛，唇甲青紫，舌质淡白或紫暗，苔白滑，脉沉微而数，或迟涩无力。心肾阳虚证常见于水肿、心悸、胸痹、厥脱等疾病中。

1. 病因

（1）先天禀赋不足

阳气亏虚，肾精素亏，髓海不足，致心肾阳虚。

（2）劳倦过度

房劳或劳力无度，心阳及肾阳受损，上下相干，终成心肾阳虚。

（3）久病损伤

心阳虚衰，病久及肾，肾阳亦亏；或肾阳不足，温煦无权，阴寒上迫心阳，以致心肾阳衰。

2. 证候辨析

肾阳是一身阳气之根本，心阳为血行之动力，心肾之阳俱虚，则导致全身机能低下，并伴有虚寒、血瘀、水停的特点。临床上因病种有别，表现有别。

（1）心悸

以心悸为主，则心悸动不宁、气短息微、肢冷浮肿。常由阳气不足，下焦水寒无制，上犯心胸所致。治宜温阳利水、镇逆定悸，方用苓桂术甘汤加减。

（2）水肿

以水肿为主，则肿势较甚，按之凹陷，兼见形寒肢冷、心悸短气、胸闷等症。是因命火衰微，心阳不足，阳不化水，湿邪内停，形成本证。治宜温补肾阳、利水消肿，方用真武汤加减。

（3）胸痛

以胸痛为主，则心胸闷痛、心悸、腰膝无力、舌质暗或有瘀点、脉涩或结代。是因心肾阳虚，运血无力，血行不畅所致。治宜温补心肾、通阳宣痹，方用人参汤合肾气丸加减。

（4）厥脱

以厥脱为主，则见四肢厥冷，大汗淋漓，汗出清冷，神志不清，脉微欲绝等症。治宜回阳救逆，方用四逆加人参汤化裁。

（六）心胆气虚

心虚胆怯，突受惊恐而引起的以心悸神摇、惊恐不安为特点的证候。主要临床表现：心悸怔忡，善惊易恐，坐卧不安，夜寐多梦，胸闷气短，时自汗出，舌质淡，苔薄白，脉虚数或细弦无力。本证常见于惊悸、不寐等病中。

1. 病因

本证的病因是素体虚弱并情志所伤。心主神志，为精神情志活动之枢；胆性刚直，中正而主决断。心气不虚，胆气亦壮。若心气不足，则神志不安；胆气虚怯，则决断不能，甚则邪伏心胆，变生诸症。

2. 证候辨析

（1）心惊

以心惊为主，则心悸惕惕、善惊易恐、坐卧不安、多梦易醒、食少纳呆、恶闻声响、脉细或弦细。心虚则神摇不定，胆怯则善惊易恐。治宜益气养心、镇惊安神，方用平补镇心丹加减。

（2）不寐

以不寐为主，则虚烦不得眠、入睡则梦多、易于惊醒、胆怯恐惧、遇事易惊，伴心悸气短，舌质淡，脉弦细。此乃心虚胆怯，神不自安所致。治宜益气镇惊、安神定志，方用安神定志丸加炒枣仁等。

（七）心移热小肠

心移热小肠证系由心火内炽、循经下移于小肠，以心火亢盛和小便赤、涩、灼、痛为特征的证候。主要临床表现：小便黄赤，灼热刺痛，频数短涩，甚则尿血，心胸烦热，夜寐不安，口舌生疮，口渴喜冷饮，舌红苔黄，脉数。心移热小肠证常见于淋病、尿血等疾病之中。

1. 病因

（1）情志所伤

忧思劳心或劳累过度，引动心火，心火循经下犯，应于小肠，形成本证。

（2）饮食失节

过食辛辣香燥之品，或食滞湿阻，郁而化火可导致心火内炽，下移小肠。

2. 证候辨析

心移热于小肠一证，临床上在不同的疾病中又表现不一。

（1）淋证

淋证中见到本证，以热淋和血淋为主，表现：小便赤热，尿时灼痛，或尿血而痛，伴有口舌生疮、心中烦热、夜寐不安、渴喜冷饮、舌尖红、苔燥、脉数。热移小肠，清浊不分，水道不利，或热伤血络，血与溲俱下。治宜清热通淋、凉血止血，方用八正散或小蓟饮子加减。

（2）尿血

在尿血病中，则见小便热赤、尿中带血、色鲜红、心烦、夜寐不安、口渴而苦。因心经热盛，下注小肠，灼伤脉络所致。治宜清心泻火、凉血止血，方用导赤散或小蓟饮子加旱莲草等。

四、相关病证

（一）舌的病证

舌为心之外候，心之经络与之相互连属，心脏病变可反映于舌。其病变类型大致有如下四个方面：一为舌色的改变，如舌红绛、舌青紫等；二为舌形的改变，如舌痛、舌肿等；三为舌态的改变，如舌强、舌歪等；四为舌的感觉改变，如舌麻、舌痒等。

1. 舌色的改变

（1）舌淡

主寒证、虚证。心气血虚弱见舌色淡，兼有心悸、怔忡、气短、动则尤甚、神疲乏力、常自汗出、失眠、面色无华、口唇淡白、脉细弱。心阳虚也见舌淡胖或淡紫，兼见心悸、怔忡、心胸憋闷、气短、畏寒肢冷、神疲乏力、面色苍白、脉微细、或迟弱、舌红绛。

（2）舌红

呈鲜红色或深红色，舌干少津。若兼心烦不宁、躁扰不安，甚则神昏谵语，为心火亢盛，治宜清热凉血，方用清营汤加减；若兼五心烦热、烦躁失眠、心悸不安，是心阴亏虚，治宜滋阴清热，方用加减复脉汤化裁。

（3）舌青紫

舌呈青紫色，晦暗无泽，或有瘀点，兼心胸憋闷、疼痛时作、痛引肩背，是因寒湿痰凝或气滞血瘀致心血痹阻。治宜活血通脉或化痰宣痹，方用血府逐瘀汤或瓜蒌薤白半夏汤。

（4）舌生瘀斑

舌上出现青而带黑的斑点，较青紫色更深暗，因心血瘀阻、脉络不通所致。治宜活血化瘀，方用血府逐瘀汤之类。

2. 舌形的改变

（1）舌肿

舌体肿胀，充盈口腔，甚则暴然肿大，胀满口腔，色红疼痛，妨碍饮食言语，伴见心中烦躁、坐卧不安、夜寐不宁、小便黄赤、口苦。多为重大心事萦怀或变故起于非常，致使思虑太过，心火暴盛，上攻于舌。治宜清热泻火，方用导赤散合泻黄汤化裁。若来势凶猛，可用三棱针点刺放血，挫其肿势。

（2）舌生芒刺

舌面上鼓起软刺及颗粒，摸之粗糙棘手，色呈深红或紫黑色，伴见神昏谵语等。为热邪入里，乘心上犯所致。治宜清营泄热，方用清营汤加减。

（3）舌衄

舌衄又称舌上出血、舌本出血或舌血。症见舌上出血不止、舌体肿胀疼痛、舌尖红绛或起芒刺，兼见心烦急躁、口渴喜冷饮、小便短赤。多由心火亢盛，迫血妄行所致。治宜清热凉血，方选泻心汤或犀角地黄汤加减。

（4）舌裂

舌裂又称裂纹舌。指舌面上有多少不等、深浅不一的裂纹。舌边尖破碎裂纹、舌质红绛，有血痕而痛者，多为阴液大亏、心火上炽。治宜滋阴清热，方用增液汤加减。

（5）舌疮、舌痈

舌生疮疡，如粟米大，散在舌之各处，以舌尖部尤为显著，为舌疮；舌上生痈、色红高起肿大，为舌痈，往往延及下颔红肿硬痛。上述二者均可由心经火毒上攻而成。治宜清热解毒、导火下行，方用导赤散加玄参、栀子、川连等。

（6）重舌

舌下皱襞肿起，似又生一层小舌，故曰重舌。若舌下二三处肿起，连贯而生，又称莲花舌。其成因多由心经热毒外发，或外邪引动心火，致使舌下血络壅滞肿起。治宜清泻心火，以黄连一味浓煎内服。

3. 舌态的改变

（1）舌痿

舌痿又称萎软舌，指舌体软弱，无力屈伸，痿废不灵。若兼心悸、怔忡、失眠、健忘、饮食减少、四肢无力、语声低微，多为心脾气血虚极，不能上奉于舌。治宜补益心脾，方用归脾汤、补中益气汤加减。

（2）舌纵

舌纵又称拖舌、舌舒或伸舌。症见舌伸出口外，内收困难，或不能收缩，流涎不止，若兼舌质红绛、面红烦躁、脉数有力者，多为心火炽盛；

兼舌体胀满、神志异常、舌苔黄腻、脉滑数者，多为痰热扰心。治宜清心泄热或开窍豁痰，方用泻心汤或泻心汤合二陈汤加减。

（3）舌卷

舌卷又称短缩舌。症见舌体卷短、紧缩不能伸长、转动不灵、言语不清，兼舌色红绛、两颧红赤、壮热神昏、四肢厥冷，为热陷心包、上犯舌窍而致；兼舌卷缩、汗出不漉者，为心绝。治宜开窍泄热，方用牛黄承气汤加减。

（4）舌强

舌体失于柔和，板硬强直，运动不灵。若舌质红绛，高热神昏，为外感热病，热入心包，扰乱心神所致。治宜清心开窍，方用安宫牛黄丸。

（5）舌颤

舌颤又称舌战，症见舌体震颤抖动、不能自如。若伸舌时，舌体蠕蠕微动，兼心悸、失眠、多梦、食少乏力，多因心脾两虚所致。治宜养血柔筋、补益心脾，方用归脾汤加白芍等。

（6）弄舌

舌如蛇舐，上下左右，伸缩动摇，或舌微出口外立即收回，兼身热面赤、时时烦躁、唇焦口燥、口舌生疮、大便秘结或便下臭秽，为邪热蕴留心脾两经、心火上炎、脾热灼津所致。治宜清心火、泄脾热，方用泻心导赤汤合泻黄散化裁。

4. 感觉异常

（1）舌麻

舌体麻木，舌色较淡，但不强硬，兼心悸、失眠、多梦、脉细无力，此多为心血不足、不能上荣于舌所致。治宜补血养心、资其化源，方用归脾汤加减。

（2）舌痒

舌尖部或舌前半部发痒，兼胸中烦热、急躁少寐、小便热赤、舌尖部有红刺、脉数，多因五志化火或过食肥甘，致心火亢盛、上犯舌窍。治宜清泻心火，方用八正散加减。

（3）舌痛

舌尖红刺灼痛、心烦急躁、失眠少寐多属心火上炎所致。治宜清热泻火、导热下行，方用导赤散加黄连。

（二）汗的病证

汗的病证，可分为全身汗出与局部汗出两大类别。因汗为心之液，所以心的病变多见汗出异常，其临床特点是虚证居多而实证少见。

汗出是临床的常见症状之一，又为正常生理表现，且二者有时相互混杂，应注意辨析。汗出的时间、部位、汗量、出汗特点及兼症变化等均是临床诊查要点。与心有关的异常汗出有下列几种。

1. 自汗

白天经常汗出不止，活动后尤甚，兼心悸、气短、心胸憋闷、全身乏力或畏寒肢冷。因心气或心阳不足，卫表不固，腠理失密，津液外泄而自汗常作。治宜温阳益气、固表止汗，方用黄芪建中汤加人参。

2. 盗汗

睡则汗出，醒则汗止，伴有心悸少寐、面色不华、气短、神疲，或午后潮热、五心烦热、形体消瘦。多因心血不足，或心阴亏虚，虚火内扰，心气浮越，阴液不藏而外泄，以致盗汗频作。治宜滋阴养血，方用当归六黄汤加减。

3. 绝汗

大汗淋漓，汗出如珠，清稀而冷，伴有心悸、怔忡、心胸闷痛、四肢厥冷、精神委靡、面色苍白、口唇青紫。此属心阳暴脱，不能敛阴，阳气奔散于外，阴液大泄。治宜益气固脱、回阳敛阴，方用生脉散加附子急煎频服。

4. 心胸汗

心胸部出汗过多，若兼有面色㿠白、气短乏力、心悸健忘、食少纳呆、便溏，为思虑过度、心脾不足、心液失于固密而致；若伴有虚烦失眠、头晕、耳鸣、骨蒸潮热、多梦、遗精，是因心肾阴虚、虚热内扰、津液被迫外泄所致。心脾两虚，治宜补益气血、养心健脾，方选归脾汤加龙骨、牡蛎等；心肾阴虚者，治宜补益心肾，方用补心丹、六味地黄丸加减。

（三）神的病证

心主神志，故神之病证，多责之心。临床常见为癫、狂、痫三种。癫证的特征为精神抑郁、表情淡漠、沉默痴呆、语无伦次、静而少动；狂证的特征为精神亢奋、狂躁刚暴、喧扰不宁、毁物打骂、动而多怒；痫证的特征为突然仆倒、昏不知人、口吐涎沫、两目上视、肢体抽搐或口中如作猪羊叫声，醒后一如常人。

第七章　中医心病治则与治法

　　"治则"一词首见于明·李中梓的《内经知要》。《辞海》解释治则为治疗疾病的总则；1986 年首届中医治则研讨会指出"中医治则是在中医理论指导下制定的，是对保持健康、祛除疾病和恢复健康具有普遍指导意义的防病治病规律"；《中医基础理论》教材将其定义为治疗疾病时所必须遵循的基本原则，具体包括辨证论治、治病求本、标本缓急、标本同治、因地制宜和因时制宜等。

　　治疗方法是针对患者个人的具体治疗手段和措施，简称治法。常用的有汗（解表法）、吐（催吐法）、下（攻下法）、和（和解法）、温（温里法）、清（清热法）、消（消导法）、补（补益法）八大法；有时也用到理气法、理血法、固涩法、开窍法和镇痉法。每一大法又包括若干具体治法，如清法有清热解毒、清热泻火、清热凉血和清热养阴之分；补法又有补气、补血、补阴和补阳之别。

　　治则是适应于所有疾病，是治疗疾病时所必须遵循的基本原则；而治法适应于某一特定患者和某一特定疾病，是治疗该疾病所必须遵循的规则，从属于一定治疗原则。如具体的祛邪法有汗、吐、下、清等；具体的扶正法有温阳、益气、滋阴等；具体的调适法有和、因、固等。我们应该根据疾病的病理特点制定其相应的治疗大法。如胸痹，其病因有年老体虚、饮食不当、情志失调、寒邪内侵等，基本病机为心脉痹阻，该疾病的治疗大法就有辛温通阳、开痹散寒、活血化瘀、通脉止痛、益气养阴、活血通络等。

　　对于心病的治疗，中医一直以辨证论治和整体观为主要诊疗指导原则，积累了较丰富的经验，形成了一系列有效的治则与治法。

一、心病治则

（一）治未病

1. 概念

"上医治未病"最早源自于《黄帝内经》，"上工治未病，不治已病。此之谓也"。《素问·四气调神大论》谓："圣人不治已病治未病，不治已乱治未乱，此之谓也。夫病已成而后药之，乱已成而后治之，譬犹渴而穿井，斗而铸锥，不亦晚乎！""治"为治理管理的意思。"治未病"即采取相应的措施，防止疾病的发生发展。治未病是至今为止我国卫生界所遵循的"预防为主"战略的最早思想，是中医治则学说的基本法则，心病同样重在治未病。治未病包含三种意义：一是未病先防；二是治病宜早；三是瘥后防复。

2. 治未病在心病中的应用

（1）未病先防

采取以下措施预防疾病发生。

①精神调养。中医治未病的核心是养心，即调节情志，保持良好心态，防止七情过激。过喜伤心，注意"喜"的适度。

②饮食保健。合理的膳食结构是保健的关键。《素问·脏气法时论》认为，饮食要"五谷为养，五果为助，五畜为益，五菜为充，气味合而服之，以补精益气"。《养生录》中谈到饮食养生"六宜"，食宜早些、食宜暖些、食宜少些、食宜淡些、食宜缓些、食宜软些。过食肥甘厚味或饥饱失常易聚湿生痰，上犯心胸，气机不畅，导致心病，故饮食保健应预防心病。

③起居有常。起居有常主要是指起卧作息和日常生活的各个方面有一定的规律并合乎自然界和人体的生理常度。人们若能起居有常，合理作息，就能保养神气，使人体精力充沛，生命力旺盛，面色红润光泽，目光炯炯，神采奕奕。反之，若起居无常，不能合乎自然规律和人体常度来安排作息，天长日久则神气衰败，就会出现精神委靡，生命力衰退，面色不华，目光呆滞无神。

④动静结合。《黄帝内经》云："久视伤血，久卧伤气，久坐伤肉，久

立伤骨，久行伤筋。"心病中，胸痹、真心痛、心悸等都与气血瘀滞有关，故应适当运动。

⑤药物保健。历代医家对药物养生保健有很多记载。《本草纲目》中记载有养生作用的药物共约 160 种。后世医家分别制成膏、丹、丸、散等剂型，遵循中医理论进行君、臣、佐、使的配伍，适宜于长期进行养生保健。如六味地黄丸、四君子汤、肾气丸、逍遥丸、归脾丸等也适合肾虚和心脾两虚的心病患者调养。

（2）治病宜早

《素问·阴阳应象大论》说："故邪风之至，疾如风雨，故善治者治皮毛，其次治肌肤，其次治筋脉，其次治六腑，其次治五脏。治五脏者，半死半生也。"疾病的早期，机体正气比较盛，及时地予以早期治疗，容易收到较好的疗效。反之，病情复杂多变，虚实互见，寒热错杂，给治疗带来许多困难，甚至产生严重的后果。心病同样如此，要把早期治疗视作基本治疗原则，使疾病终止在轻浅阶段。

（3）瘥后防复

所谓"瘥后防复"就是指在病愈或病情稳定之后要注意预防复发，时刻掌握健康的主动权。一般病人初愈后大多虚弱，这就要求在康复医疗中做到除邪务尽。心病患者有本虚标实、气血衰少、津液亏虚、心肾不足、血瘀痰阻等病理特点，病后易复发，要采取综合措施，促使脏腑组织功能尽快恢复正常，达到邪尽病愈、病不复发的目的。

（二）治病求本

1. 概念

治病求本，就是在治疗疾病时，必须找出疾病的根本原因，抓住疾病的本质，并针对疾病的根本原因进行治疗。治病求本是中医治疗中最基本的原则。本与标是一个相对的概念，凡病因与症状、正气与邪气、病在内与病在外、先病与后病等，都存在标本的关系，前者均为本，后者均为标。一般情况下，标根于本，病本能除，则标也随之而解。临床又分为正治与反治。正治，就是逆其证候性质而治的一种治疗法则，故又称"逆治"，正治是临床最常用的一种治疗法则，包括寒者热之、热者寒之、虚者补之、实者泻之等；反治，就是顺从疾病假象而治的一种治疗法则，即采用方药或措施的性质顺从疾病的假象，与疾病的假象相一致，故又称"从治"，包括热因热用、寒因寒用、塞因塞用、通因通用等。正治与反治，都是针对疾病的本质而治的，同属于治病求本的范畴。

2. 治病求本在心病中的应用

心病患者往往本虚标实，虚火、阳虚、寒凝、气滞、血瘀、痰浊等为其根本，治疗中要遵循虚者补之、寒者热之、实者泻之的原则。

（三）调和阴阳

疾病的发生，从根本上说是阴阳的相对平衡遭到破坏，出现了偏盛偏衰的结果，因此，调整阴阳、恢复阴阳的相对平衡，是临床治疗的根本法则之一。

1. 概念

调整阴阳是针对机体阴阳偏盛偏衰的变化，采取损其有余、补其不足的原则，使阴阳恢复相对平衡的状态。调整阴阳可以概括为损其偏盛和补其偏衰两大类。如寒病用温热法，热病用清凉法，虚证用补法，实证用泻法，阴虚内热就要滋阴清热，外感发热就解表散热等。

2. 调和阴阳在心病中的应用

心病者，因本虚标实多见，故常常用到补其不足。补其不足指对于阴阳偏衰的病证，采用"虚则补之"的方法予以治疗的原则。病有阴虚、阳虚、阴阳两虚之分，其治则有滋阴、补阳、阴阳双补之别。

此外，心病中有少数是肝阳上亢导致的，需要损其有余。损其有余，又称损其偏盛，是指阴或阳的一方偏盛有余的病证，应当用"实则泻之"的方法来治疗。如抑其阳盛，"阳盛则热"所致的实热证，应用清泄阳热、"治热以寒"的法则治疗。

（四）调和气血

1. 概念

"治病之要诀，在明气血"（《医林改错》）。所谓调和气血，是根据气和血的不足及其各自功能的异常，以及气血互用的功能失常等病理变化，采取"有余泻之，不足补之"的原则，使气顺血和、气血协调。它是中医治疗疾病的重要原则，适用于气血失调之证。

（1）气病治则

包括气虚则补、气滞则疏、气陷则升、气逆则降、气脱则固和气闭则开。

（2）血病治则

包括血虚则补、血脱则固、血瘀则行、血寒则温、血热则凉、出血则止等。

血瘀则行在心病治疗中应用最广。血瘀是指血液运行迟缓或不流畅的病理状态。瘀者行之，总以祛瘀为要，祛瘀又称消瘀，在具体运用活血化瘀法时，应注意以下原则：

①辨证精确：活血化瘀虽是治瘀血证的总则，但瘀血有轻重缓急之分，故活血化瘀又有和血行瘀、活血化瘀、破血逐瘀之别。

②掌握药性：其一，血瘀之因有寒热之分，"血受寒则凝结成块""血受热则煎熬成块"（《医林改错》）。因此，要根据药物之寒热温凉分别选用。其二，活血化瘀药物除具有通行血脉、调畅血气、祛除瘀滞的共同功效外，每味药还可兼有行气、养血、凉血、止血、消癥、通络、利水、疗伤、消痈等不同作用。其三，某些活血化瘀药物，对疾病或病变部位具有敏感性。如消癥除痞之三棱、莪术，治疗肿块之黄药子、刘寄奴，瘀血在上部用川芎，瘀血在下部用牛膝，瘀血在心用郁金，瘀血在肝用泽兰等。掌握这些药性，选药组方可恰到好处。

③熟悉配伍：血瘀往往是由多种原因引起的，所以活血化瘀必须根据辨证的结果，视具体情况配合其他疗法，才能充分发挥它的功效。临床常用的配伍有理气行气、补气益气，补血养血、止血消癥、凉血温经、清热解毒等。

（3）气血同病治则

气血关系失调，常常表现为气血同病，应调整两者之间的关系，从而使气血关系恢复正常状态。

①气病治血：治气不治血，非其治也。气虚宜"精中求气"，气郁宜兼顾其耗阴血滞，气逆宜求于气血冲和，这是治疗气病的重要原则。

②血病治气："气血俱要，而补气在补血之先，阴阳并需，而养阳在滋阴之上"（《医宗必读·水火阴阳论》）。治血必治气，气机调畅，血病始能痊愈。

综上所述，气与血之间，两相维附，应综观全局。

2. 调和气血在心病中的应用

心病与气血失调密切相关，常见的有气虚血瘀、气滞血瘀、气血亏虚等。临证要细辨气血之间的关系，酌情调和气血。

（五）三因制宜

1. 概念

三因制宜指治疗疾病不能固守一法，要因个体、时间、地域等不同而采取不同的治疗方法。

（1）因人制宜

指根据病人的性别、年龄、体质等不同特点来考虑治疗用药的原则。如妇女有月经、怀孕、产后等生理特点，治疗用药必须加以考虑。年龄不同，生理机能及病变特点亦有差别，老年人血气亏虚，机能减退，患病多虚证或正虚邪实，虚证宜补，而邪实须攻者亦应慎重，以免损伤正气。不同体质间有强弱、偏寒偏热之分，以及有无宿疾的不同，所以虽患同一疾病，治疗用药亦应有所区别，阳热之体慎用温补，阴寒之体慎用寒凉等。

（2）因时制宜

指根据不同季节的时令特点来考虑治疗用药的原则。如春夏季节，阳气升发，人体腠理疏松发散，治疗应避免开泄太过，耗伤气阴；而秋冬季节，阴盛阳衰，人体腠理致密，阳气敛藏于内，此时若病非大热，应慎用寒凉之品，以防苦寒伤阳。

（3）因地制宜

指根据不同地区的地理环境特点来考虑治疗用药的原则。如我国西北地区，地势高而寒冷少雨，故其病多燥寒，治宜辛润；东南地区，地势低而温热多雨，其病多湿热，治宜清化。

2. 三因制宜在心病中的应用

心病患者多为老年人，其气血衰少，患病多虚证或正虚邪实，治疗时，虚证宜补，而邪实须攻者亦应注意配方用药，以免损伤正气；部分患者为妊娠期，要禁用或慎用峻下、破血、滑利、走窜伤胎或有毒等药物。

心病患者有体质偏寒偏热或素有某种慢性疾病等不同情况，所以虽患同一疾病，治疗用药亦当有所区别，如阳旺之躯慎用温热，阴盛之体慎用寒凉。

（六）标本缓急

1. 概念

《素问·至真要大论》说："病有盛衰，治有缓急。"何病急治、何证缓治、何方先施、何药后用，是施治前需综合考虑的问题。缓急有两层含义：一为病证缓急，指病证的发展速度和危害性；二为治疗缓急，指治疗应有计划、有步骤地进行。这里主要指治疗有缓急原则。决定治疗先后步骤的因素是标本，一般按照"急则治其标，缓则治其本，标本俱急者，标本同治"的原则进行治疗。

（1）急则治其标

是指在疾病的发展过程中，如果出现了紧急危重的证候，影响病人的安危，就必须先行解决危重证候。如大失血病变，出血为标，出血原因为本，但其势危急，故常以止血治标为首务，待血止后再治出血之因以图本。

（2）缓则治其本

是指一般病情变化比较平稳或慢性疾病的治疗原则。如阴虚燥咳，则燥咳为标、阴虚为本，在热势不甚、无咯血等危急症状时，当滋阴润燥以止咳，阴虚之本得治，则燥咳之标自除。

（3）标本兼治

是指标本俱急的情况下，必须标本同治，以及标急则治标、本急则治本的原则。如见咳喘、胸满、腰痛、小便不利、一身尽肿等症，其病本为肾虚水泛，病标为风寒束肺，乃标本俱急之候，所以必须用发汗、利小便的治法，表里双解。如标证较急，见恶寒、咳喘、胸满而二便通利，则应先宣肺散寒以治其标；如只见水肿腰痛、二便不利，无风寒外束而咳嗽轻微，则当以补肾通利水道为主，治其本之急。

总之，不论标本，急者先治是一条根本原则。

2. 标本缓急在心病中的应用

心病患者慢性病多见，如心悸、不寐、健忘、失眠、自汗等，一般遵循"缓则治其本"的原则；有些病如真心痛、癫证、痫证发作时标病明显，需遵循"急则治其标"或"标本兼治"原则；有些病如胸痹、心水等则"标本兼治"。

（七）扶正祛邪

1. 概念

扶正指采用如益气、养血、滋阴、助阳等有助于扶持、补益正气的治疗方法；祛邪指采用如发表、攻下、渗湿、利水、消导、化瘀等有助于祛除病邪的治疗方法。扶持正气有助于抗御、祛除病邪，而祛除病邪有助于保存正气和恢复正气。在一般情况下，扶正适用于正虚邪不盛的病证；而祛邪适用于邪实而正虚不甚的病证；扶正祛邪同时并举，适用于正虚邪实的病证。总之，应以扶正不留邪、祛邪不伤正为原则。具体应用时，根据机体内正邪双方消长盛衰的情况，扶正祛邪法分别有扶正、祛邪、扶正与祛邪并用、先祛邪后扶正、先扶正后祛邪。

（1）扶正

适用于正气不足的虚证，如心血不足，则用补血法。同样，阴虚、阳虚、气虚等病证，则用补阴、补阳、补气等法治疗。

（2）祛邪

适用于邪实为主，而正气未衰的实证。如热痰宜清热化痰；血瘀宜活血化瘀等。

（3）扶正与祛邪并用

适用于正虚邪实的病证。在老年性疾病及一些慢性疾病用之甚广。具体运用时，还需分清正虚为主还是邪实为主。正虚较急重的，扶正为主兼顾祛邪；邪实较急重的，则祛邪为主兼顾扶正。力求做到扶正不留邪、祛邪不伤正。

（4）先祛邪后扶正

适用于虽然邪盛正虚，但正气尚能耐攻，或同时扶正反会助邪的病证。此时应遵循先祛其邪，邪气衰退，后扶其正的原则。如瘀血所致的崩漏证，瘀血不去，则崩漏难止，故应先用活血祛瘀法，然后再用补血法。

（5）先扶正后祛邪

适用于正虚邪实、以正虚为主的病人，或因正气过于虚弱，如扶正兼以攻邪，则反而更伤正气者。故应遵循先扶其正，正气恢复后，再祛其邪气的原则。如水肿鼓胀的病人，因正气太虚弱，不宜攻水，应先健脾益气扶正，使正气得到一定恢复之后，再用攻水法治疗。

2. 扶正祛邪在心病中的应用

（1）扶正

心气虚、心阳虚、心阴虚、心血虚等导致的失眠、自汗、多梦、多寐等病宜采取补气、壮阳、滋阴、养血法治疗。

（2）祛邪

因实痰导致的癫证、狂证、痫证可用利湿、消导等法。

（3）攻补兼施

因脾虚导致痰浊内生引起的心悸、胸痹、癫证、狂证、痫证、多梦、失眠可用此法。

（八）脏腑补泻

1. 概念

脏腑补泻的治则，有直接对某脏腑进行补泻，如肺病直接补肺、泻肺的治法；也有间接对脏腑进行补泻，如心病采用补肝、泻肺的治法。间接补泻法，是充分利用脏腑间的生克表里、阴阳消长等相互联系、相互影响的机理对脏腑进行补泻。大体有"虚则补其母，实则泻其子"、壮水制阳、益火消阴、泻表安里、开里通表和清里润表等治则。

（1）虚则补其母、实则泻其子

"虚则补其母"是指当某脏虚衰时，除直接补益该脏外，应注意补益其母脏，使母能生子，该脏得到尽快的恢复。如肺气不足，经常感冒、汗出、咳嗽等，除直接补肺外，亦重视补脾，使土能生金，则肺虚能尽快得到康复。"实则泻其子"是指某脏之病，因子实引起时，除直接泻该脏外，泻其子脏也是重要的治法。如肝火偏盛，影响肾的封藏功能，而致遗精梦泄，在治疗上就应清泻肝火之实，使肝火得平，则肾的封藏功能也就恢复了，遗精梦泄可随之而愈。

（2）壮水制阳、益火消阴

壮水制阳是指采用滋阴壮水的治法治疗一般寒凉治法不能控制的阳亢证，适用于因肾阴不足不能制阳引起的一系列阳亢证。如头晕目眩、舌燥喉痛、虚火牙痛等症，非因阳亢实证需用咸寒之品如六味地黄丸之属滋肾水以制虚阳。滋水涵木以抑肝阳上亢的治法也是由此治则派生的。益火消阴是指采用补益命门之火的治法治疗一般温热治法不能控制的阴寒证，适用于肾之真阳不足所引起的阳虚内寒证。如畏寒怯冷、腰痛腿软、小腹拘急、小便清长或夜尿多、水肿等症，非因一般生冷寒凉所致的寒实证，须用温补肾阳之剂如金匮肾气丸之属益火之源以消阴翳才能控制此类阴寒虚证。

（3）泻表安里、开里通表、清里润表

这是将脏腑的表里关系运用于治疗上的治则，适用于脏与腑之间表里俱病的情况。如肺与大肠互为表里，当阳明实热、大便燥结而致肺气壅阻时，只从肺治很难见效，就可采用凉膈散泻表（大肠）而安里（肺）；又如肺气壅阻不宣，致大便燥结者，只从大肠施治，亦难见效，在治疗上就可采用瓜蒌桂枝汤加减以开里（肺）通表（大肠）；再如肺阴虚而生燥，津液被耗所致大便秘结，在治疗上就可采用二冬汤加减以清里（肺）润表（大肠）。

2. 脏腑补泻在心病中的应用

心病与肝、脾、肾三脏密切相关，同样离不开脏腑补泻，最常用的有平肝潜阳、补益肝肾、补益心脾等。如：根据五行相生规律调节，肝实泻心、心实泻胃等从属于"实则泻其子"；根据五行相克规律调节，泻南补北等；根据脏腑相合关系调节，治疗心脏病变，除了直接治疗本脏之外，还可以根据脏腑相合理论，脏病治腑，如心合小肠、心火上炎之证可以直泻心火而通利小肠，导心经之热从下而出，则心火自降。

二、心病治法

各种治法有时单独运用，有时互相配合运用。单独运用某一治法，多是针对病情发展的某一阶段或某些突出证候所采取的措施，往往很难适应病情的错综复杂，所以通常是数法配合使用，如汗下并用、温清并用、攻补并用、消补并用、清热开窍并用、开窍镇痉并用、温里固涩并用等。心病常用的治法包括以下几种。

（一）清热法

1. 应用

清热法，是运用具有清热作用的寒凉药物治疗热性病证的一种治法，又称清法。清热法适用于温热病邪所引起的各种病证。常用的有清气分热、清营凉血、清热解毒、清脏腑热等。

心病中，清脏腑热适用于肝阳上亢、痰热内扰等导致的不寐、癫证等。

2. 注意事项

（1）注意寒热真假

阴盛格阳的真寒假热证、命门火衰的虚阳上越证均不可用清热法。

（2）注意慎用、禁用

因气虚而引起虚热者慎用；表邪未解、阳气被郁而发热者禁用；体质素虚、脏腑虚寒者禁用。

（3）注意配合应用

由于热必伤阴，进而耗气，因此尚须注意清法与滋阴、益气等法配合应用。一般苦寒清热药多性燥，易伤阴液，不宜久用。

（4）注意反佐法运用

如热邪炽盛，服清热药，入口即吐者，可于清热剂中少佐辛温之姜汁，或凉药热服。

（二）攻下法

1. 应用

攻下法是通过通便、下积、泻实、逐水以攻逐邪实、荡涤肠胃、排除积滞的治法，又称下法。下法广泛应用于燥屎、积滞、实热及水饮等里实证。

心病中，对于水饮内停导致的心悸、胸痹等，常用逐水法；对于寒凝心络导致的胸痹等，常用温下法；对于热盛伤津，或病后津亏，或年老津涸，或产后血虚的便秘，用润下法。

2. 注意事项

（1）攻下法适用于里实证

攻下法适用于里实证，误用之易损伤正气。凡邪在表或邪在半表半里一般不可下；阳明病腑未实者不可下；年高津枯便秘，或素体虚弱，阳气衰弱而大便艰难者，不宜用峻下法；妇女妊娠或行经期间，皆应慎用下法。

（2）下法以邪去为度

下法以邪去为度，不宜过量，以防正气受伤。如大便已通，或痰、瘀、水、积已随泻解，则减量或停用下剂。

（三）和解法

1. 应用

和解法是通过调和、协调的方式治疗表里间、脏腑间病变的治法，又称和法。常用的有和解少阳、调和肝脾、调理胃肠等。

心病中，症见胸胁苦满、心烦喜呕、口苦咽干、苔薄、脉弦者，用和解少阳法；症见肝脾不调、情志抑郁、胸闷不舒、胁肋疼痛者，用调和肝脾法。

2. 注意事项

凡病邪在表未入少阳、邪已入里之实证及虚寒证，原则上均不宜用和法。

（四）温里法

1. 应用

温里法是使用温热类药物祛除寒邪和补益阳气的一种治法，又称温法。温法广泛应用于寒邪中脏、凝滞经络、阳气衰微等证，从而达到补益阳气而祛邪治病的目的。

心病中，寒邪直中心脏，心阳虚内寒的，可用温中祛寒；寒邪凝滞心络之胸痹者，可用温经散寒法；心病病情加重，阳气衰微、阴寒内盛者，用回阳救逆法。

2. 注意事项

（1）不宜用温法的情况

凡热伏于里，热深厥深，形成真热假寒者；内热火炽而见吐血、尿血、便血者；素体阴虚之舌质红、咽喉干燥者；夹热下利之神昏气衰、形瘦面黑、状如槁木、阴液虚脱者，原则上均不可用温法。

（2）药物用法用量

由于温法的方药多燥烈，易耗伤阴津，故应用温药不宜太过，中病即止，若非急救回阳，宜少用峻剂重剂。

（3）虚实辨证应用

若纯因寒邪致病，当专用温剂散寒；若因虚而生寒，则宜甘温与温补并用。

（五）补益法

1. 应用

补益法是用具有补益作用的药物，治疗人体阴阳气血之不足或某一脏腑之虚损的治法，又称补法。补法广泛适用于阴、阳、气、血、津液及脏腑等各种虚证。

心病者，虚者为多，故该法应用最广。心脾气虚导致的倦怠乏力、呼吸短促、动则气喘、心悸等用补气法；心血虚导致的头晕眼花、耳鸣耳聋、心悸失眠等，用补血法；心阴虚导致的心悸、不寐、多梦等，用补阴法；心阳虚导致的畏寒肢冷、冷汗虚喘等，用补阳法。

临床常用的通心络胶囊具有益气活血、通络止痛的功效。主要用于冠心病心绞痛属心气虚乏、血瘀络阻证，症见胸部憋闷、刺痛、绞痛且固定不移、心悸自汗、气短乏力、舌质紫暗或有瘀斑，脉细涩或结代。

稳心颗粒由党参、黄精、三七、琥珀、甘松制成，具有益气养阴、定悸复脉、活血化瘀的功效，主治气阴两虚兼心脉瘀阻所致的心悸不宁、气短乏力、头晕心烦、胸闷胸痛等，适用于各种原因引起的早搏、房颤、窦性心动过速等心律失常，是国内第一个具有离子通道研究证据的抗心律失常中成药。

2. 注意事项

（1）禁补情况

凡实证而表现虚证假象者禁补。

（2）气血互用

因气为血帅、血为气母，补气补血不能截然划分。补气佐以养血，血充有助益气；补血佐以益气，气旺可以生血。

（3）阴阳互用

因阴阳互根，补阴补阳亦不应截然划分，当宗张景岳"善补阳者，必于阴中求阳；善补阴者，必于阳中求阴"之旨。

（4）补益脾肾

根据五脏虚损不同，应分别脏腑确定补益。因脾为后天之本、气血生化之源，肾为先天之本、藏元阴元阳，故五脏之中应重点补益脾、肾两脏。

（5）其他

养血滋阴时，注意勿壅滞脾胃；益气助阳时，注意勿化燥伤阴。

（六）消导（消散）法

1. 应用

即通过消导和散结使积聚之实邪渐消缓散的一种治法，又称消法。消法广泛应用于治疗饮食停滞、瘕积肿块、痰核瘰疬、结石疮痈等病证。

心病中，因痰导致的胸痹、不寐等，用化痰法治疗；因水饮凝心导致的心悸用利水消肿法治疗。

2. 注意事项

（1）切勿峻猛急攻

对痰核、瘿瘤等病证的治疗只能渐消缓散，切不可峻猛急攻，急于求成，否则积未消而正已伤。

（2）适时扶正

久用消法会耗损人体正气，应适时佐以扶正治疗。

（3）慎用情况

消法系攻邪之法，对气血虚弱、脾肾虚寒者应慎用。

（七）理气法

1. 应用

理气法是调理气机的一种治法。适用于气机失调的病证。常用的有行气解郁法、降气平逆法、益气升阳法。心病中，因肝气郁结引起的胸痹、失眠证，用行气解郁法。

临床使用的乐脉颗粒由赤芍、川芎、丹参、红花、木香、山楂、香附组成，具有行气活血、化瘀通脉的功效，主治气滞血瘀所致的头痛、眩晕、胸痹、心悸及冠心病。

2. 注意事项

（1）明辨虚实

使用理气法应辨清虚实，如应补气而误用行行，则其气更虚；当行气而误用补气，则其滞愈增。

（2）慎用苦燥之品

理气药物多为香燥苦温之品，如遇气郁而兼阴液亏损者，应当慎用。

（八）理血法

1. 应用

理血法是通过调理血分治疗瘀血内阻和各种出血的一种治法。常用的有活血（祛瘀）法、止血法。心病中，因瘀血内阻导致的心悸、胸痹、真心痛等常用活血（祛瘀）法。此法临床应用较广。

如复方丹参系列品种由丹参、三七、冰片组成，有滴丸和片剂 2 种剂型及不同品牌，其有效成分主要是丹参酮、三七总皂苷和龙脑，具有活血化瘀、理气止痛的功效，主要用于冠心病心绞痛的治疗。它通过增加冠脉血流量、增加心肌耐缺氧、保护缺血心肌、抗血小板聚集、防止血栓形成、改善微循环等机制治疗心绞痛。有文献报道，复方丹参滴丸治疗稳定型心绞痛效果优于消心痛，心绞痛发作次数亦较低，持续时间较短；对于不稳定型心绞痛，复方丹参滴丸在改善临床症状和心电图方面有着良好的效果，而复方丹参片则可有效降低不稳定型心绞痛患者血浆内皮素的含量。而对于预防冠心病患者支架术后再狭窄，复方丹参滴丸对 PCI 术后的心脏不良事件有抑制作用。在对急性冠脉综合征非介入患者斑块稳定性的影响方面，有文献证明，复方丹参滴丸可以通过降低血清总胆固醇、低密度脂蛋白及超敏反应蛋白，降低冠脉斑块内部的 MMP - 9，从而稳定斑块，减少主要心脏不良事件的发生率。

另外，地奥心血康胶囊具有活血化瘀、行气止痛的功效，有扩张冠脉血管、增加冠脉血流量、改善心肌缺血、降低心肌耗氧量等药效作用，在临床可用于预防和治疗冠心病、心绞痛及瘀血内阻之胸痹、眩晕、气短、心悸、胸闷或痛等。

2. 注意事项

（1）理气法的应用

气滞则血瘀，气行则血行，活血祛瘀法可配合理气法同用，以加强活血化瘀的作用。

（2）温经散寒法的应用

血得温则行，遇寒则凝，故可配伍温经散寒法，以增强活血化瘀的功效。

（3）辨证施治

出血的病证，有血热妄行和气不摄血之分，前者宜凉血止血，后者宜益气摄血。活血化瘀法，对孕妇不宜应用。

（4）防止血留瘀之弊

应用止血法要防止止血留瘀之弊。除急性大出血需速止血外，一般可在止血剂中佐以少量活血之品，以达血止而不留瘀之效。

（九）固涩法

1. 应用

固涩法是通过收敛固涩控制气血津精滑脱的一种治法，又称涩法。常用的方法有固表敛汗法、涩肠止泻法、涩精止遗法、固脱法。

心病中，自汗用固表敛汗法；久病衰竭所致气脱、阴脱、阳脱等用固脱法。

2. 注意事项

（1）慎用情况

本法为正气内虚、滑脱不禁的病证而设，凡热病汗出、痢疾初起、伤食泄泻、火动遗精等，均不宜应用。

（2）标本兼顾

本法非治本之法，故应审证求因、标本兼顾，如阳虚自汗应收敛与补气温阳并用；阴虚盗汗应收敛与滋阴同用。

（十）开窍法

1. 应用

开窍法是通过开闭通窍以苏醒神志为主的一种治法。常用的方法有凉开法、温开法。

心病中，热邪内陷心包导致的狂证、癫证常用凉开法；中风阴闭、痰厥、气厥等所致的突然昏倒、牙关紧闭用温开法。

2. 注意事项

（1）多法合用

开窍法多适用于邪实神昏的闭证，但临证还应结合病情，适当选用清热、通便、凉肝、息风、辟秽等法。

（2）剂型区别

开窍剂的剂型大多是丸、散等成药，以便急救时立即应用，亦有制成注射液者，发挥作用更快。开窍剂都含有芳香挥发药物，应吞服、鼻饲或注射，不宜加热煎服。

（十一）镇痉法

1. 应用

镇痉法是通过平肝息风、祛风通络等措施以解除肢体抽搐、震颤、拘挛、口眼㖞斜、头目眩晕等病证的一种治法，又称息风法。常用的有清热息风法、镇肝息风法、养血息风法、活血息风法和祛风解痉法。

心病中，邪热壅盛、热极动风之证用清热息风法；肝风内动而见头晕目眩、甚则猝然昏倒、口眼㖞斜、半身不遂等病证用镇肝息风法；血虚不能濡养筋脉，虚阳不能潜藏，而见手指蠕动、筋惕肉瞤、手足抽动等病证用养血息风法；瘀血阻络，筋脉失养而致肢体拘挛或弛缓等证用活血息风法。

2. 注意事项

（1）内外风治法各异

风有内外之分，外风宜散，祛风解痉属治外风之法；内风宜息，清热息风、镇肝息风、养血息风均属治内风之法。但若外风引动内风，或内风兼有外风，临证时又可兼顾治疗。

（2）慎用情况

祛风药性多温燥，故津液不足、阴虚或阳亢者慎用。

临床篇

第八章　胸痹心痛

一、概念、沿革及临床特点

胸痹心痛是由于正气亏虚，饮食、情志、寒邪等所引起的痰浊、瘀血、气滞、寒凝痹阻心脉，以膻中或左胸部发作性憋闷、疼痛为主要临床表现的一种病证。轻者偶发短暂轻微的胸部沉闷或隐痛，或为发作性膻中或左胸含糊不清的不适感；重者疼痛剧烈，或呈压榨样绞痛，常伴有心悸、气短、呼吸不畅，甚至喘促、惊恐不安、面色苍白、冷汗自出等。多由劳累、饱餐、寒冷及情绪激动而诱发，亦可无明显诱因或安静时发病。

胸痹心痛是威胁中老年人生命健康的重要心系病证之一，随着现代社会生活方式及饮食结构的改变发病有逐渐增加的趋势，因而本病越来越引起人们的重视。由于本病表现为本虚标实，有着复杂的临床表现及病理变化，而中医药治疗从整体出发，具有综合作用的优势，因而受到广泛的关注。

"心痛"病名最早见于马王堆古汉墓出土的《五十二病方》。"胸痹"病名最早见于《黄帝内经》，对本病的病因、一般症状及真心痛的表现均有记载。《素问·脏气法时论》云："心病者，胸中痛，胁支满，胁下痛，膺背肩胛间痛，两臂内痛。"《灵枢·厥病》云："真心痛，手足青至节，心痛甚，旦发夕死，夕发旦死。"《金匮要略·胸痹心痛短气病脉证治》认为，心痛是胸痹的表现，"胸痹缓急"即心痛时发时缓为其特点，其病机以阳微阴弦为主，以辛温通阳或温补阳气为治疗大法，代表方剂如瓜蒌薤白半夏汤、瓜蒌薤白白酒汤及人参汤等。后世医家丰富了本病的治法，如元代危亦林《世医得效方》用苏合香丸芳香温通治卒暴心痛；明代王肯堂《证治准绳·心痛胃脘痛》明确指出心痛、胸痛、胃脘痛之别，对胸痹心痛的诊断是一大突破，在诸痛门中用失笑散及大剂量红花、桃仁、降香、失笑散活血理气止痛治死血心痛；清代陈念祖《时方歌括》用丹参饮活血行气治疗心腹诸痛；清代王清任《医林改错》用血府逐瘀汤活血化瘀通络治胸痹心痛等，对本病均有较好疗效。

胸痹心痛病相当于西医的缺血性心脏病心绞痛，胸痹心痛重症即真心痛，相当于西医学的缺血性心脏病心肌梗死。西医学其他疾病表现为膻中及左胸部发作性憋闷疼痛为主症者也可参照本节辨证论治。

本病以胸闷、心痛、短气为主要证候特征。《金匮要略·胸痹心痛短气病》即首次将胸闷、心痛、短气三症同时提出，表明张仲景对本病认识的深化。本病多发于40岁以上的中老年人，表现为胸骨后或左胸发作性闷痛不适，甚至剧痛，疼痛向左肩背沿手少阴心经循行部位放射，持续时间短暂，常由情志刺激、饮食过饱、感受寒冷、劳倦过度而诱发，亦可在安静时或夜间无明显诱因而发病，多伴有短气乏力、自汗心悸，甚至喘促、脉结代。多数患者休息或除去诱因后症状可以缓解。

胸痹心痛以胸骨后或心前区发作性闷痛为主，亦可表现为灼痛、绞痛、刺痛或隐痛、含糊不清的不适感等，持续时间多为数秒钟至15分钟。若疼痛剧烈，持续时间可长达30分钟以上，休息或服药后仍不能缓解，伴有面色苍白、汗出、肢冷、脉结代，甚至旦发夕死，夕发旦死，为真心痛的证候特征。

二、病因与病机

1. 年老体虚

本病多发于中老年人，年过半百，肾气渐衰。肾阳虚衰则不能鼓动五脏之阳，引起心气不足或心阳不振，血脉失于阳之温煦、气之鼓动，则气血运行滞涩不畅，发为心痛；若肾阴亏虚，则不能滋养五脏之阴，阴亏则火旺，灼津为痰，痰热上犯于心，心脉痹阻，则为心痛。

2. 饮食不当

恣食肥甘厚味或经常饱餐过度，日久损伤脾胃，运化失司，酿湿生痰，上犯心胸，清阳不展，气机不畅，心脉痹阻，遂成本病；或痰郁化火，火热又可炼液为痰，灼血为瘀，痰瘀交阻，痹阻心脉而成心痛。

3. 情志失调

忧思伤脾，脾虚气结，运化失司，津液不能输布，聚而为痰，痰阻气机，气血运行不畅，心脉痹阻，发为胸痹心痛；或郁怒伤肝，肝郁气滞，郁久化火，灼津成痰，气滞痰浊痹阻心脉，而成胸痹心痛。沈金鳌《杂病源流犀烛·心病源流》认为七情除"喜之气能散外，余皆足令心气郁结而为痛也"。由于肝气通于心气，肝气滞则心气涩，所以七情太过是引发本病的常见原因。

4. 寒邪内侵

素体阳虚，胸阳不振，阴寒之邪乘虚而入，寒凝气滞，胸阳不展，血行不畅，而发本病。《素问·举痛论》曰："寒气入经而稽迟，泣而不行，客于脉外则血少，客于脉中则气不通，故卒然而痛。"《诸病源候论·心腹痛病诸候》曰："心腹痛者，由腑脏虚弱，风寒客于其间故也。"《医门法律·中寒门》云："胸痹心痛，然总因阳虚，故阴得乘之。"阐述了本病由阳虚感寒而发作，故天气变化、骤遇寒凉而诱发胸痹心痛。

胸痹心痛的病机关键在于外感或内伤引起心脉痹阻，其病位在心，但与肝、脾、肾三脏功能的失调有密切的关系，因心主血脉的正常功能有赖于肝主疏泄、脾主运化、肾藏精主水等功能正常。其病性有虚实两方面，常为本虚标实、虚实夹杂，虚者多见气虚、阳虚、阴虚、血虚，尤以气虚、阳虚多见；实者不外气滞、寒凝、痰浊、血瘀，并可交互为患，其中又以血瘀、痰浊多见。但虚实两方面均以心脉痹阻不畅、"不通则痛"为病机关键。发作期以标实表现为主，血瘀、痰浊突出，缓解期主要有心、脾、肾气血阴阳亏虚，其中又以心气虚、心阳虚最为常见。以上病因病机可并存，交互为患。若病情进一步发展，可见下述病变：瘀血闭阻心脉，心胸猝然大痛而发为真心痛；心阳阻遏，心气不足，鼓动无力，而表现为心动悸、脉结代，甚至脉微欲绝；心肾阳衰、水邪泛滥、凌心射肺而为咳喘、水肿，多为病情深重的表现，要注意结合有关病种相互参照，辨证论治。

三、诊断与鉴别诊断

【诊断】

1. 临床症状

左侧胸膺或膻中处突发憋闷而痛，疼痛性质为灼痛、绞痛、刺痛或隐痛、含糊不清的不适感等，疼痛常可窜及肩背、前臂、咽喉、胃脘部等，甚者可经手少阴、手厥阴经循行部位窜至中指或小指，常兼心悸。

2. 发病时间

突然发病，时作时止，反复发作，持续时间短暂，一般几秒至数十分钟，经休息或服药后可迅速缓解。

3. 发病年龄及诱因

多见于中年以上，常因情绪波动、气候变化、多饮暴食、劳累过度等而诱发，亦有无明显诱因或安静时发病者。

4. 心电图检查

心电图应列为必备的常规检查，必要时可作动态心电图、标测心电图和心功能测定、运动试验心电图。休息时心电图明显心肌缺血，心电图运动试验阳性，有助于诊断。

若疼痛剧烈，持续时间长，达 30 分钟以上，含化硝酸甘油片后难以缓解，可见汗出肢冷、面色苍白、唇甲青紫、手足清冷至肘膝关节处，甚至旦发夕死、夕发旦死，相当于急性心肌梗死，常合并心律失常、心功能不全及休克，多为真心痛表现，应配合心电图动态观察及血清酶学、白细胞总数、血沉等检查，以进一步明确诊断。

【鉴别诊断】

1. 胃痛

疼痛部位在上腹胃脘部，局部可有压痛，以胀痛、灼痛为主，持续时间较长，常因饮食不当而诱发，并多伴有泛酸、嗳气、恶心、呕吐、纳呆、泄泻等消化系统症状。配合 B 超、胃肠造影、胃镜、淀粉酶等检查，可以鉴别。某些心肌梗死亦表现为胃痛，应予警惕。

2. 胸痛

疼痛部位在胸，疼痛随呼吸、运动、转侧而加剧，常合并咳嗽、咳痰、喘息等呼吸系统症状。胸部 X 线检查等可助鉴别。

3. 胁痛

疼痛部位以右胁部为主，可有肋缘下压痛，可合并厌油、黄疸、发热等，常因情志不舒而诱发。胆囊造影、胃镜、肝功能、淀粉酶检查等有助于鉴别。

四、辨证要点与治疗原则

【辨证要点】

1. 辨疼痛部位

疼痛局限于胸膺部位，多为气滞或血瘀；放射至肩背、咽喉、脘腹，甚至臂、手指者，为痹阻较著；胸痛彻背、背痛彻心者，多为寒凝心脉或阳气暴脱。

2. 辨疼痛性质

辨疼痛性质是辨别胸痹心痛的寒热虚实、在气在血的主要参考，临证时再结合其他症状、脉象而做出准确判断。属寒者，疼痛如绞，遇寒则发，或得冷加剧；属热者，胸闷、灼痛，得热痛甚；属虚者，痛势较缓，其痛绵绵或隐隐作痛，喜揉喜按；属实者，痛势较剧，其痛如刺、如绞；属气滞者，闷重而痛轻；属血瘀者，痛如针刺，痛有定处。

3. 辨疼痛程度

疼痛持续时间短暂，瞬间即逝者多轻；持续不止者多重；若持续数小时甚至数日不休者常为重病或危候。一般疼痛发作次数与病情轻重程度呈正比，即偶发者轻、频发者重。但亦有发作次数不多而病情较重的情况，必须结合临床表现，具体分析判断。若疼痛遇劳发作，休息或服药后能缓解者为顺证，若服药后难以缓解者常为危候。

【治疗原则】

针对本病本虚标实、虚实夹杂、发作期以标实为主、缓解期以本虚为主的病机特点，其治疗应补其不足、泻其有余。本虚宜补，权衡心之气血阴阳之不足，有无兼见肝、脾、肾脏之亏虚，调阴阳补气血，调整脏腑之偏衰，尤应重视补心气、温心阳；标实当泻，针对气滞、血瘀、寒凝、痰浊而理气、活血、温通、化痰，尤重活血通络、理气化痰。补虚与祛邪的目的都在于使心脉气血流通，"通则不痛"，故活血通络法在不同的证型中可视病情随症加减。

由于本病多为虚实夹杂，故要做到补虚勿忘邪实，祛实勿忘本虚，权衡标本虚实之多少，确定补泻法度之适宜。同时，在胸痹心痛的治疗中，尤其在真心痛的治疗时，在发病的前三四天警惕并预防脱证的发生，对减少病死率、提高治愈率尤为重要。必须辨清证候之顺逆，一旦发现脱证之先兆，如疼痛剧烈、持续不解、四肢厥冷、自汗淋漓、神萎或烦躁、气短喘促、脉或速、或迟、或结、或代、或脉微欲绝等，必须尽早使用益气固脱之药，并中西医结合救治。

五、辨证论治

1. 寒凝心脉

【症状】猝然心痛如绞，或心痛彻背、背痛彻心，或感寒痛甚，心悸气短，形寒肢冷，冷汗自出。苔薄白，脉沉紧或促。多因气候骤冷或感寒而发病或加重。

【治法】温经散寒，活血通痹。

【方药】当归四逆汤。

桂枝，细辛，当归，芍药，甘草，通草，大枣。

【临床应用】可加瓜蒌、薤白，通阳开痹；疼痛较著者，可加延胡索、郁金活血理气定痛。若疼痛剧烈，心痛彻背，背痛彻心，痛无休止，伴有身寒肢冷、气短喘息、脉沉紧或沉微者，为阴寒极盛、胸痹心痛重证，治以温阳逐寒止痛，方用乌头赤石脂丸。

苏合香丸或冠心苏合香丸，芳香化浊、理气温通开窍，发作时含化可即速止痛。阳虚之人，虚寒内生，同气相召而易感寒邪，而寒邪又可进一步耗伤阳气，故寒凝心脉时临床常伴阳虚之象，宜配合温补阳气之剂，以温阳散寒，不可一味用辛散寒邪之法，以免耗伤阳气。

2. 气滞心胸

【症状】心胸满闷不适，隐痛阵发，痛无定处，时欲太息，遇情志不遂时容易诱发或加重，或兼有脘腹胀闷，得嗳气或矢气则舒。苔薄或薄腻，脉细弦。

【治法】疏调气机，和血舒脉。

【方药】柴胡疏肝散。

柴胡，枳壳，白芍，甘草，香附，川芎，陈皮。

【临床应用】若兼有脘胀、嗳气、纳少等脾虚气滞的表现，可用逍遥散疏肝行气、理脾和血；若气郁日久化热，心烦易怒、口干、便秘、舌红苔黄、脉数者，用丹栀逍遥散疏肝清热；若胸闷心痛明显，为气滞血瘀之象，可合用失笑散，以增强活血行瘀、散结止痛之作用。气滞心胸之胸痹心痛，可根据病情需要，选用木香、沉香、降香、檀香、延胡索、厚朴、枳实等芳香理气及破气之品，但不宜久用，以免耗散正气。若气滞兼见阴虚者，可选用佛手、香橼等理气而不伤阴之品。

3. 痰浊闭阻

【症状】胸闷重而心痛轻，形体肥胖，痰多气短，遇阴雨天而易发作或加重，伴有倦怠乏力、纳呆便溏、口黏、恶心、咳吐痰涎。苔白腻或白滑，脉滑。

【治法】通阳泄浊，豁痰开结。

【方药】瓜蒌薤白半夏汤加味。

瓜蒌，薤白，半夏，白酒。

【临床应用】常加枳实、陈皮，行气滞、破痰结；加石菖蒲化浊开窍；加桂枝温阳化气通脉；加干姜、细辛，温阳化饮、散寒止痛。全方加味后共奏通阳化饮、泄浊化痰、散结止痛之功。若患者痰黏稠、色黄、大便干、苔黄腻、脉滑数，为痰浊郁而化热之象，用黄连温胆汤清热化痰；因痰阻气机可引起气滞血瘀，且痰热与瘀血往往互结为患，故要考虑到血脉滞涩的可能，常配伍郁金、川芎，理气活血、化瘀通脉；若痰浊闭塞心脉，猝然剧痛，可用苏合香丸芳香温通止痛；因于痰热闭塞心脉者用猴枣散，以清热化痰、开窍镇惊止痛。胸痹心痛，痰浊闭阻可酌情选用天竺黄、天南星、半夏、瓜蒌、竹茹、苍术、桔梗、莱菔子、浙贝母等化痰散结之品，但由于脾为生痰之源，临床应适当配合健脾化湿之药。

4. 瘀血痹阻

【症状】心胸疼痛剧烈，如刺如绞，痛有定处，甚则心痛彻背、背痛彻心，或痛引肩背，伴有胸闷，日久不愈，可因暴怒而加重。舌质暗红，或紫暗，有瘀斑，舌下瘀筋，苔薄，脉涩或结、代、促。

【治法】活血化瘀，通脉止痛。

【方药】血府逐瘀汤。

桃仁，红花，川芎，赤芍，牛膝，柴胡，桔梗，枳壳，甘草，当归，生地。

【临床应用】兼寒者，可加细辛、桂枝等温通散寒之品；兼气滞者，可加沉香、檀香辛香理气止痛之品；兼气虚者，加黄芪、党参、白术等补中益气之品；若瘀血痹阻重证，表现为胸痛剧烈，可加乳香、没药、郁金、延胡索、降香、丹参等加强活血理气止痛的作用。活血化瘀法是胸痹心痛常用的治法，可选用三七、川芎、丹参、当归、红花、苏木、赤芍、泽兰、牛膝、桃仁、鸡血藤、益母草、水蛭、王不留行、牡丹皮、山楂等活血化瘀药物，但必须在辨证的基础上配伍使用。另外，使用活血化瘀法时要注意种类、剂量，并注意有无出血倾向或征象，一旦发现，立即停用，并予相应处理。

5. 心气不足

【症状】心胸阵阵隐痛，胸闷气短，动则益甚，心中动悸，倦怠乏力，神疲懒言，面色㿠白，或易出汗。舌质淡红，舌体胖且边有齿痕，苔薄白，脉细缓或结代。

【治法】补养心气，鼓动心脉。

【方药】保元汤。

人参，黄芪，甘草，肉桂，生姜，丹参。

若兼见心悸气短、头昏乏力、胸闷隐痛、口燥咽干、心烦失眠、舌红或有齿痕者，为气阴两虚，可用养心汤以养心宁神。方中当归、生地黄、熟地黄、麦冬滋阴补血；人参、五味子、炙甘草补益心气；酸枣仁、柏子仁、茯神养心安神。补心气药常用人参、党参、黄芪、大枣、太子参等，如气虚显著可少佐肉桂，补少火而生气；亦可加用麦冬、玉竹、黄精等益气养阴之品。

6. 心阴亏损

【症状】心胸疼痛时作，或灼痛，或隐痛，心悸怔忡，五心烦热，口燥咽干，潮热盗汗。舌红少泽，苔薄或剥，脉细数或结代。

【治法】滋阴清热，养心安神。

【方药】天王补心丹。

生地黄，玄参，天冬，麦冬，丹参，当归，人参，茯苓，柏子仁，酸枣仁，五味子，远志，朱砂，桔梗。

【临床应用】若阴不敛阳、虚火内扰心神、心烦不寐、舌尖红少津者，可用酸枣仁汤清热除烦安神；如不效者，再予黄连阿胶汤以滋阴清火、宁心安神。若阴虚导致阴阳气血失和、心悸怔忡症状明显、脉结代者，用炙甘草汤，方中重用生地黄，配以阿胶、麦冬、麻仁滋阴补血，以养心阴；

人参、大枣补气益胃，资脉之本源；桂枝、生姜以行心阳，诸药同用，使阴血得充，阴阳调和，心脉通畅。若心肾阴虚，兼见头晕、耳鸣、口干、烦热、心悸不宁、腰膝酸软，用左归饮补益肾阴，或河车大造丸滋肾养阴清热。若阴虚阳亢，风阳上扰，加珍珠母、磁石、石决明等重镇潜阳之品，或用羚羊钩藤汤加减。若心肾真阴欲竭，当用大剂量西洋参、鲜生地黄、石斛、麦冬、山萸肉等急救真阴，并佐用生牡蛎、乌梅肉、五味子、甘草等酸甘化阴且敛其阴。

7. 心阳不振

【症状】胸闷或心痛较著，气短，心悸怔忡，自汗，动则更甚，神倦怯寒，面色㿠白，四肢欠温或肿胀。舌质淡胖，苔白腻，脉沉细迟。

【治法】补益阳气，温振心阳。

【方药】参附汤合桂枝甘草汤。

人参，附子，桂枝，甘草。

【临床应用】若阳虚寒凝心脉，心痛较剧者，可酌加鹿角片、川椒、吴茱萸、荜茇、高良姜、细辛、川乌、赤石脂；若阳虚寒凝而兼气滞血瘀者，可选用薤白、沉香、降香、檀香、焦延胡索、乳香、没药等偏于温性的理气活血药物；若心肾阳虚，可合肾气丸治疗，方以附子、桂枝（或肉桂）补水中之火，用六味地黄丸壮水之主，从阴引阳，合用温补心肾而消阴翳。心肾阳虚兼见水饮凌心射肺，而出现水肿、喘促、心悸，用真武汤温阳化气行水，以附子补肾阳而祛寒邪，与芍药合用，能入阴破结、敛阴和阳，茯苓、白术健脾利水，生姜温散水气；若心肾阳虚，虚阳欲脱厥逆者，用四逆加人参汤，温阳益气、回阳救逆；若见大汗淋漓、脉微欲绝等亡阳证，应用参附龙牡汤，并加用大剂量山萸肉以温阳益气、回阳固脱。

▌▌▌六、名医经验精粹 ▌▌▌

1. 张仲景

师曰："夫脉当取太过不及，阳微阴弦，即胸痹而痛，所以然者，责其极虚也。今阳虚知在上焦，所以胸痹、心痛者，以其阴弦故也。"

胸痹之病，喘息咳唾，胸背痛，短气，寸口脉沉而迟，关上小紧数，瓜蒌薤白白酒汤主之。

胸痹不得卧、心痛彻背者，瓜蒌薤白半夏汤主之。

胸痹心中痞，留气结在胸，胸满，胁下逆抢心，枳实薤白桂枝汤主之；人汤亦主之。

胸痹，胸中气塞，短气，茯苓杏仁甘草汤主之；橘枳姜汤亦主之。

胸痹缓急者，薏苡附子散主之。

——张仲景. 金匮要略［M］. 北京：人民卫生出版社，2005.

2. 王清任

胸痛在前面，用木金散可愈；后通背亦痛，用瓜蒌薤白白酒汤可愈。在伤寒，用瓜蒌、陷胸、柴胡等，皆可愈。有忽然胸痛，前方皆不应，用此方（血府逐瘀汤）1 剂，痛立止。

——王清任. 医林改错［M］. 北京：人民卫生出版社，1991.

3. 王肯堂

《脉经》云：寸口脉沉，胸中引胁痛，胸中有水气，宜泽漆汤，及刺巨阙泻之。（水）杜壬治胸胁痛彻背，心腹痞满，气不得通，及治痰咳，大瓜蒌去穰，取子炒熟，连皮研和，面糊为丸，如桐子大。米饮下五十丸。《斗门方》治胸膈壅滞，祛痰开胃，用半夏洗净焙干，捣罗为末，生姜自然汁和为饼子，用湿纸裹，于慢火中煨令香熟，水一盏，用饼子一块如弹丸大，入盐半钱，煎取半盏，温服，能去胸膈壅逆，大压痰毒，及治酒食所伤，其功效大矣。

——王肯堂. 证治准绳·杂病［M］. 北京：人民卫生出版社，2014.

4. 邓铁涛

邓铁涛教授强调以心脾相关理论做指导，运用调脾护心、补气除痰法治疗冠心病，指出：心阴心阳亏损内虚是内因为本；痰与瘀构成冠心病的继续发展为标。痰与瘀在辨证上属实，是标实而本虚之证，痰瘀相关是冠心病的重要病因病机及辨证分型的依据。依据三个方面，即：病因病机乃心脾相关、痰瘀相关；冠心病辨证以虚实为纲；治疗着重调脾护心，益气除痰，对调护心脾法做了论述。强调岭南土卑地薄，气候潮湿，以气虚痰浊型多见，提出"痰瘀相关"论，认为痰是瘀的初级阶段，瘀是痰的进一步发展，治痰可益气行血，从而寓通瘀于补气之中。

——林晓忠，吴焕林，严夏. 邓铁涛教授论治冠心病规律探要［J］. 中医药学刊，2005（19）：412 - 413.

▓▌‖‖ 七、名方应用精析 ▓▓▓▓▓▓▓▓▓

1. 柴胡疏肝散

[来源] 本方最早载于《医学统旨》，见于《证治准绳》卷四。张介宾将本方收入《景岳全书》，见于《景岳全书》卷二十五、卷五十六。《景岳全书》卷五十六云："柴胡疏肝散治胁肋疼痛，寒热往来。"

[药物组成] 陈皮（醋炒）、柴胡各二钱，川芎、枳壳（麸炒）、芍药各一钱半，甘草（炙）五分，香附一钱半。

[煎服方法与服用宜忌] 水一盅半，煎八分。食前服。宜清淡饮食，忌食生冷、辛热、油腻、腥膻、有刺激性的食物。

[主治病证] 外感证，邪在少阳，身发寒热而胁痛不止者，宜小柴胡汤、三柴胡饮，或河间葛根汤之类酌宜用之；若外邪未解而兼气逆胁痛者，宜柴胡疏肝散主之；若元气本虚，阴寒外闭，邪不能解而胁痛畏寒者，非大温中饮不可。

[方义阐释] 柴胡苦辛微寒，归肝胆经，善于调畅肝气同时疏郁结，在方中为君药。香附微苦辛平，入肝经，长于舒肝行气止痛；川芎味辛气温，入肝胆经，能行气活血、开郁止痛。香附、川芎同为臣药，助柴胡疏肝解郁、行气止痛。陈皮理气行滞和胃，醋炒以入肝行气；枳壳行气止痛；芍药、甘草养血柔肝、缓急止痛，共为佐使药，甘草调和诸药，兼为使药。本方为四逆散易枳实为枳壳，加川芎、香附、陈皮而成，与四逆散相比，疏肝理气作用较强。其中舒肝药与养血柔肝药相配，既养肝之体，又利肝之用，但整体以疏解肝郁为主，为治疗肝气郁结证之代表方。

2. 瓜蒌薤白半夏汤

[来源]《金匮要略·胸痹心痛短气病脉证并治》第4条："胸痹，不得卧，心痛彻背者，瓜蒌薤白半夏汤主之。"

[药物组成] 瓜蒌实一枚（捣），薤白三两，半夏半斤，白酒一斗。

[煎服方法与服用宜忌] 上四味，同煮，取四升，温服一升，日三服。宜清淡饮食，忌食生冷、辛热、油腻、腥膻、有刺激性的食物。

[主治病证] 胸闷重而心痛微，痰多气短，肢体沉重，形体肥胖，遇阴雨天易发作或加重，伴有倦怠乏力、纳呆便溏、咳吐痰涎。舌体胖大且

边有齿痕，苔浊腻或白滑，脉滑。

[方义阐释] 本方以瓜蒌为君，甘寒入肺，善于涤痰散结，理气宽胸；薤白为臣，辛温，通阳散结，行气止痛。二药相配，化上焦痰浊，宣胸中阳气，为治胸痹要药。佐使以白酒，取其辛散温通之效，行气活血，增行气通阳之力。伍用半夏，增强祛痰散结之力。本方行气祛痰与通阳宽胸相伍，药简力专，为瓜蒌薤白白酒汤加半夏而成，适用于胸痹而痰浊较甚者。

3. 血府逐瘀汤

[来源]《医林改错》上卷，方叙。

[药物组成] 当归三钱，生地三钱，桃仁四钱，红花三钱，枳壳二钱，赤芍二钱，柴胡一钱，甘草二钱，桔梗一钱半，川芎一钱半，牛膝三钱。

[煎服方法与服用宜忌] 水煎服。宜清淡饮食，忌食生冷、辛热、油腻、腥膻、有刺激性的食物。

[主治病证] 头痛、胸疼、胸不任物、胸任重物、天亮出汗、食自胸右下、心里热（名曰灯笼病）、瞀闷、急躁、夜睡梦多、呃逆（俗名打咯忒）、饮水即呛、不眠、小儿夜啼、心跳心慌、夜不安、俗言肝气病、干呕、晚发一阵热。

[方义阐释] 本方为桃红四物汤合四逆散，生地黄易熟地黄，赤芍易白芍，枳壳易枳实，加下行之牛膝和上行之桔梗而成。方中桃仁破血祛瘀，红花活血祛瘀止痛，共为君药；当归、赤芍、牛膝、川芎助君药活血祛瘀，共为臣药，其中牛膝入血分，性善下行，能引瘀血下行，使血不郁于胸中，瘀热不上扰；生地黄甘寒，清热凉血，合当归滋阴养血使祛瘀不伤正，合赤芍清热凉血以清瘀热；桔梗开宣肺气，载药上行，合枳壳一升一降，使气行则血行；柴胡疏肝解郁，升达清阳；甘草调和诸药。本方活血与行气相伍，既行血分瘀滞，又解气分郁结；祛瘀与养血同施，既有活血之功又无耗血之虑，既有行气之力又无伤阴之弊；升降兼顾，既能升达清阳，又能佐降泄下行，使气血和调则疾病自愈。本方宣通胸胁气滞、引血下行之力较佳，主治胸中瘀阻之证。

4. 保元汤

[来源] 本方出自《博爱心鉴》，张介宾将本方收入《景岳全书》并补齐药量。于书中多见，用途广泛。

［药物组成］人参二三钱，炙甘草一钱，肉桂五七分，黄芪二三钱（灌脓时酒炒，回浆时蜜炙）。

［煎服方法与服用宜忌］水一盅半，加糯米一撮，煎服。此药煎熟，或加人乳、好酒各半盏和服更妙，酌宜用之。宜清淡饮食，忌食生冷、辛热、油腻、腥膻、有刺激性的食物。

［主治病证］倦怠乏力，少气畏寒；小儿痘疮，阳虚顶陷，不能发起灌浆者。

［方义阐释］本方以人参为君，甘温益气，健补脾胃；臣以黄芪大补元气，扶助心气；佐以肉桂辛热补阳，温通血脉；伍用炙甘草，甘温益气，通经利脉，补益中气；更兼调和诸药，而司佐使之职。本方益气补虚培元，肺脾肾并补，为补气的经典方剂。

▌▌▌八、名医医案精选

【案一】胸痹（肝郁气滞、肝脾不和证）

付某，男，49 岁，2012 年 12 月 25 日初诊。因"阵发性心前区隐痛 2个月余，加重伴右肋部疼痛 1 周"就诊。患者既往有高血压病史 5 年余，否认糖尿病、冠心病病史。患者平素情绪易激动，常因琐事烦躁不安，偶有胸闷、心悸，可自行缓解，无胸痛，无恶心呕吐，无头痛头晕，平素怕冷，近两日眠差，难以入睡，多梦，纳呆，口苦，二便调。舌质暗，苔薄黄，脉弦。心电图：正常范围心电图；BP：135/85mmHg。

辨证：肝郁气滞，肝脾不和。

治法：行气解郁，调和肝脾。

处方：柴胡疏肝散加减。

柴胡 12g，赤芍 15g，白芍 15g，枳壳 12g，香附 12g，川芎 12g，陈皮10g，砂仁 6g，栀子 12g，炒枣仁 30g，丹参 30g，延胡索 30g，三七粉 3g（冲），水蛭 6g，葛根 30g，甘草 6g，瓜蒌 15g。14 剂，水煎服，每天 1 剂，分早晚 2 次温服。

二诊：服药后心前区疼痛症状消失，仍有胁肋部隐痛，发作次数较前减少，眠欠佳，纳可，偶有心悸，舌质暗，苔薄黄，脉弦。上方去陈皮，加川楝子 10g，生龙骨 30g，生牡蛎 30g。14 剂，水煎服，每天 1 剂，分早晚 2 次温服。

三诊：服药期间偶有轻度胁肋部隐痛，情绪较前好转，无胸闷心悸，纳可，眠欠佳，二便调，舌暗，苔薄黄，脉弦。调整处方为：柴胡 12g，赤芍 15g，白芍 15g，枳壳 12g，香附 12g，川芎 12g，当归 12g，陈皮 12g，栀子 12g，丹参 30g，炒枣仁 30g，三七粉 3g（冲），延胡索 30g，莪术 15g，全蝎 6g，甘草 6g，鸡血藤 30g。药后诸症皆除。

按：该患者因情志失节，郁怒伤肝，肝失疏泄而致气滞血瘀，胸阳不展，发为胸痹，肝气横逆犯胃而纳食减少，肝郁化火、扰动心神而不寐。治当疏肝理气、和胃安神。因其病久，气滞而致血瘀，血瘀不去则胸痹不除，故在行气的基础上加入水蛭、三七粉、延胡索、丹参等活血药物；配合栀子清郁热；炒枣仁安神。二诊时患者胸痹症状基本缓解，仍有胁肋部隐痛，偶有心悸，故在原方基础上去陈皮加川楝子，与延胡索配伍，增加其行气止痛之功；加生龙骨、生牡蛎镇静安神。三诊时患者主症偶有轻微发作，故将方中活血破血力量较强的水蛭换为莪术、全蝎、鸡血藤，并加入当归养血，既不失活血通络之功，又可奏养血安神之效。

——赵俊男，高洪春. 柴胡疏肝散加减治疗胸痹举隅 [J]. 湖南中医杂志，2013，30（1）：78 – 79.

【案二】胸痛（痰浊闭阻证）

患者胃痛十六年，遍治无效，得洋烟始止痛，久之亦不应，年甚一年。胸痛掣背，喘息抬肩，不能安卧，胸脘膨胀，而腑气旬余始得一解，诊其脉大搏指，舌苔垢白，此即金匮胸痹不得卧、胸痛彻背之候。痰垢积留胸中，溢于经脉，循脉而溢于背，腑中为清阳之府，如离照当空，不受继翳，地气一上，则真阳蒙遏膻中之气，窒塞不宣，脾胃相灌输，肺肠相表里，肠胃又同府，胃为浊阻，肺气不降，金源中涸，便闭浊结，阴翳愈甚，故痛势愈张，宜通阳蠲浊法。半夏、瓜蒌、薤白、白酒。

按：胸阳不振，痰浊之阴邪乘其阳位，膻中及肺卫为痰浊所阻而发胸痹。治以助阳通气滑窍、调畅凝郁之薤白，润燥开结、荡涤痰浊之瓜蒌，助以苦辛迅利之半夏，通经活络之白酒，使久痼寒痰滞气立解，胸阳得振而平。

——李冀. 方剂学 [M]. 3 版. 北京：中国中医药出版社，2012.

【案三】胸痹（气滞血瘀证）

张某，女，73岁，2005年11月10日初诊。胸部刺痛2年余。该患者消渴病史近10年，经用胰岛素治疗，病情稳定。2年前因老年丧偶，婆媳不和而渐现胸痹如针刺之症，伴见胸闷、气短、心慌、失眠多梦、大便干结。舌质紫暗，舌苔薄白，脉沉涩。

辨证：气滞血瘀。

治法：行气活血，疏肝祛瘀。

处方：炒桃仁15g（碎），红花10g，当归15g，川芎10g，炒白芍15g，柴胡10g，炒枳壳15g，甘草5g，桔梗10g，川牛膝15g，琥珀5g（冲服），郁金15g，降香10g（后下）。5剂，水煎服，每日1剂，早晚分服。

服药后，症状缓解，续服上方10余剂，诸症消失。后予逍遥丸合人参归脾丸巩固善后。

按：消渴日久，复因情志不遂而致肝失疏泄，气机郁滞，瘀血内停，血脉不通，故见胸部刺痛等症。急则治标，予行气活血以攻邪；缓则治本，予舒肝健脾、和营养血以善后。

——刘万宇，张兰．血府逐瘀汤临床应用举隅 [J]．辽宁中医药大学学报，2009（11）：159-160．

【案四】胸痹（心肾阳虚、心气痹阻证）

闫某，女，63岁，初诊日期为2001年11月10日。主诉：胸闷、头晕、气短、乏力3年余，加重3个月。患者3年前经某医院诊为冠心病、心动过速，经口服复方丹参滴丸、地奥心血康、倍他乐克，初始症状好转。6个月后上述症状加重，经某医院再诊，查心电图示：心动过缓，心率43次/分，可见窦性停搏和逸搏，诊断为冠心病、病窦综合征。住院3个月，未见明显好转，并建议安装起搏器，患者未接受，要求中医药治疗。现症：胸闷、头晕、心悸、气短、乏力、出汗，面色苍白，精神倦怠，饮食欠佳，夜晚加重，舌质暗淡，舌苔薄白，脉沉细而结。心电图大致同前。

辨证：心肾阳虚，心气痹阻。

治法：益气助阳活血。

处方：保元养心汤加淫羊藿15g，补骨脂10g，徐长卿10g，焦三仙各15g，每日1剂，7剂。

二诊（12月7日）：患者精神好转，饮食增加，夜晚病未发作，舌质暗淡，舌苔薄白，脉沉细迟无力。心电图示：窦性心动过缓，心率53次/分，无逸搏停搏。仍继服上药7剂。

三诊（12月21日）：患者自诉服药有效，又自取7剂服用，现症状消失，体力增加，饮食、二便正常。心电图示：窦性心律，心率65次/分。将上药配制水丸，每次6g，每日3次。因患者素有痼疾易感冒及小便热频，又以黄芪15g，薄荷15g，白茅根30g，生姜3片、大枣3枚，煎水冲服丸药。

1年后随访，诸证未发，精神、生活如常。

按：胸痹以心脏虚损为主，脏腑失衡是胸痹的根本原因，气阴两虚为基本病机。本病以益气养阴、活血通络为基本治法。保元养心汤由西洋参10g，黄芪15g，麦冬15g，五味子10g，黄精15g，赤芍15g，川芎10g，丹参15g，檀香10g，砂仁10g，桂枝6g，炙甘草10g组成。由保元汤、生脉散、丹参饮、四物汤四方加减化裁而成。保元汤保其元气，益气助阳，阳生阴长，有回生之功；生脉散益气生津，养阴清热，敛肺止汗，使脉道得气充，血运顺畅；丹参饮理气止痛、活血通络，以治胃心疼痛；黄精、赤芍、川芎有四物之意，具有补养阴血，活血祛瘀功效。又因该患者为阳气衰弱明显者，加淫羊藿15g，补骨脂10g，徐长卿10g，又因饮食欠佳，故加焦三仙各15g。

——袁智宇，袁灿宇，袁晓宇.袁海波运用保元养心汤治疗胸痹经验[J].中医杂志，2003，44（11）：825－826.

【案五】胸痹（心肾阴虚证）

张某，男，50岁。左胸憋痛发作3次前来就诊。每次发作约半分钟，因劳累而诱发，服麝香保心丸后可缓解。1年前曾因类似发作而住院，诊断为冠心病心绞痛。现症见：心悸少寐，盗汗烦躁，腰酸耳鸣，大便干燥，口干，舌红少苔，脉细数。血压20/14Kpa，心电图示S－T波降低，T波低平。

辨证：心肾阴虚。

治法：滋养心肾，宣痹通络。

处方：天王补心丹加味。

太子参10g，丹参20g，玄参12g，生地黄15g，当归9g，远志6g，炒酸枣仁 12g，柏子仁 12g，茯苓 10g，生龙齿 15g（先煎），瓜蒌皮 15g，瓜蒌仁 25g，天冬 10g，麦冬 10g，生山楂 20g，夜交藤 15g，5 剂，水煎服。

二诊：胸痛未再发作。原方改丹参 30g，继服 7 剂。

以后用上方出入调理 2 个月，复查心电图正常，天王补心丹、丹参片、珍合灵善后。

按：本例心绞痛为心肾阴虚、心络血少、心失血养所致。天王补心丹加味与本症药证合拍，故心肾阴复，心络血充行畅，心绞痛得愈。

——朱锦华. 天王补心丹的临床新应用［J］. 甘肃中医，1999，12（4）：35 – 36.

第九章　真心痛

一、概念、沿革及临床特点

真心痛，是胸痹心痛进一步发展的严重病证，其特点为剧烈而持久的胸骨后疼痛，伴心悸、喘促、面色苍白、冷汗淋漓、手足逆冷、凉至肘膝等症状，甚至危及生命。真心痛病名首见于《灵枢·厥病》，相当于西医学急性心肌梗死等心脏急症，为内科危重病证范畴，古今医家对此病的诊治都十分重视。

《灵枢·厥病》曰："真心痛，手足青至节，心痛甚，日发夕死，夕发旦死。"战国秦越人《难经·六十难》曰："其五脏气相干，名厥心痛；其痛甚，但在心，手足青者，即名真心痛。"隋·巢元方《诸病源候论·心痛病诸候》曰："心为诸脏主而藏神，其正经不可伤，伤之而痛为真心痛……心痛者，风冷邪气乘于心也。其痛发，有死者，有不死者，有久成疹者。"巢元方将心痛分为真心痛与久心痛两种不同证候，认为心为诸脏主而藏神，其正经不可伤，心为君主之官，心不受邪，邪中则亡。宋·张锐《鸡峰普济方》曰："心藏神，心者，身之主也，其正经为风邪所乘名真心痛。"宋太医院之《圣济总录》曰："心为诸脏之长，神之所舍也，其正经不可伤，伤之则旦发夕死，夕发旦死，是为真心痛。"故知其正经不可伤，邪伤心之正经，则发为真心痛。宋《圣济总录·心痛门》对卒心痛、久心痛和真心痛加以区别，认为邪伤心之正经，则发为真心痛，并沿袭《备急千金要方》之说，分为九种心痛，由于他经阳气不足而引起心经气逆而致心痛者（阳虚阴厥）为厥心痛，并首次将五脏心痛单列为节，与厥心痛并列。明·孙文胤《丹台玉案》曰："惟平素原无心痛之疾，卒然大痛无声，面青气冷，咬牙噤齿，手足如冰冷者，乃真心痛也。"明·王肯堂订补

《古今医鉴》曰："其有真心痛者，因太阳触犯心君，或污血冲心而痛极……非药所能治也。"明·李梴《医学入门》对厥心痛与真心痛进行了鉴别，认为真心痛和厥心痛有邪犯心君、邪犯心包络之异。厥心痛证情较真心痛稍轻，因邪犯心包络，痛时有手足厥冷而命名。明·皇甫中《明医指掌·卷六·心痛》曰："夫心痛者，有真、有厥。真者，邪中心君，手足青至节即死，非药可疗。厥者，邪客于心胞络、胃脘之间，当心之分，非真心受证，故可治也。"明·虞抟《医学正传·卷之四·胃脘痛（俗呼为心痛）》曰："有真心痛者……夕发旦死。医者宜区别诸证而治之，无有不安之理也。"将胸痛的脉证纳入胃脘痛中讨论，认为除真心痛外，其余心胸疼痛皆为胃痛。清·冯楚瞻《冯氏锦囊秘录·女科精要卷十八·产后杂症门》曰："产后心痛，为阴血亏损，随火上冲心络，名曰心包络痛……若寒伤心经，名曰真心痛，则无药可救矣。"清·沈金鳌《杂病源流犀烛》卷六有云："素无心病，卒然大痛无声，咬牙切齿，舌青气冷，汗出不休，手足青过节，冷如冰，是为真心痛，旦发夕死，夕发旦死。"以上诸症基本符合西医学冠心病急性心肌梗死并发休克的临床表现。

明清医家在临床实践中还逐渐认识到"真心痛"并非不能救治。明·王肯堂提出真心痛救治之法"真心痛，手足青至节者死，寒至节者亦死。盖因寒邪直至心经，心火衰弱，反为寒气所劫故也。医者不忍坐视，用猪心煎汤去猪心，入麻黄、官桂、干姜、附子之类，直至心经以散寒。此秘要之妙法，亦死中求生之意也。"明·虞抟《医学正传》、明·方偶《医林绳墨》、清·林珮琴《类证治裁》、清·陈士铎《辨证录》皆提出真心痛"亦未尝不可生还"的观点。对真心痛的病因，除了气、血、水、痰、寒邪外，清·陈士铎在《石室秘录》提出真心痛也有火邪所致，认为真心痛分寒热二证，阴证较阳证难救，并且创制了救真汤、湾火神丹、去寒定痛汤等多首治疗真心痛的方剂。

真心痛的基本证候特点是胸闷，心痛剧烈，面色苍白，冷汗淋漓，手足青冷，凉至肘膝，脉微欲绝，可夕发旦死、旦发夕死，甚至猝死。本病心痛痛势剧烈，难以忍受，持续时间长达 30 分钟以上，休息或服药后仍不能缓解，疼痛范围常包括整个心前区，也可放射到喉部、下颌或颈、背等处，患者常烦躁不安，有恐惧或濒死感，还可伴随恶心、呕吐、肠胀气或者顽固性呃逆。

二、病因与病机

本病发病原因与年老体衰、阳气不足、七情内伤、气滞血瘀、过食肥甘或劳倦伤脾、痰浊化生、寒邪侵袭、血脉凝滞等因素有关。《素问·举痛论》述"寒气入经而稽迟，泣而不行，客于脉外则血少，客于脉中则气不通，故卒然而痛"，提示寒邪可能导致真心痛；《辨证录·心痛门》认为火邪犯心也可引发真心痛，但病势相对较缓，"夫真心痛，原有两症，一寒邪犯心，一火邪犯心也。寒犯心者，乃直中阴经之病，猝不及防……若火犯心者，其势虽急而犹缓"。此外，古人论述此病还与痰浊、瘀血等有关，如《明医指掌·心痛证》论"真心痛者，平素原有痰……盖寒邪直中心经，君火不能抗敌故也"；《寿世保元·心胃痛》说"其有真心痛者，大寒触犯心君，又有污血冲心"；《医灯续焰·心腹痛脉》指出此病之本在心虚"真心痛者，真脏痛也……必也真脏自虚，神明失守，致心包厥痛之邪乘虚而入"，同《素问·评热病论》所言"邪之所凑，其气必虚"。

本虚是发病基础；标实是发病条件。如寒凝气滞，血瘀痰浊，闭塞心脉，心脉不通，出现心胸疼痛，严重者部分心脉突然闭塞，气血运行中断，可见心胸猝然大痛，而发为真心痛；若心气不足，运血无力，心脉瘀阻，心血亏虚，气血运行无力，可见心动悸、脉结代；若心肾阳虚，水邪泛滥，水饮凌心射肺，可出现心悸、水肿、喘促，或亡阳厥脱、亡阴厥脱，或阴阳俱脱，最后导致阴阳离决。总之，本病病位在心，其本在肾，总的病机为本虚标实，而在急性期则以标实为主。

三、诊断与鉴别诊断

【诊断】

1. 真心痛以心胸剧痛，持续不解，伴有汗出肢冷、面白唇、手足青紫、脉微欲绝为主要表现。

2. 多见于中老年人，多数患者有先兆症状。

3. 疼痛部位和性质与胸痹相同，程度较重，持续时间较长，休息和含用药物多不能缓解。

4. 心电图可出现心肌损伤、坏死的特征性改变，血清心肌标志物阳性。

【鉴别诊断】

1. 心衰病

心衰病主要表现为心悸、气短、尿少、浮肿并见，或伴有胸闷涩痛、气急、喘不得卧、口唇甲紫、胁下癥积等症状。

2. 胸痹心痛

胸痹以胸部闷痛为主症，患者多见膻中或心前区憋闷疼痛，甚则痛彻左肩背、咽喉、胃脘部、左上臂内侧等部位，呈反复发作性，一般持续几秒到几十分钟，休息或用药后可缓解。常伴有心悸、气短、自汗，甚则喘息不得卧，严重者可见疼痛剧烈、持续不解、汗出肢冷、面色苍白、唇甲青紫、脉散乱或微细欲绝等危候，可发生猝死。真心痛乃胸痹的进一步发展，症见心痛剧烈，甚则持续不解，伴有汗出、肢冷、面白、唇紫、手足青紫、脉微或结代等危重证候。

四、辨证要点与治疗原则

【辨证要点】

真心痛可分为急性期与缓解期，应视其不同的临床表现辨证论治。一般而言，本病病位在心，与肝、脾、肾关系密切。若诸脏腑功能失调，可使心主血脉功能障碍，严重者发为真心痛，其疼痛部位局限于胸膺部，可放射至肩背、咽喉、脘腹等部位，心痛剧烈，持续时间长，服药难以缓解。病性多为本虚标实，本虚主要指脏腑、阴阳、气血亏损，标实主要是气滞、血瘀、寒凝、痰阻，寒凝心脉或阳气暴脱多见。真心痛急性期面色苍白、冷汗淋漓、手足青冷、凉至肘膝、脉微欲绝，病势危重。

【治疗原则】

心痛是真心痛最早出现、最为突出的症状，其疼痛剧烈、难以忍受，且范围广泛，持续时间长久，患者常有恐惧、濒死感。因此，在发作期间必须选用有效的止痛药物，以迅速缓解心痛的症状。疼痛缓解后予以辨证施治，常以补气活血、温阳通脉为法，可与胸痹辨证互参。

五、辨证论治

1. 寒凝心脉

【症状】胸痛彻背，胸闷气短，心悸不宁，神疲乏力，形寒肢冷。舌质暗淡，苔白腻，脉沉无力，迟缓，或结代。

【治法】温补心阳，散寒通脉。

【方药】当归四逆汤加味。

当归，芍药，桂枝，附子，细辛，人参，甘草，通草，三七，丹参，延胡索。

【临床应用】若阴寒极盛，身寒肢冷，气短喘息，可合乌头赤石脂丸。

2. 气虚血瘀

【症状】心胸刺痛，胸部闷滞，动则加重，伴短气乏力、汗出心悸。舌体胖大，边有齿痕，舌质暗淡或有瘀点瘀斑，舌苔薄白，脉弦细无力。

【治法】益气活血，通脉止痛。

【方药】保元汤合血府逐瘀汤加减。

人参，黄芪，桃仁，红花，川芎，丹参，赤芍，当归，柴胡，枳壳，桔梗，甘草。

【临床应用】气为血之帅，气虚者在大补元气的同时一定要结合理气行气，才能补而不滞、气行则血行。自汗畏风明显者加白术、防风；脘闷纳呆者加半夏、生山楂；动则心悸加麦冬、葛根、三七（冲服）。

3. 正虚阳脱

【症状】心胸绞痛，胸中憋闷，或有窒息感，喘促不宁，心慌，面色苍白，大汗淋漓，烦躁不安，或表情淡漠，重则神志昏迷，四肢厥冷，口开目合，手撒尿遗。脉疾数无力，或脉微欲绝。

【治法】回阳救逆，益气固脱。

【方药】四逆加人参汤加减。

红参，附子，肉桂，山萸肉，龙骨，牡蛎，玉竹，炙甘草。

【临床应用】阴竭阳亡合生脉散；并可急用独参汤灌胃或鼻饲，或参附注射液50mL，不加稀释直接推注，每15分钟1次，直至阳气恢复，四肢转暖，改用参附注射液100mL继续静滴，直至病情稳定。

4. 水气凌心

【症状】心痛暴作，憋闷喘促，咳吐痰涎，怔忡自汗，形寒肢冷。舌质紫暗，脉沉数微。

【治法】温阳益气，化饮通脉。

【方药】温阳化饮汤。

熟附子、人参、桂枝、茯苓、葶苈子、北五加皮、丹参、石菖蒲。

【临床应用】心阳暴伤，水饮上逆，凌心射肺所致。心悸明显、水肿者加泽泻、泽兰；憋闷咳吐痰涎甚者加瓜蒌、薤白。

六、名医经验精粹

1. 陈士铎

《辨证录·心痛门》云："人有真正心痛，法在不救，然用药得宜，亦未尝不可生也。其症心痛不在胃脘之间，亦不在两胁之处，恰在心窝之中，如虫内咬，如蛇内钻，不特用饭不能，即饮水亦不可入，手足冰冷，面目青红者是也。夫真心痛，原有两症，一寒邪犯心，一火邪犯心也。寒犯心者，乃直中阴经之病，猝不及防，一时感之，立刻身死。死后必有手足尽紫黑者，甚则遍身俱青，多非药食能救，以至急而不遑救也。倘家存药饵，用人参一二两，附子三钱，急煎救之，可以望生，否则必死。若火犯心者，其势虽急而犹缓，可以远觅药饵，故不可不传方法，以救人也。余言前症，正火邪犯心也，但同是心疼，何以辨其一为寒而一为热？盖寒邪舌必滑，而热邪舌必燥耳。倘辨其为火热之心痛，即用救真汤投之炒栀子（三钱）、炙甘草（一钱）、白芍（一两）、广木香末（二钱）、石菖蒲（一钱）水煎服。一剂而痛止矣，不必更用二剂。但痛止后必须忍饥一日，断不再发。或曰：既是真心痛，宜用黄连以直治心火，何以不治心而治肝耶？不知肝为心之母，泻肝木之气，则肝不助火而心气自平，泻肝木正善于泻心火也。倘直泻其心，则心必受伤，虽暂取效于一时，而脾胃不能仰给于心火，则生气遏抑，必至中脘虚寒，又变成他症矣。此黄连之所以不用，而反用栀子也。"

——陈士铎. 辨证录［M］. 北京：中国中医药出版社，2007.

2. 沈金鳌

《杂病源流犀烛·心病源流》载："真心痛……若不忍坐视，或使心经寒散，亦可死中求活，宜用猪心煎汤去渣，煎麻黄、肉桂、附子、干姜。"

——沈金鳌. 杂病源流犀烛［M］. 北京：人民卫生出版社，2006.

3. 任继学

任教授认为，真心痛一般都有先兆症，可出现心痛频繁发作、疼痛时间延长、手足欠温、气短、胸中紧闷、汗出、呕吐、舌赤两侧青、脉多见三五不调之象，常发作于安静时或睡眠时，亦多见于疲劳之后。症见突然心剧痛，反射于左肩胛下疼痛，心悸烦躁，汗出，胸背明显，多有恐惧欲死感，爪甲色红暗或青，四肢厥冷，发热，舌赤隐青，脉多弦紧，疾数，乍迟乍数，乍大乍小之象。还有警惕症应引起注意，心寄窍于耳，因此有少数患者耳孔内疼痛持续时间长，另无它症；又阳明经脉与脾经联系，脾之经络入心中，故有胃疼一症便是，也有齿痛一症为病者，更有足跟痛，或阑尾疼痛者。少数患者罹病而无任何症状，消渴患者和老年人居多。

本病病位在心，由于心体受损，血脉痹阻，血津为瘀当饮，此为病之本，脏腑经络为病之标。若发生于中壮年之人，则以实为要，老年人则以虚为本、以实为标。病程一般由发病始至 60 天左右，为一病程阶段，而后则转为慢性之疾。急救时，任教授认为急则治其标，治疗应活络行瘀、清心解毒，方用四妙勇安汤加减。

——郑大为，栾杰男. 任继学教授治疗急性心肌梗死经验［J］. 中华中医药学刊. 2007，25（8）：1562－1563.

4. 邓铁涛

邓教授治疗冠心病的临床经验指出，真心痛病位在心，多属标实本虚之证，往往虚实并存，但有先后主次缓急之分，本虚虽指全身之虚，但心虚是其突出的矛盾。治疗冠心病一般多重视瘀血，而对痰浊这一病理因素关注不足。邓老根据临床实践，最早提出了"痰瘀相关"理论，并认为痰为先导，由痰致瘀，以痰为主。冠心病患者之痰浊往往出现较早，其后影响及血，方成痰瘀互结之局。脾胃虚弱、痰湿阻滞是病机之关键。治疗时突出化痰通痹，佐以活血祛瘀，兼顾补气、除湿、健心脾。急救时，通脉止痛是首要，辨证使用冠心苏合丸嚼服，或将人工牛黄、冰片和麝香等研末含服以芳香开窍、活血化瘀，并除痰健脾以升腾清阳、补养心气，寓补于通。

——高尚社. 国医大师邓铁涛教授辨治冠心病心绞痛验案赏析［J］.

中国中医药现代远程教育.2012：10（12）：5－6.

5. 邵念方

邵教授认为，《黄帝内经》关于"主明则下安，主不明则十二官危"的论述，对真心痛的临床治疗有十分重要的指导意义。心主神明，精神和情志对身心健康的影响很大，对真心痛患者的安危影响更大。因此，真心痛患者要安定情志，避免精神紧张。临床主要采取如下措施：①室内保持安静，避免噪音和不良刺激，最好独居一室，保持患者清静和情绪稳定。②在辨证论治的处方中，加入安神药，如柏子仁、酸枣仁、夜交藤、炙百合、琥珀粉等。③加强心理护理。

真心痛发作后最易引起脾胃不和、运化失常，而出现腹胀、便秘、舌苔厚腻等，此乃"母病及子"。脾胃为后天之本、气血生化之源、气机升降中枢，脾胃一旦失调，气血不足、心失所养，或气机不畅、心血瘀阻，直接影响本病的恢复，即所谓"子盗母气"。因而，在治疗真心痛时，邵教授常强调脾胃调理的重要性。调理脾胃时最常见也是最重要的病理环节是腑气不通（大便秘结），因此通腑泻浊是治疗真心痛的又一重要方法。

对于真心痛的抢救，邵教授采用针药并用，连服麝香心痛宁或速效救心丸开水溶化，针刺内关、鸠尾穴，并在神门、心俞、厥阴俞、阿是穴等压痛最明显之穴位掐揉，疗效确切。

——郭兆安，尤可．邵念方教授治疗真心痛的经验［J］．中国中西医结合急救杂志，2004，11（3）：187－188.

▓▓▓七、名方应用精析▓▓▓

1. 通脉四逆汤

[来源]《伤寒论》曰："少阴病，下利清谷，里寒外热，手足厥逆，脉微欲绝，身反不恶寒，其人面赤色，或腹痛，或干呕，或咽痛，或利止，脉不出者，通脉四逆汤主之。"若"吐已下断，汗出而厥，四肢拘急不解，脉微欲绝者"，加猪胆汁半合（5mL），名"通脉四逆加猪胆汁汤""分温再服，其脉即来。无猪胆，以羊胆代之"。

[药物组成] 炙甘草二两，附子大者一枚（生用，去皮，破八片），干姜三两（强人可四两）。

[煎服方法与服用宜忌] 上三味，以水三升，煮取一升二合，去滓，分温再服，其脉即出者愈。面色赤者，加葱九茎；腹中痛者，去葱，加芍药二两；呕者，加生姜二两；咽痛者，去芍药，加桔梗一两；利止脉不出者，去桔梗，加人参二两。病皆与方相应者，乃服之。

[主治病证] 少阴病，阴盛格阳证。

[方义阐释] 通脉四逆汤证除"少阴四逆"外，更有"身反不恶寒，其人面色赤，或腹痛、或干呕、或咽痛、或利止脉不出"等，是阴盛格阳、真阳欲脱之危象，所以在四逆汤的基础上重用姜、附，冀能阳回脉复，故方后注明"分温再服，其脉即出者愈"。方中附子辛甘大热，走而不守，能温肾壮阳以祛寒救逆，振奋一身之阳，生用则逐阴回阳之功更捷，是为君药；干姜辛温，守而不救逆，并能通行十二经，与附子相配，可增强回阳之功，是为臣药；干姜与附子两者相须为用，助阳散寒之力尤大；配伍炙甘草为佐使，性温具补，补脾胃而调诸药，并能缓和姜附燥热之性，使其破阴复阳而无暴散之虞，三药合用，功专效宏，能救人于顷刻之间，速达回阳救逆之效。若吐下都止，汗出而厥，四肢拘急不解，脉微欲绝者，是真阴真阳大虚欲脱之危象，故加苦寒之胆汁，既防寒邪拒药，又引虚阳复归于阴中，亦是反佐之妙用，是以方后注明："无猪胆，以羊胆代之"。

2. 附子理中汤

[来源]《杂病广要·胸痹心痛》："或真心痛者，手足青不至节，或冷未至厥，此病未深，犹有可救，必借附子理中汤加桂心、良姜，挽回生气可也。"

[药物组成] 人参、白术、干姜（炮）、附子（炮去皮脐）各二钱，炙甘草一钱，桂心、良姜各五分。

[煎服方法与服用宜忌] 上作一服，水二盏，生姜五片，煎至一盏，食前。如血少加当归（一钱），同煎服。

[主治病证] 中寒，中湿，手足厥逆，冷汗自出，呕逆虚弱。

[方义阐释] 此证惟陡进纯阳之药，迅扫浊阴，以回复脾肾之阳，乃得收功再造。方中以附、姜辛热追阳为君，臣以参、术培中益气，佐以炙草和药，使以姜汁去阴浊而通胃阳。妙在干姜温太阴之阴，即以生姜宣阳明之阳，使参、术、姜、附收功愈速。

3. 救真汤

[来源]《辨证录·心痛门》云："盖寒邪舌必滑，而热邪舌必燥耳。倘辨其为火热之心痛，即用救真汤投之。"

[药物组成]炒栀子三钱，炙甘草一钱，白芍一两，广木香末二钱，石菖蒲一钱。

[煎服方法与服用宜忌]水煎服。一剂而痛止矣，不必更用二剂。但痛止后必须忍饥一日，断不再发。

[主治病证]治真心痛，痛势急迫，属火热者。

[方义阐释]本方炒栀子泻火除烦、清热利湿、凉血解毒；炙甘草补脾和胃、益气复脉；白芍养血敛阴、柔肝止痛；广木香行气止痛、温中和胃；石菖蒲开窍豁痰、化湿和中、醒神益智。全方清热凉血兼养血、行气利湿化痰，适用于火热痛甚之真心痛。

4. 炙甘草汤

[来源]《伤寒论·辨太阳病脉证并治》曰："伤寒脉结代，心动悸，炙甘草汤主之。"

[药物组成]炙甘草12g（炙），生姜9g（切），桂枝9g（去皮），人参6g，生地黄50g，阿胶6g，麦冬10g（去心），麻仁10g，大枣10枚（劈）。

[煎服方法与服用宜忌]上以清酒七升，水八升，先煮八味，取三升，去滓，内胶烊消尽，温服一升，日三服。

[主治病证]阴血阳气虚弱，心脉失养证。脉结代，心动悸，虚羸少气，舌光少苔，或质干而瘦小者。

[方义阐释]方中重用生地黄滋阴养血为君；配伍炙甘草、人参、大枣，益心气、补脾气，以资气血生化之源；阿胶、麦冬、麻仁滋心阴，养心血，充血脉，共为臣药；佐以桂枝、生姜辛行温通，温心阳、通血脉，诸厚味滋腻之品得姜、桂则滋而不腻；用法中加清酒煎服，以清酒辛热而温通血脉，以行药力，是为使药。全方滋心阴、养心血、益心气、温心阳以复脉定悸。诸药合用，滋而不腻，温而不燥，使气血充足，阴阳调和。

5. 丹参饮

[来源]《时方歌括》曰："治心痛胃脘诸痛多效。妇人更效。"

[药物组成]丹参一两，檀香、砂仁各一钱。

[煎服方法与服用宜忌] 水一杯半，煎七分服。因丹参有活血作用，且用量较大，故出血性疾病慎用本方。

[主治病证] 主血瘀气滞证。症见心胃诸痛，痛有定处，以刺痛为主。

[方义阐释] 本方为气滞血瘀之心胃疼痛而设，治宜活血祛瘀，行气止痛。方中重用丹参为君，活血化瘀止痛而不伤气血；配辛温芬芳之檀香、砂仁行气止痛，为臣药。三药合用，使气血通畅，疼痛自止。

八、名医医案精选

【案一】真心痛案（心脉痹阻、元气虚脱证）

抗某，男，65 岁，某大酒店厨师，1990 年 7 月 2 日由门诊入院。患者于入院前 2 小时左右突感胸闷，左前胸隐隐作痛，未曾介意，自服糖盐水约 300mL，以图缓解。据云既往曾几次胸痛发作均用上法而缓解，此次适得其反，胸痛逐渐加剧，痛如锥刺，如刀绞，难以忍受，且痛及肩背。遂到本院门诊就医，经心电图检查发现：急性广泛性前壁下壁心肌梗死；偶发室性早搏。即由门诊送入急诊室抢救。查：患者神志清，但面色苍白，汗出如珠，心悸怔忡，气短息微，语音低沉，四肢厥冷，双手护胸，口唇青紫，口干思饮，大便二日未解。舌质暗红，舌苔灰白，六脉沉涩无力。

辨证：气滞血瘀，心脉痹阻，元气虚脱。

治法：祛瘀活血，温通心阳，大补元气。

处方：北芪 30g，党参 30g，丹参 20g，赤芍 30g，当归 15g，红花 10g，桃仁 15g，炮山甲 12g，川芎 10g，甘草 10g，田七 3g，桂枝 3g。复渣，分三次温服。另花旗参 10g 炖服，上下午各一次。

二诊：1 周后复查心电图，结果：亚急性广泛性前下壁心肌梗死；肢导联低电压。患者精神转佳，唇舌淡红，面色较前红润，胸痛减轻，汗出大减，四肢温暖，饮食知味且善饥，每日解大便一次。以上法随症加减，巩固疗效。

患者住院 29 天，能下床活动，临床治愈而出院。

按：上方用桃、红、归、赤芍、丹参、田七祛瘀活血，疏通经络以止痛；炮山甲增强通络散瘀之力。这大批祛瘀活血药由大补元气之党参、北芪带入血分，从而发挥了"气为血帅，气行则血行"，以达到"通则不痛"之治疗目的。更以独参汤大补元气，桂枝温通心阳，共凑回阳固脱之效。本案在抢救过程中，结合吸氧、镇静止痛、预防感染、血管扩张及补充能量等综合措施治疗，患者面色渐见红润，出汗略减，但仍气息低微唇舌暗红，故坚持以上法继续治疗。

——李瑞云，黄道金."补气养阴，祛瘀活血"法治疗"真心痛"3例体会［J］.海南医学.1991，2（4）：59－60.

【案二】真心痛案（气虚血瘀、寒痰痹阻证）

患者甲，男，48岁，住院号3050。因胸部疼痛，放射至右上臂5天，伴呕吐、量少，每日约5次，并伴有汗出、眠差、纳差。于2010年12月8日来院，测血压15.5/13.5kPa，心率68次/分，律不齐，心音强弱不等，快慢不一，心率与脉搏不一致。心电图诊断：心房纤颤，急性下壁心肌梗死演变期，左心室肥厚兼劳损。西医诊断：急性下壁心肌梗死，心律失常，房颤，高血压病Ⅲ期。舌质淡，舌边有齿印，苔白中间厚略黄，脉结细弱弦。

辨证：气虚血瘀，寒痰痹阻。

治法：温阳通痹，理气豁痰兼益气活血。

处方：红参25g，黄芪30g，桂枝10g，炙甘草10g，当归15g，白芍20g，枳实15g，厚朴15g，瓜蒌15g，薤白15g，丹参15g，川芎15g，红花15g，赤芍15g，降香10g，牛膝15g，水煎服。另用三七、元胡粉各5g吞服，胸痛较重时加用速效救心丸15粒舌下含服。

二诊：上方服用7剂后，自觉精神转佳，继以本方为主调治。

药后心绞痛基本没发作，血压稳定，舌质淡红，舌苔薄白，脉虚缓。心电图下壁病理性Q波，T波好转。住院50天出院。

按：辨证分型治疗真心痛强调局部与整体相结合、辨证辨病相结合的原则。本病常见气虚为本、血瘀为标，治以益气活血、化瘀通脉法，在辨证组方中要加重人参、附子、葶苈子等药的用量。

——李华.辨证分型治疗真心痛［J］.中医临床研究，2013，5（8）：52－53.

【案三】真心痛案（心气不足证）

刘某，男，62岁，1965年5月8日初诊。1年多前，因心肌梗死合并心力衰竭而入住某医院，经抢救逐渐好转。去年5月、10月、12月各发作一次心绞痛。既往有糖尿病史。患者常感口渴，喜饮水，不能久坐，近来因体力活动多，下肢肿、疲乏无力、四肢关节痛、心悸不舒、轻度心衰。检查心电图示：心房纤颤，陈旧性心肌梗死。脉左沉细，余弦缓，舌红薄白苔。

辨证：心气不足，兼有风湿。

治法：益心气，祛风湿。

处方：北沙参三钱，麦冬二钱，五味子一钱，炒远志一钱，炒枣仁三钱，生龙骨三钱，炒小麦三钱，天麻二钱，桑枝三钱，松节三钱，化橘红一钱，大枣三枚。七剂，水煎服。

二诊（5 月 27 日）：药后症减。近又因劳累，前天早晨头晕、恶心、呕吐、面色㿠白，很快好转。咳嗽有痰，偶带血丝。检查尚有轻度心力衰竭，心电图仍为心房纤颤。头枕部生一小疖子。脉沉滑无力，舌红苔白腻。证属心气不足、营卫不和、气血失调、内热发痈，治宜调营卫、益心气、和气血、解痈毒。

处方：西洋参（或北沙参）一钱半，麦冬二钱，五味子一钱，生黄芪三钱，当归一钱半，连藤、银花各一钱半，土茯苓三钱，陈皮一钱，炙甘草一钱，大枣三枚。五剂，水煎服。

三诊：头枕部疖肿消散。原方去连藤、银花、土茯苓，加远志一钱，炒枣仁三钱，继服而渐好转。

按：患者冠心病，曾发生心肌梗死。自觉心悸，下肢浮肿，脉左沉细，检查尚有心衰、心房纤颤。证属心气不足，故始终用生脉散加远志、枣仁等；兼风湿，选用天麻、桑枝、松节，祛邪而不伤正；头枕部生疖，合解毒之品，并用补血汤，扶正祛邪。

——中医研究院．蒲辅周医疗经验［M］．北京：人民卫生出版社，1976.

【案四】真心痛案（寒痹心脉证）

曾治一人，证势危，不忍坐视，用麻黄、附子、干姜、桂心各二钱，猪肝煎汤，频灌，渐次转温，死中求生之一法也。若真头痛，急灸百会穴数壮，再用乌、附、参各二钱，姜浓煎，吞黑锡丹三十粒，非此猛剂，不足以追失散之元阳，而散其外真之寒邪。

——王肯堂．肯堂医论［M］．北京：中国书店，1986.

【案五】真心痛案（寒邪直中证）

何某，年三十余，忽患心痛，甚则昏厥，急召余诊。唇面俱青，以手紧按胸膛，痛剧不能言，脉之左关尺紧，寸口如循刀刃，右手不克诊，以紧按胸膛故也。余曰：此真心痛病，旦发夕死，夕发旦死，虽卢扁复生，不能救也。逾时果卒。

——崔凡芝．一得集［M］．北京：国家图书馆出版社，2007.

第十章 心 悸

一、概念、沿革及临床特点

心悸，是指病人自觉心中悸动、惊惕不安，甚则不能自主的一种病证。临床一般多呈发作性，每因情志波动或劳累过度而发作，且常伴胸闷、气短、失眠、健忘、眩晕、耳鸣等症。悸，是指悸动不安、惊惕之意。心悸包括惊悸和怔忡。因惊而悸者谓之惊悸，时作时止，病情较轻；无所谓动而悸者，谓之怔忡，发作无时，病情较重。一般怔忡多伴惊悸，惊悸日久可发展为怔忡。

心悸是心脏常见病证，为临床多见，除可由心本身的病变引起外，也可由他脏病变波及于心而致。

《黄帝内经》虽无心悸或惊悸、怔忡之病名，但有类似症状记载。如《素问·举痛论》云："惊则心无所依，神无所归，虑无所定，故气乱矣。"并认为其病因有宗气外泄、心脉不通、突受惊恐、复感外邪等，并对心悸脉象的变化有深刻认识。《素问·三部九候论》说："参伍不调者病。"最早记载脉律不齐是疾病的表现。《素问·平人气象论》说："脉绝不至曰死，乍疏乍数曰死。"其最早认识到心悸时严重脉律失常与疾病预后的关系。《黄帝内经》只言"惊"。以"悸"称者始自汉代张仲景。《伤寒论》及《金匮要略》中以惊悸、心动悸、心下悸等为病证名，认为其主要病因有惊扰、水饮、虚损及汗后受邪等，记载了心悸时表现的结、代、促脉及其区别，提出了基本治则及炙甘草汤等治疗心悸的常用方剂。宋代《济生方·惊悸怔忡健忘门》率先提出怔忡病名，对惊悸、怔忡的病因病机、变证、治法做了较为详细的记述。金·成无己在《伤寒明理论·悸》中，对有关悸的证治做了进一步疏注，阐述了惊悸、怔忡之含义，并指出心悸病因不外气虚、痰饮二端。《丹溪心法》中提出心悸当"责之虚与痰"的理论。《丹溪心法·惊悸怔忡》曰："惊悸者血虚，惊悸有时，从朱砂安神丸。"明代《医学正传·惊悸怔忡健忘证》对惊悸、怔忡的区别与联系有详尽的描述。《景岳全书·怔忡惊恐》认为怔忡由阴虚劳损所致，且"虚微动亦微，虚甚动亦甚"，在治疗与护理上主张"速宜节欲节劳，切戒酒色""速宜养气养精，滋培根本"。清代《医林改错》论述了瘀血内阻导致心悸怔忡，记载了用血府逐瘀汤治疗心悸每多获效。

心悸是临床常见病证之一，也可作为临床多种病证的症状表现之一，如胸痹心痛、失眠、健忘、眩晕、水肿、喘证等出现心悸时，应主要针对原发病进行辨证治疗。

根据本病的临床表现，西医学的各种原因引起的心律失常，如心动过速、心动过缓、早搏、心房颤动或扑动、房室传导阻滞、病态窦房结综合征、预激综合征及心功能不全、神经官能症等，凡以心悸为主要临床表现时，均可参考本节辨证论治。

二、病因与病机

1. 体虚久病禀赋不足

素体虚弱，或久病失养、劳欲过度，或各种失血，造成气血阴阳亏虚，以致心失所养，发为心悸。

2. 饮食劳倦

嗜食膏粱厚味、煎炸炙煿，蕴热化火生痰，或伤脾滋生痰浊，痰火扰心而致心悸。劳倦太过伤脾，或久坐卧伤气，引起生化之源不足，而致心血虚少、心失所养、神不潜藏，而发为心悸。

3. 七情所伤

平素心虚胆怯，突遇惊恐或情怀不适、悲哀过极、忧思不解等七情扰动，忤犯心神，心神动摇，不能自主而心悸。《素问·口问》曰"悲哀愁忧则心动"及《诸病源候论·心痹候》曰"思虑烦多则损心"。或长期忧思惊恐，精神情绪过度紧张，心气虚怯，阴血暗耗，不能养心；或心气郁结，生痰动火，痰火扰心，心神失宁而为心悸；或大怒伤肝，大恐伤肾，怒则气逆，恐则精却，阴虚于下，火逆于上，亦可支撼心神而发惊悸；或郁热内蕴，复加恚怒，变生肝火，肝火扰心或痰火扰动心神，心神失宁，也易导致心悸。

4. 风、寒、湿邪

感受外邪风、寒、湿三气杂至，合而为痹，痹证日久，复感外邪，内舍于心，痹阻心脉，心之气血运行受阻，发为心悸；或风、寒、湿热之邪，由血脉内侵于心，耗伤心之气血阴阳，亦可引起心悸；或温病、疫毒日久均可灼伤营阴，心失所养而发为心悸；或邪毒内扰心神，亦可引起"心中澹澹大动"等悸、忡之症。临床如春温、风温、暑温、白喉、梅毒等病，往往伴见心悸。

5. 药物中毒

药物过量或毒性较剧，损害心气，甚则损伤心质，引起心悸。如附子、乌头，或西药锑剂、洋地黄、奎尼丁、肾上腺素、阿托品等，当用药过量或不当时，均能引发"心动悸、脉结代"一类症状。

心悸的发病，或由惊恐恼怒、动摇心神，致心神不宁而为惊悸；或因禀赋不足，久病体虚，劳欲过度，耗伤气血，心神失养而为惊悸。若虚极邪盛，无惊自悸，悸动不已，则成为怔忡。

心悸的病位主要在心，但其发病与脾、肾、肺、肝四脏功能失调相关。如脾不生血，心血不足，心神失养则动悸；脾失健运，痰湿内生，扰动心神，心神不安而发病；肾阴不足，不能上制心火，或肾阳亏虚、心阳失于温煦，均可发为心悸；肺气亏虚，不能助心以主治节，心脉运行不畅则心悸不安；肝气郁滞，气滞血瘀，或气郁化火，致使心脉不畅、心神受扰，皆可引发心悸。

心悸的病性主要有虚实两方面。虚者为气血阴阳亏损，心神失养而致；实者多由痰火扰心，水饮凌心及瘀血阻脉而引起。虚实之间可以相互夹杂或转化。如实证日久，耗伤正气，可分别兼见气、血、阴、阳之亏损；虚证也可因虚致实，而兼有实证表现，如临床上阴虚生内热者常兼火亢或夹痰热，阳虚不能蒸腾水湿而易夹水饮、痰湿，气血不足、气血运行滞涩而易出现气血瘀滞，瘀血与痰浊又常互结为患。总之，本病为本虚标实证，其本为气血不足、阴阳亏损，其标是气滞、血瘀、痰浊、水饮，临床表现多为虚实夹杂之证。

三、诊断与鉴别诊断

【诊断】

1. 自觉心慌不安，心跳剧烈，神情紧张，不能自主，心搏或快速，或心跳过缓，或忽跳忽止，呈阵发性或持续不止。

2. 伴有胸闷不适、易激动、心烦、少寐多汗、颤动、乏力、头晕等。中老年发作频繁者，可伴有心胸疼痛，甚至喘促、肢冷汗出，或见晕厥。

3. 常由情志刺激、惊恐、紧张、劳倦过度、饮酒饱食等原因诱发。

4. 可见脉象数、疾、促、结、代、沉、迟等变化。

5. 心电图、血压、X 线胸部摄片等检查有助于明确诊断。

【鉴别诊断】

1. 胸痹心痛

胸痹心痛除可出现心悸、怔忡、脉结代外，往往以心痛为主症，多呈心前区或胸骨后刺痛、闷痛，可牵及肩背、两臂。常因感寒、饱餐或情绪波动而诱发，多呈短暂发作。甚者心痛剧烈不止，呼吸不续，额汗淋漓，手足青至节，张口抬肩，甚或晕厥，病情危笃。胸痹心痛可与心悸合并出现。

2. 奔豚

奔豚发作之时，亦觉心胸躁动不安。《难经·五十六难》曰"发于小腹，上至心下，若豚状，或上或下无时"，称之为肾积。《金匮要略·奔豚气病脉证治》云："奔豚病从少腹起，上冲喉咙，发作欲死，复还止，皆从惊恐得之。"本病与心悸的鉴别要点：心悸为心中剧烈跳动，发自于心；奔豚乃上下冲逆，发自于少腹。

3. 卑慄

《证治要诀·怔忡》描述卑慄症状为"痞塞不欲食，心中常有所歉，爱处暗室，或倚门后，见人则惊避，似失志状"。卑慄病因在于心血不足，卑慄之胸中不适是由于痞塞；心悸则缘于心跳，有时坐卧不安，但不避人，无情志异常。卑慄虽有心慌，一般无促、结、代、疾、迟等脉象出现，是一种以神志异常为主的疾病，与心悸不难鉴别。

四、辨证要点与治疗原则

【辨证要点】

1. 区分惊悸与怔忡的不同

注意心悸的发作情况。大凡惊悸发病，多与情绪有关，可由骤遇惊恐、忧思恼怒、悲哀过极或过度紧张而诱发，多为阵发性，病来虽速，但病情较轻，实证居多，病势轻浅，可自行缓解，不发时如常人；怔忡多由久病体虚、心脏受损所致，无精神因素亦可发生，常持续心悸，心中惕惕，不能自控，活动后加重，病情较重，每属实证，或虚中夹实，病来虽渐，不发时亦可见脏腑虚损症状。惊悸日久不愈，亦可形成怔忡。

2. 分清虚实

心悸证候特点多为虚实夹杂。虚者指脏腑气血阴阳亏虚，实者多指痰饮、瘀血、火邪之类。辨证时，要注意分清虚实的多寡，以决定治疗原则。

3. 脉象的临床意义

心悸多伴脉结代等脉律失常，要仔细体会结脉、代脉、促脉、涩脉、迟脉及其临床意义。临床应结合病史、症状，推断脉症从舍。一般认为，阳盛则促，数为阳热，若脉虽数，促而沉细、微细，伴有面浮肢肿、动则气短、形寒肢冷、舌淡者，为虚寒之象；阴盛则结，迟而无力为虚，脉象迟、结、代者，一般多属虚寒。其中结脉表示气血凝滞，代脉常为元气虚衰、脏气衰微。凡久病体虚而脉象弦滑搏指者为逆，病情重笃而脉象散乱模糊者为病危之象。

4. 临证还当详询病史

了解发病经过，根据主症、兼症，结合体检及有关现代仪器检查，以明确引起心悸的原发疾病，对辨证分型和适当配合辨病治疗也属必要。如功能性心律失常所引起的心悸，常表现为心率快速型心悸，多属心虚胆怯，心神动摇；冠心病心悸，多为气虚血瘀，或由痰瘀交阻而致；风心病引起的心悸，以心脉痹阻为主；病毒性心肌炎引起的心悸，多由邪毒外侵、内舍于心，常呈气阴两虚、瘀阻络脉证。

【治疗原则】

心悸虚证由脏腑气血阴阳亏虚、心神失养所致者，治当补益气血、调理阴阳，以求气血调畅、阴平阳秘，并配合应用养心安神之品，促进脏腑功能的恢复；心悸实证常因痰饮、瘀血等所致，治当祛痰、化饮、活血化瘀，并配合应用重镇安神之品，以求邪去正安、心神得宁。心悸表现为虚实夹杂时，当根据虚实之多少，攻补兼施，或以攻邪为主，或以扶正为主。心悸多由情绪波动、劳累过度而诱发，药物治疗的同时，需嘱患者自我控制情绪，静坐或静卧安养，常可自行缓解。

五、辨证论治

1. 心虚胆怯

【症状】心悸不宁，善惊易恐，坐卧不安，少寐多梦而易惊醒，食少纳呆，恶闻声响。苔薄白，脉细略数或细弦。

【治法】镇惊定志，养心安神。

【方药】安神定志丸。

龙齿，朱砂，茯苓，茯神，石菖蒲，远志，人参。

【临床应用】心气虚损明显者，重用人参，加黄芪；心阳不振者，以肉桂易桂枝，加附子；心气郁结、心悸烦闷、精神抑郁者，加柴胡、郁金、合欢皮、绿萼梅；心阴不足者，加柏子仁、五味子、酸枣仁。

2. 心脾两虚

【症状】心悸气短，头晕目眩，少寐多梦，健忘，面色无华，神疲乏力，纳呆食少，腹胀便溏，舌淡红，脉细弱。

【治法】补血养心，益气安神。

【方药】归脾汤。

白术，茯神，黄芪，龙眼肉，酸枣仁，人参，木香，炙甘草，当归，远志。

【临床应用】气虚甚者加黄芪、党参；血虚甚者加当归、熟地；阳虚甚而汗出肢冷，脉结或代者，加附片、肉桂；阴虚甚者，加麦冬、阿胶、玉竹；自汗、盗汗者，加麻黄根、浮小麦。若心悸气短，神疲乏力，心烦失眠，五心烦热，自汗盗汗，胸闷，面色无华，舌淡红少津，苔少或无，脉细数，为气阴两虚，治以益气养阴、养心安神，用炙甘草汤加减。

3. 阴虚火旺

【症状】心悸易惊，心烦失眠，五心烦热，口干，盗汗，思虑劳心则症状加重，伴有耳鸣、腰酸、头晕目眩。舌红少津，苔薄黄或少苔，脉细数。

【治法】滋阴清火，养心安神。

【方药】黄连阿胶汤。

黄连、黄芩、阿胶、芍药、鸡子黄。

【临床应用】肾阴亏虚、虚火妄动、遗精腰酸者，加龟甲、熟地黄、知母、黄柏，或加服知柏地黄丸以滋补肾阴、清泻虚火；阴虚而火热不明显者，可改用天王补心丹滋阴养血、养心安神；心阴亏虚、心火偏旺者，可改服朱砂安神丸养阴清热、镇心安神；若阴虚夹有瘀热者，可加丹参、赤芍、牡丹皮等清热凉血、活血化瘀；夹有痰热者，可加用黄连温胆汤，清热化痰。

4. 心阳不振

【症状】心悸不安，胸闷气短，动则尤甚，面色苍白，形寒肢冷。舌淡苔白，脉虚弱，或沉细无力。

【治法】温补心阳，安神定悸。

【方药】桂枝甘草龙骨牡蛎汤。

桂枝、炙甘草、生龙齿、生牡蛎。

【临床应用】大汗出者，重用人参、黄芪，加煅龙骨、煅牡蛎、山萸肉，或用独参汤煎服；心阳不足、寒象突出者，加黄芪、人参、附子益气温阳；夹有瘀血者，加丹参、赤芍、桃仁、红花等；如病情严重，汗出肢冷，面青唇紫，喘不得卧，则重用人参、附子，加服黑锡丹；心阳虚以心悸、气喘不宁为主症者，可加补坎益离丹。

5. 水饮凌心

【症状】心悸，胸闷痞满，渴不欲饮，下肢浮肿，形寒肢冷，伴有眩晕、恶心呕吐、流涎、小便短少。舌淡苔滑，脉沉细而滑。

【治法】振奋心阳，化气利水。

【方药】苓桂术甘汤。

茯苓、桂枝、白术、甘草。

【临床应用】兼呕吐者，加半夏、陈皮、生姜以和胃降逆；阳虚水泛，下肢浮肿，加泽泻、猪苓、车前子；若肾阳虚衰，不能制水，水气凌心，症见心悸、咳喘、不能平卧、浮肿、小便不利者，可用真武汤，温阳化气利水；痰饮蓄于心胃，怔忡不已，可选用茯苓饮子。

6. 心血瘀阻

【症状】心悸，胸闷不适，心痛时作，痛如针刺，唇甲青紫。舌质紫暗或有瘀斑，脉涩或结或代。

【治法】活血化瘀，理气通络。

【方药】桃仁红花煎。

桃仁、红花、丹参、赤芍、川芎、延胡索、香附、青皮、生地黄、当归。

【临床应用】胸部窒闷不适，去生地黄之滋腻，加沉香、檀香、降香利气宽胸；胸痛甚，加乳香、没药、五灵脂、蒲黄、三七粉等，活血化瘀、通络定痛；兼气虚者，去理气之青皮，加黄芪、党参、黄精补中益气；兼血虚者，加何首乌、枸杞子、熟地黄滋养阴血；兼阴虚者，加麦冬、玉竹、女贞子滋阴；兼阳虚者，加附子、肉桂、淫羊藿温补阳气；兼夹痰浊，而见胸满闷痛、苔浊腻者，加瓜蒌、薤白、半夏理气宽胸化痰。心悸由瘀血所致，也可选用丹参饮或血府逐瘀汤。

7. 痰火扰心

【症状】心悸时发时止，受惊易作，胸闷烦躁，失眠多梦，口干苦，大便秘结，小便短赤。舌红苔黄腻，脉弦滑。

【治法】清热化痰，宁心安神。

【方药】黄连温胆汤。

黄连、半夏、竹茹、枳实、陈皮、茯苓、甘草。

【临床应用】痰火互结，大便秘结者，加全瓜蒌、生大黄以加强清火化痰之功；惊悸不安，酌加珍珠母、龙齿、生牡蛎、石决明镇心安神；火郁伤阴，舌红少津，加沙参、麦冬、玉竹、天冬、生地黄滋阴养液。

▮▮▮六、名医经验精粹 ▬▬▬

1. 张仲景

发汗过多，其人叉手自冒心，心下悸，欲得按者，桂枝甘草汤主之。

伤寒二三日，心中悸而烦者，小建中汤主之。

伤寒，脉结代，心动悸，炙甘草汤主之。

——张仲景. 金匮要略［M］. 北京：人民卫生出版社，2005.

2. 严用和

夫惊悸者，心虚胆怯之所致也。且心者君主之官，神明出焉；胆者中正之官，决断出焉。心气安逸，胆气不怯，决断思虑得其所矣。或因事有所大惊，或闻虚响，或见异相，登高涉险，惊扰心神，气与涎郁，遂使惊悸。惊悸不已，变生诸证，或短气悸乏，体倦自汗，四肢浮肿，饮食无味，心虚烦闷，坐卧不安，皆心虚胆怯之候也。治之之法，宁其心以壮胆气，无不瘥者矣。远志丸治因事有所大惊，梦寐不祥，登高涉险，神魂不安，惊悸恐怯。远志（去心，姜汁淹）、石菖蒲各二两，茯神（去皮木）、白茯苓（去皮）、人参、龙齿各一两，研为细末，炼蜜为丸，如梧桐子大，辰砂为衣，每服七十丸，用熟水送下，食后临卧。

——严用和. 重订严氏济生方［M］. 北京：人民卫生出版社，1980.

3. 朱丹溪

惊悸者血虚，惊悸有时，以朱砂安神丸；痰迷心膈者，痰药皆可，定志丸加琥珀、郁金。怔忡者血虚，怔忡无时，血少者多，有思虑便动，属虚。时作时止者，痰因火动。瘦人多因是血少，肥人属痰，寻常者多是痰。真觉心跳者是血少，四物、朱砂安神之类。假如病因惊而得，惊则神出其舍，舍空则痰生也。

——朱震亨. 鲁兆麟点校. 丹溪心法［M］. 辽宁科学技术出版社，1997.

4. 颜正华

颜正华教授认为，心悸的病位主要在心，但也可能与脾、肾、肺、肝四脏功能失调有关。如脾失健运，气血化生无源，或劳心过度，营血耗损过多，可致心脾两虚，而出现心悸；若肾水不足，不能上济心阴以涵养心阳，使心火独亢，而出现心悸；若肺气虚损或肺宣降失常，"肺朝百脉"不利，势必影响"心主血脉"，导致心悸；若肝血不足，常可牵及心血亏虚而出现心悸。

颜正华教授认为，本证的基本病机是"本虚标实"。本病虽以虚证居多，但仍可由虚致实，虚实夹杂。虚者常表现为脏腑气血阴阳亏虚，痰浊、血瘀、水饮内停，可一脏受损，也可累及多脏。初起以心气虚为常见，表现为心气不足、心脾两虚、心肺气虚、心虚胆怯等证；阳虚者则表现为心阳不振、脾肾阳虚甚或水饮凌心之证；阴虚血亏者多表现为心血不足、肝肾阴虚、心肾不交等证。病久正气耗伤，阴损及阳，阳损及阴可出现气阴两虚、气血不足、阴阳俱损之候；而肝郁气滞或心脾气虚，均可导致痰浊、瘀血内生，而成痰浊阻络或心脉瘀阻之证；若病情恶化，心阳暴脱，患者可出现厥脱、抽搐等危候，甚至死亡。颜教授确定本病的治疗大法为补虚泻实、调整气血，具体方法为益气养阴、安神定志，方选生脉散加减。活血化痰、通络定惊，常用红花、生葛根、丹参、郁金、全瓜蒌、薤白、石菖蒲等。颜教授同时指出此法在治疗心悸病证中只属治标，故临证应顾全"本虚"，而配伍补心气、益心血之品，如生黄芪、麦冬、五味子等。

——国医大师临床经验实录·国医大师颜正华［M］．北京：中国医药科技出版社，2011.

▰▰▰ 七、名方应用精析 ▰▰▰

1. 炙甘草汤

［来源］本方见于汉代张仲景的《伤寒论·辨太阳病脉证并治》。第177 条曰："伤寒，脉结代，心动悸，炙甘草汤主之。"

［药物组成］甘草四两（炙），生姜三两（切），人参二两，生地黄一斤，桂枝三两（去皮），阿胶二两，麦冬半升（去心），麻仁半升，大枣三十枚（擘）。

［煎服方法与服用宜忌］上九味，以清酒七升，水八升，先煮八味，取三升，去滓，内胶烊消尽，温服一升，日三服，一名复脉汤。

［主治病证］气虚血弱，脉结或代，心动悸，体羸气短，舌光色淡，少津。虚劳肺痿，形瘦气短，虚烦眠差，自汗或盗汗，咽干舌燥，或虚热时发，脉虚数。

［方义阐释］《濒湖脉学》曰"结脉，往来缓，时一止复发""代脉，动则中止，不能自还，因而复动"。本证因阳虚不能宣通脉气，阴虚不能荣养心血所致。心烦不眠，舌光少津，亦有阴血不足形成。方用炙甘草、人参、大枣益气以补心脾；生地黄、麦冬、阿胶、麻仁甘润滋阴，养血补心，润肺生津；姜、桂、酒皆性味辛温，具有通阳复脉之功，与益气滋阴药相配，既可温而不燥，亦可使气血流通，脉道通利。全方共收益气复

脉、滋阴补血之功效。

2. 归脾汤

[来源] 本方始载于宋代严用和《济生方》卷四，元代危亦林《世医得效方》对本方有所发挥，明代薛立斋《校注妇人良方》附入此方，在原方中增加了当归、远志两味。

[药物组成] 白术一两、茯神一两（去木）、黄芪一两（去芦）、龙眼肉一两、炒酸枣仁一两、人参半两、木香半两（不见火）、炙甘草二钱半、当归一钱、远志一钱（蜜炙）（当归、远志二味据《校注妇人良方》补入）。

[煎服方法与服用宜忌] 每服四钱，水一盏半，生姜五片，枣一枚，煎至七分，去滓温服，不拘时候。

[主治病证] 思虑过度，劳伤心脾，怔忡健忘，食少不眠。妇人脾虚气弱，崩中漏下等证。

[方义阐释] 本方主治心脾两虚证。心藏神而主血，脾主思而统血，思虑过度，劳伤心脾。方中以人参、黄芪、白术、甘草、生姜、大枣甘温补脾益气；当归甘、辛、温，养肝而生心血；茯神、枣仁、龙眼肉甘平，养心安神；远志交通心肾而定志宁心；木香理气醒脾，以防益气补血药滋腻滞气，有碍脾胃运化功能。故本方为养心与益脾并进之方，亦即益气与养血相融之剂。

3. 天王补心丹

[来源] 源于《摄生秘剖》卷一。

[药物组成] 生地黄四两（酒洗），人参五钱（去芦），丹参五钱（微炒），玄参五钱（微炒），白茯苓五钱（去皮），五味子五钱，远志五钱（去心，炒），桔梗五钱，当归身二两（酒洗），天冬二两（去心），麦冬二两（去心），柏子仁二两（炒），酸枣仁二两。

[煎服方法与服用宜忌] 上药为末，炼蜜丸如梧子大，朱砂三、五钱为衣，空心白滚汤下三钱，或圆眼汤佳。忌胡荽、大蒜、萝卜、鱼腥、烧酒。

[主治病证] 阴亏血少。虚烦心悸、睡眠不安、精神衰疲、梦遗健忘、不耐思虑、大便干燥或口舌生疮等。

[方义阐释] 本方重用生地黄，一滋肾水以补阴，水盛则能制火，一

入血分以养血，血不燥则津自润，是为主药；玄参、天冬、麦冬有甘寒滋润以清虚火之效；丹参、当归用作补血、养血之助，以上皆为滋阴、补血而设。方中人参、茯苓益气宁心，酸枣仁、五味子酸以收敛心气而安心神；柏子仁、远志、朱砂养血安神，以上皆为补心气、宁心安神而设。两组配伍，一补阴血不足之本，一治虚烦少寐之标，标本并图，阴血不虚，则所生诸症乃可自愈。方中桔梗一般用为载药上行。

▌||| 八、名医医案精选

【案一】心悸（气阴两虚、心脉瘀阻证）

李某，女，60岁。主诉：心悸阵作1个月余。现病史：1个月前因活动出现心悸，现症见：活动后心悸，胸闷气短，脘腹胀闷，食少纳呆，口干咽干。舌淡红，苔薄白，脉弦细而结。辅助检查：血压125/68mmHg；心电图示频发房早。西医诊断：心律失常原因待查，频发房性早搏。

辨证：气阴两虚，心脉瘀阻，心神不宁。

治法：益气养阴，活血通脉，宁心安神。

处方：党参生脉饮。

党参30g，麦冬20g，五味子20g，白术15g，甘草10g，白芍15g，天花粉20g，百合30g，当归10g，丹参30g，赤芍15g，陈皮10g，木香10g，甘松30g，珍珠母30g。

按：本例患者证属气阴两虚、心脉瘀阻、心神不宁，脾气虚证较为明显。故方用党参生脉饮益气养阴为主，重用党参30g，配白术、甘草健脾益气；陈皮、木香、甘松理气醒脾；白芍、天花粉、百合养阴生津；当归、丹参、川芎、赤芍养血活血；珍珠母宁心安神。

二诊：患者心悸减轻，仍有胃胀、食少纳呆、乏力、口苦、眠可、大便调。舌淡红，苔腻，脉弦细。予上方加生黄芪30g，炒山药15g，加强健脾益气之力；苦参30g燥湿清热。

三诊：患者心悸已愈，诸症均明显好转，舌淡，苔白，脉弦。前方去苦参，中病即止，以防苦寒日久伤及脾胃，继服14剂以巩固之。

——刘红旭，王振裕.名老中医心血管疾病治疗经验集［M］.军事医学科学出版社，2009.

【案二】心悸（心脾气虚、痰瘀阻络证）

张某，女，29岁，2015年11月9日初诊。主诉：阵发性心悸、胸闷2周。患者平素工作较忙，感情受挫，心情压抑，经常熬夜。近2周时感心悸、胸闷，发作频繁，动辄尤甚，严重时伴恶心、上腹部满闷感，曾在当地医院多次就诊。查心电图：频发室性早搏；二联律，服用中西药物（具体不详）治疗2周未见明显效果，前来求治。现症：心悸、胸闷，阵发性发作，偶有恶心欲呕，上腹部胀满，口干，无口苦，自汗，纳、眠均差，二便调。舌质淡暗，苔白腻中间微黄，脉滑。查体：心界不大，心率86次/分，律不齐，可闻及早搏12次/分，无病理性杂音。

辨证：心脾气虚，痰瘀阻络，心神不宁。

治法：健脾补气，化痰活血，安神定悸。

处方：温胆汤加味。

黄连、法半夏、柴胡、陈皮、炙甘草各10g，桂枝、茯苓、枳实各15g，生龙骨、炒酸枣仁、党参、丹参各30g，5剂，每日1剂，水煎早晚餐后分服。

嘱其多和朋友家人聊天，经常到户外散步，或在家人陪同下到优美的风景区旅行。

二诊：治疗后，心悸、胸闷明显缓解，恶心欲呕及上腹部胀满减轻，仍有自汗、动则气短。上方加麦冬20g，五味子10g，继服10剂，继续调畅情志。半月后诸症悉除。

按：该案患者心悸系工作过劳、熬夜消耗太过，加之情志不畅而致阳气耗损、气机郁滞、痰瘀互结、痰热上扰心神故发心悸。方中用党参、茯苓、甘草健脾益气，丹参活血通络，法半夏、陈皮化痰，黄连清热燥湿，桂枝温振心阳，柴胡疏肝解郁，枳实除胀满。全方通过补脾益气、活血化痰，使心气得复、痰瘀得化、心脉得通，再配合情志疗法，故疗效彰显。

——赵亮，李芳，黄坚．蔡柏临床辨治心悸经验［J］．山西中医，2016，32（5）：37.

【案三】心悸（心阳不振、心脉瘀阻证）

李某，男，66岁，2009年5月10日初诊。主诉：心悸胸闷2年，加重1周。就诊时虽天气渐暖，但患者仍棉衣加身，诉肢冷怯寒，心悸，乏力，劳累后加重，甚者出现心前区隐痛。现症：心悸，胸闷不舒，乏力，动则尤甚，肢冷畏寒，自汗，夜寐不安，舌淡暗苔薄白，舌下可见瘀筋，脉沉涩。心电图：窦性心律；ST 段压低；频发室性早搏。西医诊断：心律失常。

辨证：心阳不振、心脉瘀阻。

治法：温补心阳，化瘀通络，安神定悸。

处方：桂枝甘草龙骨牡蛎汤加减。

党参 20g，炙黄芪 20g，附子 10g（先煎），桂枝 10g，炙甘草 10g，生龙骨 30g（先煎），生牡蛎 30g（先煎），丹参 10g，赤芍 10g，当归 10g，酸枣仁 10g，桃仁 10g，甘松 10g，沉香 10g，牛膝 10g，五味子 6g。每日 1 剂，水煎服，服 7 剂。

二诊（药后 1 周）：心悸消失，乏力缓解，仍感胸闷、畏寒。原方基础上加淫羊藿 10g，肉桂 10g，薤白 10g，红花 10g，继服 1 周。

三诊：患者心悸、胸闷、乏力、畏寒改善。继以桂枝甘草龙骨牡蛎汤加减服药 1 月，患者诸症缓解，复查心电图未见明显异常。

按：年过半百，肾气自半，阳气渐衰，心阳不振，无以鼓动心血，故见心悸、气短；阳虚肢体失去温煦，故畏寒肢冷；久病多虚，虚久必瘀，血液运行无力，滞而为瘀，血脉不通，故见胸闷，甚者疼痛。方中桂枝辛温人心经，乃古今温心通阳之要药，常伍温阳益气、补血养阴活血之品，以治疗各种心律失常、心动过缓、神经官能症等引起的心悸；甘草味甘平，入心经，常用于心气虚引起的心动悸、脉结代等症；龙骨、牡蛎入肝敛魂、镇惊安神，可用于各种脏腑气血失调而致的心神不安、惊悸怔忡。《伤寒贯珠集》载："桂枝、甘草，以复心阳之气；牡蛎、龙骨，以安烦乱之神。"

——陈炜，韩明向. 韩明向主任医师以加味桂枝甘草龙骨牡蛎汤辨治心悸经验 ［J］. 云南中医中药杂志，2015，36（4）：8-9.

【案四】心悸（肺脾两虚、心气亏损证）

徐某，男，26 岁。既往有风湿性心脏病史，胸闷，心悸不宁，咽红气急，喉中痰稠，腰酸，大便带溏。舌苔薄，边有齿印，脉濡滑，时有结代脉。

辨证：肺脾两虚，心气亏损。

治法：养心健脾，兼佐益肺。

处方：四参饮合生脉饮、安神定志丸。

丹参 60g，炒党参 60g，孩儿参 60g，赤芍 60g，白芍 60g，甘草 20g（水炙），南沙参 30g，北沙参 30g，苦参 30g，炒酸枣仁 60g，远志 20g（水炙），淮小麦 60g，广郁金 60g，炒当归身 60g，大麦冬 30g，生香附 60g，紫石英 30g，茶树根 60g，北五味 15g，香扁豆 60g，炒山药 60g，莲肉 60g（去衣心），炒山楂 60g，炒神曲 60g，谷芽 60g，生地黄 30g，熟地黄 30g，砂仁 15g，枸杞子 60g，炒川续断 60g，桑寄生 60g，炒杜仲 60g，旱莲草 60g，制何首乌 60g，桑白皮 60g（水炙），甜杏仁 60g，炙百部 60g，旋覆花 60g，海浮石 60g。上药浸一宿，武火煎取 3 汁，沉淀沥青；文火收膏时，加入清阿胶 240g，白冰糖 500g，大红枣 30 枚，熬至滴水成珠为度。每服 1 汤匙，早晚各服 1 次。如遇伤风食滞等症，则暂缓服用。

按：本患者有风湿性心脏病病史。中医学认为，本病系外邪反复侵袭人体，久则累及内脏，引起脏腑亏虚，其病情错综复杂，虚实并见。方中丹参、炒当归身、赤芍等，和中缓脉、调心血；炒党参、孩儿参，补益心气，其用量轻灵，以免壅塞气机；南沙参、北沙参、苦参等，滋阴泻火、清心热；炒酸枣仁、远志、淮小麦，养心宁神、除心烦；广郁金芳香宣达、活血通滞；生香附上行胸膈、开郁散气；紫石英温阳通脉、镇心定惊；茶树根强心利尿、活血降脂；香扁豆、炒山药、莲肉、炒山楂、炒神曲等，健脾化浊、滋培后天；枸杞子、炒川续断、桑寄生、炒杜仲、旱莲草等，平补肝肾且不碍胃；水炙桑白皮、甜杏仁、炙百部、旋覆花等，开达上焦、肃降清肺、贯通上下之气机。诸药相合，攻补兼施，润燥相宜，升降通调，相辅相成，其效益彰。

——朱凌云，秦嫣．张镜人膏方调治心血管疾病精要［J］．上海中医药杂志，2008，42（11）：23 - 24.

第十一章 心 水

一、概念、沿革及临床特点

心水是由于劳伤过度，年高脏虚，情志内伤，或禀赋不足等，损及心阳，运行无力，以致心脉不畅、寒凝水停；或心阳不足，寒水泛滥，上逆凌心。临床以水肿少尿、心悸、咳吐痰涎、短气不得平卧为主要表现。

心水属中医心病的危重症候，严重威胁患者的生命健康。心水病证症状最早见于《黄帝内经》，如《素问·平人气象论》云："颈脉动喘疾咳，曰水……足胫肿曰水。"《素问·逆调论》云："夫不得卧卧则喘者，是水气之客也。"关于"心水"病名，张仲景首发其端，在《金匮要略》中首先提出，如《金匮要略·水气病脉证并治》云"心水者，其人身重而少气，不得卧，烦而躁，其人阴肿"，又云"血不利则为水"，指出了心水的临床表现，并阐明水肿与气血不利有关。《中藏经·论心脏虚实寒热生死逆顺脉证之法》云："心有水气则痹，气滞身肿不得卧，烦而躁，其阴肿也。"隋·巢元方《诸病源候论·卷之二十一·水肿病诸候》中记载："水病有五不可治：第一唇黑伤肝，第二缺盆平伤心……凡此五伤，必不可治。"指出了心水的预后不佳。金·刘完素在《素问病机气宜保命集·肿胀论》云："其肿，有短气，不得卧，为心水。"元·朱丹溪在《脉因证治·肿胀》中曰："按其腹随手而起，如裹水之状，短气不得卧者，为心水。"二者均指出水肿、短气不得卧为心水的主要症状。清·周扬俊在《金匮玉函经二注·水气病脉证》中云："火气不舒，其味从郁所化而过于苦，水积于外，其味从湿所化而过于咸，咸味归阴，苦乃从咸润下，入于胞囊，故阴肿也。如病肾水者，止以咸渗泄，但阴下湿而已。此因苦与咸相合，苦性坚，因火与水相搏，所以咸味不得渗泄，而结为阴肿矣。"此说明了心水阴肿及肾水阴肿的类症鉴别，从而对心水的认识更加深刻。

在治疗上，《素问·汤液醪醴论》提出的治水三法，其"洁净腑""去宛陈莝"正适于心水治疗，即通过行水利尿、活血化瘀来治疗本病。张仲景认识到心病引起的水肿也可出现小便不利，故治疗上明确提出"腰以下肿，当利小便"的观点，创立的葶苈大枣泻肺汤、真武汤等治水名方治疗心水有较好疗效。

心水的临床表现与西医的"心力衰竭"极为相似。先天性心脏病、风湿性心脏病、冠心病及高血压心脏病等引起的慢性充血性心力衰竭均可参照本章治疗。

本病以咳嗽气促、不能平卧、尿少、浮肿为主，咳喘与水肿为两大特征性表现。水肿先起于下垂部位，卧床者以腰骶、大腿内侧明显，起床活动者，以足胫前较明显，重则一身悉肿。兼见心悸怔忡，不能平卧，口干不欲饮，或见颈脉动充盈，面唇紫绀，活动后加重。甚则见身重神倦、烦躁、夜寐不安等神志症状。舌淡胖，苔白滑，或舌质紫暗，有瘀斑瘀点，脉沉细或结代。患者常有长期的心血管疾病病史。

二、病因与病机

1. 体虚久病

禀赋不足，素体虚弱，或久病失养，宗气不足，以致心气虚弱，尤其是心之阳气虚弱，心血瘀阻，水液停聚而生痰饮、水湿、瘀血。

2. 感受外邪

《素问·气交变大论》曰："岁水太过，寒气流行，邪害心火……甚则腹大胫肿。"《素问·痹论》曰："风寒湿三气杂至，合而为痹也……脉痹不已，复感于邪，内舍于心……所谓痹者，各以其时重感于风寒湿之气也。"因此，外感风湿热邪，痹阻经络，久则由脉舍心，致使心血耗伤，宗气亏虚，心脏不能主血脉行水，水饮潴留，湿热病邪耗伤心阴，无力运化水湿，导致水饮内停。

3. 饮食不节

过饥过饱，或饥饱无常，常损害脾胃，致使气血亏少、正气不足而致病。《素问·生气通天论》云："味过于咸，大骨气劳，短肌，心气抑；味过于甘，心气喘满。"此为心水的饮食调节提供了指导。

4. 脏腑经络传变

心水的病位往往不是单独在心，而是其他脏腑经络久病，累及于心。如喘咳日久，肺肾气虚，痰气阻遏，久则累及于心，使心阴阳俱损，发生心水。正如《素问·咳论》中记载："心咳之状，咳则心痛，喉中介介如梗状，甚则咽肿喉痹。心咳不已，则小肠受之，小肠咳状，咳而失气，气与咳俱失……久咳不已，则三焦受之，三焦咳状，咳而腹满，不欲食饮。此皆聚于胃，关于肺，使人多涕唾而面浮肿气逆也。"

心水属"阴水"范畴，其病位在心，但与肾、脾、肺、三焦诸脏密切相关。基本病机是在正气内虚的基础上感受外邪，伤及脾肾阳气，导致气滞血瘀，阳虚不化，水气上凌心肺，外溢肌肤。心水证属"本虚标实"，虚实夹杂。短气而喘，心悸而烦，神倦乏力，为心之阴阳俱损，虚为其本；喘呼不能卧，水肿腹水，面唇青紫，瘀血，水停，痰饮，实为其标。

发病机理上，心血不能濡养诸脏、心阳不能下温肾水、心火不能温暖脾土等都会影响脾之转输、肺之肃降、肾之开益，从而加重水肿。而脾为气血之源，肾寄真阴真阳，肺主一身之气，都会影响心脏的病变。此外，瘀血阻滞，三焦水道不利，往往使水肿顽固难愈。因此，心水之病，实为内伤之重症。

三、诊断与鉴别诊断

【诊断】

1. 主要症状

下垂性水肿，心悸气短，咳嗽气喘，颈静脉充盈，面唇青紫，少尿，兼见身重神倦、烦躁、夜寐不安等神志症状；舌淡胖、苔白滑，或舌质紫暗、有瘀斑瘀点，脉沉细或结代等，是诊断本病的主要依据。

2. 既往史

有长期的心血管疾病病史，多见于中年以上。

3. 辅助检查

体格检查可见颈静脉怒张，肝颈静脉回流征阳性。心脏听诊可闻及心音弱、心率快，二尖瓣或三尖瓣听诊区可闻及杂音，两肺或有哮鸣音及湿啰音。X线可见心影增大；超声心动图可见二尖瓣或三尖瓣反流，心功能降低，射血分数降低等，皆有助于诊断。

【鉴别诊断】

1. 皮水、肺水

本病应与皮水、肺水相鉴别。皮水与心水，二者皆有一身悉肿，按之没指，四肢沉重，皮肤发凉等表现。但皮水病位在脾肺，心水病位在心。皮水常先面目浮肿，继至全身；心水先有体重增加，而后渐见下垂性水肿，并伴有心悸气短、不能平卧、面唇青紫等心病的症状。肺水亦可全身水肿，但兼见咳嗽吐痰、痰涎清稀、大便溏薄等，与心水有所不同。

2. 胸痹

胸痹与心水均有短气不得卧、脉沉的临床表现，但胸痹有胸膺部位疼痛，放射至肩背、咽喉、脘腹甚至手臂及手指者；心水则有水肿尿少的症状。二者都是本虚标实之证，心水本虚重于标实，胸痹则标实表现明显。

四、辨证要点与治疗原则

【辨证要点】

1. 辨阴虚与阳虚

阴虚心水证见心悸短气，动则加剧，神疲乏力，头晕，烦躁，失眠，盗汗，舌红苔少，脉细数或结代；阳虚心水证可见心悸，咳嗽，畏寒肤冷，尿少，全身浮肿，面色苍白或青紫，舌淡胖大、苔白，脉沉细或结代。

2. 辨轻症与重症

当症见心悸喘憋，面色青灰，张口抬肩，烦躁不安，小便量少，大汗淋漓，四肢厥冷，脉微欲绝，证属心阳虚脱之证，为重症或危候。

【治疗原则】

中医治疗水肿，多尊崇《素问·汤液醪醴论》中提出的"去菀陈莝""开鬼门""洁净府"三条基本原则。张仲景在《金匮要略·水气病脉证并治》中提出："诸有水者，腰以下肿，当利小便；腰以上肿，当发汗乃愈。"辨证地运用了发汗、利小便的两大治法。但心水多需标本同治，养心扶正治其本，活血利水、泻肺逐水治其标。

五、辨证论治

1. 气阴两虚

【主症】面目肢体轻微肿胀，气短乏力，心悸怔忡，头晕目眩，心烦热，不寐盗汗，口干舌燥，尿少水肿。舌质红，苔薄或无苔，脉沉细数或结代。

【治法】益气养阴，活血利水。

【方药】生脉散加减。

党参、麦冬、五味子、黄芪、当归、玉竹、防己、茯苓、益母草。

【临床应用】盗汗明显者，加浮小麦、胡黄连、地骨皮等滋阴敛汗；不寐甚者，加远志、柏子仁、酸枣仁滋阴宁神；若肿势严重，气粗喘满，不得平卧，脉弦有力，系胸中有水，可合用五苓散加杏仁，以宣肺行水；兼见胸阳痹阻者，加瓜蒌薤白桂枝汤以益气养阴、宣痹通阳。

2. 气虚血瘀

【主症】面目肢体虚肿，心悸怔忡，劳则加重，咳嗽气短，胸胁作痛，自汗气短，两颧暗红，胸痛胸闷，痛有定处，固定不移，面色晦暗。舌质紫暗或有瘀斑、瘀点，脉沉细而涩。

【治法】益气活血，利水逐饮。

【方药】补阳还五汤合五苓散加减。

黄芪、当归、赤芍、丹参、红花、地龙、茯苓、猪苓、泽泻、泽兰、白术、桑白皮。

【临床应用】若气虚明显者，加党参以行补气之力；水肿甚、小便量少者，加车前子以利水消肿。

3. 阳虚水泛

【主症】肢体浮肿，畏寒肢冷，心悸气喘，面色无华，精神委靡不振，尿少，夜尿频数。舌质淡，苔薄白，脉沉细无力或结代。

【治法】温阳利水，化气逐饮。

【方药】苓桂术甘汤合真武汤加减。

附子、茯苓、白术、芍药、桂枝、黄芪、泽泻、泽兰、桑白皮、葶苈子。

【临床应用】若气虚重者，加人参以补气；水肿甚者，加猪苓利水消肿；苔腻纳差者，加半夏曲、厚朴以和胃理气化湿。若心悸唇绀，脉虚或结代，乃水邪上犯，心阳被遏，瘀血内阻，宜重用附子再加桂枝、炙甘草、丹参、泽兰，以温阳化瘀；若见喘促，呼多吸少，汗出，脉虚浮而数，是水邪凌肺、肾不纳气，宜重用人参、蛤蚧、五味子、山茱萸、牡蛎、龙骨，以防喘脱之变。

4. 心阳虚脱

【主症】呼吸气促短少，张口抬肩，烦躁不安，面色㿠白，躁动不安，不能平卧，大汗淋漓，汗出如油，四肢厥逆，尿少浮肿。舌质淡，苔少或无，脉细欲绝。

【治法】益气固脱，回阳救逆。

【方药】参附龙牡汤合生脉散加减。

人参、炮附子、生龙骨、生牡蛎、麦冬、五味子、山茱萸。

【临床应用】若神昏不醒者，加麝香、苏合香等芳香开窍；或急用生脉饮送服蛤蚧粉或黑锡丹；或参附针、参麦针静注。

▋▋▋六、名医经验精粹 ▋

1. 张仲景

心水者，其人身重而少气，不得卧，烦而躁，其人阴肿。

师曰：诸有水者，腰以下肿，当利小便；腰以上肿，当发汗乃愈。

师曰：寸口脉沉而迟，沉则为水，迟则为寒，寒水相搏。趺阳脉伏，水谷不化，脾气衰则鹜溏，胃气衰则身肿。少阳脉卑，少阴脉细，男子则小便不利，妇人则经水不通，经为血，血不利则为水，名曰血分。

——张仲景. 金匮要略［M］. 北京：人民卫生出版社，2005.

2. 巢元方

水病有五不可治：第一唇黑伤肝；第二缺盆平伤心；第三脐出伤脾；第四足下平满伤肾；第五背平伤肺。凡此五伤，必不可治。

肾主水，肺主气。肾虚不能制水，故水妄行，浸溢皮肤，而身体肿满；流散不已，上乘于肺，肺得水而浮，浮则上气而咳嗽也。

——巢元方. 诸病源候论［M］. 沈阳：辽宁科学技术出版社，1997.

3. 朱丹溪

水肿之因盖脾虚不能制水，肾为胃关，不利则水渍妄行，渗透经络。

其始也，目窠上微肿，颈脉动，咳，阴股寒，足胫胀，腹乃大，其水已成矣。按其腹随手而起，如裹水之状，短气不得卧者，为心水。

腰以上肿宜汗，腰以下肿宜利小便。主治，使补脾气，实则能健运，以参、术是也，佐以黄芩、麦冬制肝木。腹胀加浓朴，气不运加沉、木香，使以通利，是必痊矣。开鬼门、洁净府，正此谓也。外有湿肿，用加附子，脉沉细是也。又有肿痛，为中寒也，加炮附是也。

虚则宜补脾以养肺，流湿以散气。治以参、术，佐以平胃、茯苓。热加芩、连，血虚四物，死血桃仁。

——朱丹溪. 脉因证治［M］. 太原：山西科学技术出版社，2008.

4. 王肯堂

心水者，其身重而少气，不得卧，烦而躁，其人阴肿。

肿病不一，或遍身肿，或四肢肿，或面肿脚肿，皆谓之水气。然有阳水，有阴水，并可先用五皮饮或除湿汤加木瓜、腹皮各半钱，如未效，继以四磨饮兼吞桂黄丸，仍用赤小豆粥佐之。

感湿而肿者，其身虽肿，而自腰下至脚尤重，腿胀满尤甚于身，气或急或不急，大便或溏或不溏，但宜通利小便为佳。以五苓散吞木瓜丸（内犯牵牛，亦不可轻服）。间进除湿汤，加木瓜、腹皮各半钱，炒莱菔子七分半。

如水胀之病，当开鬼门、洁净腑也，白茯苓汤主之。

不足者，正气不足；有余者，邪气有余。凡邪之所凑，必正气虚也。故以治不足之法，治有余则可；以治有余之法，治不足则不可。

水肿之证，盖水盛而火不能化也。火衰则不能化水，故水之入于脾胃者，皆渗入血脉骨肉，血亦化水，肉发肿胀，皆自然之理也。导去其水，使水气少减，复补其火，使二气平和则病去矣。

——王肯堂. 证治准绳［M］. 北京：中国中医药出版社，1997.

5. 周扬俊

心水者，其身重而少气，不得卧，烦而躁，其人阴肿。

【衍义】心，君火也。其气蕃茂，遇寒水则屈伏。今水客于心，火气郁蕃，不得发于分肉，则身重；不充盛于气海，则少气；烦热内作，则躁而不得眠也。火气不舒，其味从郁所化而过于苦，水积于外，其味从湿所化而过于咸。咸味归阴，苦乃从咸润下，入于胞囊，故阴肿也。如下病肾水者，止以咸渗泄，但阴下湿而已。此因苦与咸相合，苦性坚，因火与水相搏，所以咸味不得渗泄，而结为阴肿矣。

——周扬俊.金匮玉函经二注［M］.北京：人民卫生出版社，1990.

6. 薛己

经曰：至阴者肾水也，少阴者冬脉也，其本在肾，其末在肺，皆积水也。又曰：肾者胃之关也，关门不利，故聚水而从其类也。上下溢于皮肤，故跗肿腹大，上为喘呼，不得卧者，标本俱病也。

真阳虚者，朝用八味地黄丸，夕用补中益气汤。若肚腹痞满，肢体肿胀，手足并冷，饮食难化，或大便泄泻，呼吸气冷者，此真阳衰败，脾肺肾虚寒不能司摄，而水泛行也，急用加减肾气丸，否则不治。惟调补脾土，多有生者。

——薛己.薛氏医案选下册［M］.北京：人民卫生出版社，1983.

7. 程杏轩

然水在心之部，则郁心火炳明之化；水在肝之部，则郁肝木发生之化；水在肺之部，则孤阳竭于外，其魄独居；水在脾之部，则阴竭于内，而谷精不布；水在肾之部，不但诸阳退伏，即从阳之阴，亦且退伏，孤阴独居于下而隔绝也。故胃中之水，惟恐其有火，有火乃属消渴，末传中满之不救。肾中之水，惟恐其无火，无火则真阳灭没，而生气内绝。其在心之水，遏抑君火，若得脾土健运，子必救母，即在肝在肺在肾之水，脾土一旺，水有所制，犹不敢于横发。

治水之法，行其所无事，随表里寒热上下，因其势而利导之，故宜汗、宜下、宜渗、宜清、宜温、宜燥，六者之中，变化莫拘。

水病，其人必真火衰微，不能化生脾土。故水无所摄，泛溢于肌肉间，治惟助脾益火。而助脾益火之剂，最妙是五苓散，肉桂以益火，火暖则水自流；白术以补土，土实则水自障；二苓、泽泻以引水，则水自渗泄，无不应手而愈。

——陈杏轩.医述［M］.合肥：安徽科学技术出版社，1983.

8. 陈延之

十水散，治水肿方。先从脚肿，名曰清水，其根在心，葶苈子主之；先从阴肿，名曰劳水，其根在肾，泽漆主之；先从腹肿，名曰冷水，其根在大肠，蜀椒主之；先从面目肿，名曰气水，其根在肺，桑根主之；先从手足肿，名曰心水，其根在小肠，巴豆主之；先从口唇肿，名曰黄水，其根在胃，大戟主之；先从胁肿，名曰饮水，其根在肝，芫花主之；先从腰肿，名曰肝水，其根在膈，甘遂主之；先从胸肿，名曰石水，其根在脾，茯苓主之；先从背肿，名曰鬼水，其根在胆，雄黄主之。

上十物，分等，主十水。随肿所从始，案方偏加药二分，合捣下筛。空腹以水服方寸匕，当下。水多者，减服；下少者，益之。

——高文柱．《小品方》辑校［M］．天津：天津科学技术出版社，1983．

▉▉▉ 七、名方应用精析 ▉▉▉

1. 苓桂术甘汤

［来源］ 出自张仲景《伤寒杂病论》。《伤寒论·辨太阳病脉证并治》第 67 条云："伤寒若吐若下后，心下逆满，气上冲胸，起则头眩，脉沉紧，发汗则动经，身为振振摇者，茯苓桂枝白术甘草汤主之。"《金匮要略·痰饮咳嗽病》云："心下有痰饮，胸胁支满，目眩者，苓桂术甘汤主之。"又曰："夫短气有微饮，当从小便去之，苓桂术甘汤主之。肾气丸亦主之。"

［药物组成］ 茯苓半斤（味甘平），甘草二两（炙，味甘平），大枣十五枚（掰，味甘平），桂枝四两（去皮）。

［煎服方法及服用宜忌］ 上四味，以甘澜水一斗，先煮茯苓，减二升，内诸药，煮取三升，去滓，温服一升，日三服。作甘澜水法，取水二斗，置大盆内，以杓扬之，水上有珠子五六千颗相逐，取用之。宜清淡饮食，忌食生冷、辛热、油腻、腥膻、有刺激性的食物。

［主治病证］ 主治中阳不足、脾失健运、湿聚为饮之痰饮证。症见：胸胁支满，目眩心悸，短气而咳，小便不利，舌苔白滑，脉弦滑或沉紧。

［方义阐述］ 本方可健脾利湿、温化痰饮，治中阳素虚、脾失健运、气化不利、水湿内停所致痰饮证。因脾主中州，职司气化，为气机升降之枢纽，若脾阳不足，健运失职，则湿滞而为痰为饮。而痰饮随气升降，无处不到，停于胸胁，则见胸胁支满；阻滞中焦，清阳不升，则见头晕目眩；上凌心肺，则致心悸、短气而咳；舌苔白滑，脉沉滑或沉紧皆为痰饮

内停之征。《金匮要略·痰饮咳嗽病脉证并治》第 15 条云："病痰饮者，当以温药和之。"故治当温阳化饮、健脾利水。本方重用甘淡之茯苓为君，健脾利水，渗湿化饮，既能消除已聚之痰饮，又善平饮邪之上逆；桂枝为臣，功能温阳化气，平冲降逆，苓、桂相合为温阳化气、利水平冲之常用组合；白术为佐，功能健脾燥湿，苓、术相须，为健脾祛湿的常用组合，在此体现了治生痰之源以治本之意，桂、术同用也是温阳健脾的常用组合。炙甘草用于本方，其用有三：一可合桂枝以辛甘化阳，以襄助温补中阳之力；二可合白术益气健脾，崇土以利制水；三可调和诸药，功兼佐使之用。

2. 生脉散

[来源]《医学启源·卷之下·药类法象》云："麦冬，气寒，味微苦甘，治肺中伏火，脉气欲绝；加五味子、人参二味，为生脉散，补肺中元气不足，须用之。"

[药物组成] 人参，麦冬（去心），五味子（碎）。

[煎服方法及服用宜忌] 长流水煎，不拘时温服（人参用井水煎，服之无效）。

[主治病证] 温热、暑热、耗气伤阴证，表现为肢体倦怠、气短懒言、口干口渴、汗出不止、舌干红少苔、脉细；或久咳伤肺，气阴两虚证，症见干咳少痰、短气自汗、口干舌燥、脉虚数。

[方义阐述] 本证多由温热、暑热之邪耗气伤津所致，治疗以益气生津、敛阴止汗为主。肺主皮毛，暑伤肺气，卫外失固，津液外泄，故汗多；肺主气，肺气受损，故气短懒言、神疲乏力；阴伤而津液不足以上承，则咽干口渴。舌干红少苔，脉虚数或虚细，乃气阴两伤之象。方中人参甘温，益元气，补肺气，生津液，故为君药；麦冬甘寒养阴清热，润肺生津，故为臣药，人参、麦冬合用，则益气养阴之功益彰；五味子酸温，敛肺止汗，生津止渴，为佐药。三药合用，一补一润一敛，益气养阴，生津止渴，敛阴止汗，使气复津生、汗止阴存、气充脉复，故名"生脉"。《医方集解》说："人有将死脉绝者，服此能复生之，其功甚大。"至于久咳肺伤，气阴两虚证，取其益气养阴，敛肺止咳，令气阴两复，肺润津生，诸症可平。

3. 五苓散

[来源]《伤寒论·辨太阳病脉证并治》第71条："若脉浮，小便不利，微热消渴者，与五苓散主之。"第72条："发汗已，脉浮数，烦渴者，五苓散主之。"第74条："中风发热，六七日不解而烦，有表里证，渴欲饮水，水入则吐者，名曰水逆。五苓散主之。"

[药物组成]猪苓十八铢（去皮），泽泻一两六铢，白术十八铢，茯苓十八铢，桂枝半两（去皮）。

[煎服方法及服用宜忌]上五味，捣为散，以白饮和服方寸匕，日三服。多饮暖水，汗出愈。如法将息。

[主治病证]用于阳不化气、水湿内停所致的水肿，症见小便不利、水肿腹胀、呕逆泄泻、渴不思饮。

[方义阐述]方中茯苓、猪苓甘淡，入肺而通膀胱为君；泽泻甘咸，入肾与膀胱，利水渗湿为臣；佐以白术健脾燥湿；使以桂枝外解太阳表邪，内助膀胱气化。配合成方，既能健脾祛湿，又能化气利水。

4. 防己黄芪汤

[来源]《金匮要略·痉湿暍病脉证并治》云："风湿，脉浮身重，汗出恶风者，防己黄芪汤主之。"

[药物组成]防己一两，甘草半两（炒），白术七钱半，黄芪一两一分（去芦）。

[煎服方法及服用宜忌]上剉麻豆大，每抄五钱匕，生姜四片，大枣一枚，水半盏，煎八分，去滓温服，良久再服。喘者，加麻黄半两；胃中不和者，加芍药三分；气上冲者加桂枝三分；下有陈寒者，加细辛三分。服后当如虫行皮中，从腰下如冰，后坐被上，又以一被绕腰以下，温，令微汗，瘥。

[主治病证]主治风水或风湿。汗出恶风，身重浮肿，关节烦疼，自汗出，腰以下重，小便不利，脉浮。

[方义阐述]本方所治风水或风湿，乃因表虚卫气不固，风湿之邪伤于肌表，水湿郁于肌腠所致。风性开泄，表虚不固，营阴外泄则汗出，卫外不密故恶风；湿性重浊，水湿郁于肌腠，则身体重着，或微有浮肿；内湿郁于肌肉、筋骨，则肢节疼痛。舌淡苔白，脉浮为风邪在表之象。风湿在表，当从汗解，表气不足，则又不可单行解表除湿，故宜益气固表与祛

风行水并施。方中以防己、黄芪共为君药，防己祛风行水，黄芪益气固表，兼可利水，两者相合，祛风除湿而不伤正，益气固表而不恋邪，使风湿俱去，表虚得固；臣以白术补气健脾祛湿，既助防己祛湿行水之功，又增黄芪益气固表之力；佐入姜、枣调和营卫；甘草和中，兼可调和诸药，是为佐使之用。

5. 真武汤

[来源]《伤寒论·辨太阳病脉证并治》曰："太阳病，发汗，汗出不解，其人仍发热，心下悸，头眩，身𥄂动，振振欲擗地者，真武汤主之。"《伤寒论·辨少阴病脉证并治》云："少阴病，二三日不已，至四五日，腹痛，小便不利，四肢沉重疼痛，自下利者，此为有水气，其人或咳，或小便利，或下利，或呕者，真武汤主之。"

[药物组成]茯苓、芍药、生姜（切）各三两，白术二两，附子一枚（炮，去皮，破八片）。

[煎服方法及服用宜忌]上五味，以水八升，煮取三升，去滓。温服七合，日三服。宜清淡饮食，忌食生冷、辛热、油腻、腥膻、有刺激性的食物。

[主治病证]治脾肾阳衰，水气内停，小便不利，四肢沉重疼痛，腹痛下利；或肢体浮肿，苔白不渴；太阳病发汗，汗出不解，其人仍发热，心下悸，头眩，身𥄂动，振振欲擗地者。

[方义阐述]本方为治疗脾肾阳虚、水湿泛溢的验方。盖水之制在脾，水之主在肾，脾阳虚则湿难运化，肾阳虚则水不化气而致水湿内停。肾中阳气虚衰，寒水内停，则小便不利；水湿泛溢于四肢，则沉重疼痛，或肢体浮肿；水湿流于肠间，则腹痛下利；上逆肺胃，则或咳或呕；水气凌心，则心悸；水湿中阻，清阳不升，则头眩。其证因于阳虚水泛，故治疗当以温阳利水为基本治法。本方以附子为君药，辛甘性热，用之温肾助阳，补命门之火，使水有所主，以化气行水，兼暖脾土，以温运水湿；臣以茯苓利水渗湿，使水邪从小便去；白术健脾燥湿，使水有所制，且术附同用，还可温煦经脉；佐以生姜之温散，既助附子温阳散寒，又合苓、术宣散水湿。白芍亦为佐药，其义有四，一者利小便以行水气，《本经》言其能"利小便"，《名医别录》亦谓之"去水气，利膀胱"；二者柔肝缓急以止腹痛；三者敛阴舒筋以解筋肉𥄂动；四者可防附子燥热伤阴，以利于

久服缓治。诸药合之，温肾阳以消阴翳，利水道以去水邪，共奏温阳利水之效。

▌▊▎▎八、名医医案精选 ▊▊▊▊▊

1. 心水案（阳虚水泛证）

赵某，男，86 岁，2011 年 1 月 13 日初诊。主诉：心悸伴下肢浮肿数日。病史：患者有冠状动脉硬化性心脏病病史十余年，常服用扩冠药物。近 2 个月来出现精神委靡，身体乏力，下肢浮肿，心率偏慢。心电图提示平均心率 45 次/分，T 波改变。西医建议安装心脏起搏器，虑其风险较大，患者故选择中医治疗。诊时患者神疲乏力，动则气促，下肢浮肿，畏寒肢冷，间有胸闷不舒，小便量少，胃纳一般，大便通畅，夜寐尚可。舌淡，苔薄白，脉沉细而迟。检查：心率约 40 次/分。西医诊断：慢性心功能不全。

辨证：宗气不足，心阳衰微，水湿内停，夹有瘀血。

治法：遵升补宗气及"离照当空，阴霾自散"立法。

处方：生黄芪 30g，党参 15g，升麻 6g，苍术 10g，白术 10g，蔓荆子 15g，葶苈子 15g，熟附子 6g，赤芍 15g，白芍 15g，防风 10g，防己 10g，桂枝 3g，猪苓 15g，茯苓 15g，泽泻 15g，泽兰 15g，车前草 15g，川芎 15g，麻黄 6g，炙甘草 6g，14 剂。

二诊：进参附五苓法切中病机，气促见平，下肢浮肿有减，舌胖，苔白，脉沉细。阳虚血瘀，仍以温通为事。

处方：生黄芪 20g，党参 15g，升麻 6g，苍术 10g，白术 10g，蔓荆子 15g，葶苈子 15g，熟附子 3g，赤芍 15g，白芍 15g，防己 10g，桂枝 4.5g，猪苓 15g，茯苓 15g，泽泻 15g，泽兰 15g，益母草 30g，当归 10g，麻黄 6g，炙甘草 6g，14 剂。

上方加减治疗 1 月余，患者心率达到 65 次/分，下肢浮肿基本消退，精神转佳。上方基础上加减，继续巩固疗效。

按：患者久患胸痹，宗气不足，累及心阳，阳不制水，水湿泛溢，加之病久有瘀，故取升补宗气为主，温阳活血为辅。参附汤振奋心阳；取泽兰、泽泻、车前草、益母草活血利水，使瘀从水道而去；黄芪、赤芍、防风三药合用，为王清任之黄芪赤风汤，益气活血，且防风有"风能胜湿"之功。宗气得升，心阳得振，水湿得利，药到而病减。

——胡琪祥，曹振东. 颜氏内科学术经验丛书——颜乾麟医话医论医案集 [M]. 上海：上海科学技术出版社，2015.

2. 心水案（气虚血瘀证）

孔某，女，65岁，1983年4月28日初诊。浮肿屡发10余载，劳则加重，下肢按之凹陷，足肿不能着鞋，面部虚浮，心慌头晕，气短乏力，小便短少，纳减寐差。苔白舌淡，脉细缓迟。心电图提示：窦性心动过缓；心电轴+70°。

辨证：老年心脾两虚，气不化水，停留肌肤，兼心血瘀阻。

治法：健脾益气，温阳行水，佐活血强心。

处方：黄芪、党参各30g，白术、云苓、泽泻、大腹皮、丹参、当归各15g，防己、附片各10g，炙甘草6g，生姜3片，大枣5枚。

服药8剂，浮肿消退，午后下肢微感郁胀，继用前方调理巩固。

按：路德华运用张仲景防己黄芪汤加味治疗各类水肿属气虚者，有独到心得，除选防己黄芪汤为主方外，多随症酌加党参、云苓、泽泻、猪苓、大腹皮、附子、丹参或当归等药。加党参、云苓、泽泻旨在助防己、黄芪加强利水消肿之力；加附子旨在温肾助阳、蒸化水液；加大腹皮旨在行气利水，是基于气行水行之说，其本身又具利水消肿之功；加丹参或当归旨在调和血分。西医学认为活血药有扩张血管、增加血液循环的作用，从而有利水分的排出。

——冯育会，刘颖，冯永贵. 防己黄芪汤治疗水肿举隅 [J]. 辽宁中医药大学学报，2009，11（12）：153-155.

3. 心水案（气虚血瘀、脾阳虚弱证）

患者，男，59岁，2008年5月11日初诊。主诉：胸闷气短、双下肢浮肿2年，加重1个月。患者于1988年5月10日首次出现胸闷、胸痛、气短，经某医院诊断为陈旧性心肌梗死，给予复方丹参片、冠心苏合香丸、消心痛等药物治疗后好转。本次因劳累过度、心情郁闷诱发病情加剧，西医诊断为陈旧性心肌梗死合并心衰，于1990年5月11日来院诊治。现症：胸闷气短，心前区隐痛，下肢浮肿，小便短少，纳差便溏，脘腹胀满，畏寒肢冷，面色晦黄，神疲倦怠，体态肥胖，声音无力。舌质暗淡，舌体偏大，舌苔白滑腻，脉象沉细无力。心率 84 次/分，律齐。血压 124/86mmHg。心电图检查：陈旧性下壁心肌梗死。

辨证：气虚血瘀，脾阳虚弱。

治法：益气化瘀，温脾利水。

处方：袁氏养心灵方加减。

党参 15g，黄芪 20g，丹参 20g，三七粉 3g（冲服），白术 15g，茯苓 20g，干姜 10g，淫羊藿 15g，桂枝 6g，炙甘草 6g。水煎，每日 1 剂，分 2 次温服。

二诊：服上药 7 剂后，胸闷气短、心前区隐痛明显好转，下肢浮肿、小便短少减轻，纳差便溏、脘腹胀满好转，畏寒肢冷改善，面色仍晦黄，神志清醒，声音清晰，脉象沉细无力好转。舌质暗淡，舌体偏大，舌苔薄腻。血压 120/80mmHg，心率 75 次/分。上方加炒葶苈子 15g，车前草 20g 以宽胸利水、渗湿化痰。

三诊：服上药 7 剂后，面转红润，精神、体力有所恢复，胸闷气短、心前区隐痛基本控制，小便增多，下肢浮肿明显消退，纳差便溏、脘腹胀满继续好转，神疲肢冷改善，面色渐现红润，声音有力。舌质淡红，舌体偏大，舌苔薄白，脉象沉细缓和。血压 120/70mmHg，心率 70 次/分。为改善胃肠功能，上方去炒葶苈子、车前草，加焦山楂 20g，生麦芽 20g 以消食和胃。

四诊：再服上药 7 剂，精神体力恢复，胸闷气短，心前区隐痛未再发作，下肢浮肿消退，食欲增加，大便成形，脘腹胀满消失，面色红润，神志清楚，声音有力。舌质淡红，舌体偏大，舌苔薄白，脉象沉细缓和。血压 120/70mmHg，心率 70 次/分。为巩固疗效，守上方继服 7 剂。

其后多次随访，无明显不适，日常生活已恢复正常。

按：患者素体肥胖，吸烟日久，患心肌梗死 2 年，因劳累过度、心情郁闷诱发病情加剧。盖胖人多湿多痰，少气少血，陈士铎《石室秘录》云："肥人多痰，乃气虚也，虚则气不能运行，故生痰之。"痰湿阴邪，损伤脾阳，水不化气，痰湿愈甚，《景岳全书》云："盖水之与气，虽属同类，但阳旺则气化，而水即为精；阳衰则不化，而精即为水。"劳伤心脾，郁则气滞，气滞则血瘀，形成了气虚血瘀、脾阳虚弱的基本病机。阳虚湿盛，胸阳不展，气不帅血，心脉瘀阻，故胸闷气短、心前区疼痛；中阳不足，气不化水，水湿泛滥，故下肢浮肿、小便短少；脾阳不振，运化无力，故纳差便溏、脘腹胀满；脾虚血少，心阳不振，故面色晦黄、畏寒肢冷；舌质暗淡、苔白滑腻、脉沉细无力，皆为心脉瘀阻、脾阳虚弱、水聚痰湿、心气不足之证。方用党参、黄芪，补元气、益心气、养肺气、健脾气，有利于通心脉，肺气输布；丹参、三七养血补血，活血化瘀；合苓桂术甘汤温阳化水。全方共奏益气化瘀、温脾利水之功，心气渐复，湿邪渐退，心脉渐畅，胸阳渐展，故胸闷气短、心前区隐痛明显好转。

——袁灿宇，袁晓宇，袁智宇．益气化瘀、理气行水法治疗胸痹心水病［J］．中医研究，2010，23（7）：70－71．

4. 水肿案

又有一纯是阴虚者，其证腹大脐肿腰痛，两足先肿，小水短涩，喘嗽有痰，不得卧，甚至头面皆肿，或面赤口渴，但其人饮食知味，大便反燥。医见形肿气喘水证标本之疾，杂用利水之药而益甚。殊不知阴虚三焦之火旺，与冲脉之属火者同逆而上，由是水从火溢，上积于肺而嗽，甚则为喘呼不能卧，散聚于阴络而为跗肿，随五脏之虚者入而聚之，为五脏之胀，皆相火泛滥其水而生病也，以六味地黄加门冬、五味大剂服之。余亲试有验，故录。（《医贯·气虚中满论》）

按：肾主水，阴虚则蒸腾气化乏源，肾气虚弱无力司开阖，故病津亏、水积，水气上冲，发为喘嗽。六味地黄加麦冬、五味子养阴生津以资化气之源，肾气充，开阖有司，水可从小便而出。且六味丸中泽泻、茯苓可淡渗利水消肿，加五味子敛肺平喘。

——夏翔，王庆其．历代名医医案精选［M］．上海：上海人民出版社，2004．

第十二章 健 忘

一、概念、沿革及临床特点

健忘是由于心脾肾虚损，气血阴津不足为主，亦有因气滞血瘀、痰浊上扰而成者，以记忆力减退、遇事善忘为主要表现的一种病证。

健忘是影响中老年人生活质量的重要心系病证之一，随着老年社会的到来，发病有逐渐增加的趋势，因而本病越来越引起人们的重视。由于本病表现为本虚标实，有着复杂的临床表现及病理变化，而中医药治疗从整体出发，具有综合作用的优势，因而受到广泛的关注。

健忘病名最早见于《太平圣惠方》。在此之前，《黄帝内经》称之为"喜忘"或"善忘"。《千金要方》《外台秘要》皆称之为"好忘"。自宋代《圣济总录》中称"健忘"后，一直沿用至今。

《黄帝内经·大惑论》曰："黄帝曰：人之善忘者，何气使然？岐伯曰：上气不足，下气有余，肠胃实而心肺虚，虚则营卫留于下，久之不以时上，故善忘也。"《素问·五常政大论》曰："太阳司天，寒气下临，心气上从……善忘。"意为太阳寒水司天时，寒气降临，心气从气，在人易生健忘。

《千金要方》《外台秘要》皆称"健忘"为"好忘"。《备急千金要方·好忘》中曾出现"开心散方，善治好忘"。《外台秘要》卷第十一之消渴口干燥方三首中曾提及"好忘"一词，"广济疗口干数饮水，腰脚弱，膝冷，小便数，用心力即烦闷。好忘方：麦冬、牛膝、龙骨、茯神、人参、黄连、山茱萸、菟丝子、鹿茸等"。

《太平圣惠方》曰："夫心者，精神之本，意智之根。气浊则神乱，神乱则血脉不荣，精神离散，故令心智不利而健忘也。"《圣济总录》亦曰：

"健忘之病，本于心虚，血气衰少，精神昏愦，故志动乱而多忘也……心伤则喜忘。"而在《圣济总录》后，"健忘"作为病名一直沿用至今。

李中梓在《医宗必读》中所云："心不下交于肾，则火乱其神明，肾不上交于心，精气伏而不用。火居上则因而生痰，水居下则因而生燥，扰扰纭纭，昏而不宁。故补肾而使之时上，养心而使之善下，则神气清明，志意常治而何健忘之有。"亦如汪昂于《类证治裁》中云："治健忘者，必交其心肾，使心之神明下通于肾，肾之精华上升于脑。精能生气，气能生神，神定气清，自鲜遗忘之失。"

健忘相当于西医的轻度认知障碍。西医学其他疾病如神经衰弱、脑动脉硬化、脑萎缩、中毒、脑外伤、颅内感染等表现为记忆力减退为主症的疾病也可参照本节辨证论治。

二、病因与病机

1. 李时珍认为"人之记忆皆在于脑"。清代医家王清任在《医林改错》中亦曰："小儿善忘，脑未满也；老人健忘，脑渐空也"。可见，记忆与脑有着不可分割的联系。心为君主之官，禀虚灵而含造化，具一理以应万机，神明出焉。故神志与心的关系尤为密切，若心气亏虚，不能养神，则出现神昏健忘。当人头昏目花时，多伴记忆力下降，也可证明健忘的病位在脑。

2. 肾为先天之本，主骨生髓通于脑；脑为髓之海，为元神之府。如唐·容川在《内经精义》中指出："事物之所以不忘，赖此记性，记在何处，则在肾精。益肾生精化为髓而藏之于脑中。"肾藏精，精生髓，上充于脑，髓海有余，多由肾之精血旺盛，化源充足；髓海不足，化源匮乏，则脑转眩晕等。肾精亏虚，则不能上充于脑，脑髓空虚而致神机失用发为健忘。唐·孙思邈在《千金要方》中说："左手尺中神门以后脉阴实者，足少阴经也。好怒好忘……名曰肾湿热也。"清·汪昂曰"人之精与志皆藏于肾，肾精不足，则喜忘前言""高年无记性者，脑髓渐空"，都是肾虚而致大脑功能失调的表现。

3. 《黄帝内经》中将心与肝肺肾脾四脏、脑和胆等联系起来，认为它们共同主宰着神志功能。明·李中梓《医宗必读·健忘》认为健忘当责之心肾不交，"心不下交于肾，则火乱其神明；肾不上交于心，则精气伏而不用……故补肾而使之时上，养心而使之善下，则神气清明，而何健忘之有。"他认为健忘是由于心火亢盛，扰乱神明，肾水不能上濡而生燥，导致健忘。故在治疗时补肾养心，这样才不会健忘。清·陈士铎《辨证录·健忘门》在对健忘病机的认识中认为，健忘之因并非鬼神作祟，而是心亏和肾虚，治疗当补心肾、济水火。故曰："人之聪明非生于心肾，而生于心肾之交也肾水资于心，则智慧生生不息，心火资于肾，则智慧亦生生无穷……两不相交，则势必至于两相忘矣。"脾化生气血，思虑过度，伤及心脾，则阴血损耗，房事不节，损耗肾精，均可导致脑失所养，神明失聪，出现健忘。肝为刚脏，主疏泄，调情志，若肝失条达，则影响气血正常运行而致健忘。

4. 痰阻瘀滞亦是导致健忘的又一重要原因。此由于痰蒙心神，清窍阻闭而致健忘。另痰湿浊停体内，阻碍气血的正常运行，致血脉凝滞而为瘀血，瘀血阻络则灵机失用。西医学认为，老年性健忘病位虽在脑，但根源在年老肾虚而致诸脏精气亏损，痰滞、血瘀是重要致病因素。唐·孙思邈《千金要方》、清·陆廷珍《六因条辨》、清·王清任《医林改错》则分别从痰浊扰心、痰火伤神、痰瘀攻心三方面论述了痰与健忘的密切关系。

健忘的产生可以由多种因素导致。本病病位在脑，属神之病变，与心脾肝肾功能失调、气血阴精不足有关，亦与气滞血瘀、痰浊上扰有关。前者为主，后者亦不可忽视。在《黄帝内经》中"神"主要有三个方面的含义：一指自然界事物的发展变化规律，二指人体生命活动现象的概括，三指人的意识思维活动。如《灵枢·本神》云："生之来者谓之精；两精相搏谓之神；随神往来者谓之魂；并精而出入者谓之魄；所以任物者谓之心；心有所忆谓之意。"因此，健忘当属于《黄帝内经》中所述神的上述第三个含义的病变，即与多脏腑有关。

三、诊断与鉴别诊断

【诊断】

1. 较长时期内记忆力减退、遇事善忘、虽经尽力思索不能追忆为主要表现；行蒙特利尔认知评估量表评分。

2. 情绪低落、抑郁或心理失常可为诱因。

3. 排除痴呆、中风、失眠、郁证、癫狂等疾病导致的记忆功能障碍。

4. 必要时，可行脑血流图、脑电图、脑涨落图、头颅 MRI 及 CT 扫描等检查。

【鉴别诊断】

1. 痴呆

健忘是以记忆力减退、遇事善忘为主症的一种病证；痴呆则以呆傻愚笨、智能低下、善忘等为主要临床表现。二者均有记忆力下降（善忘）表现，但痴呆不知前事或问事不知等表现，与健忘之"善忘前事"有根本区别。痴呆根本不晓前事，而健忘则晓其事却易忘，且健忘不伴有智能减退、神情呆钝。健忘可以是痴呆的早期临床表现，日久可转化为痴呆。

2. 不寐

不寐可发生于任何年龄，而健忘则以老年人为多见。不寐轻者入睡困难，睡后易醒，醒后不能再睡，或时醒时睡，重者整夜不能入睡；而健忘则以近事遗忘为主要表现。不寐虽也可兼见健忘，但多见于长期不寐者，且一般病情较轻。

3. 郁证

郁证多见于中青年女性，健忘男女均见。郁证为情志抑郁病证，以情绪不宁、心情抑郁、胸部满闷、胁肋胀痛，或易怒欲哭，或咽中异物感为主要表现；健忘主要表现为记忆力减退，遇事善忘。健忘可以是郁证中的兼证，但非主要表现；若郁证经久不解，健忘可加重。

四、辨证要点与治疗原则

【辨证要点】

1. 辨虚实

本病乃本虚标实之证。本虚者，应辨明精、气、血之别；标实者，应辨明痰、瘀、浊毒之异。本虚主要以神气不足、面色失荣为特征；标实者常有痰浊、瘀血等诸实邪引起的相应证候。临床上本病本虚标实、虚多实少、虚实兼杂者多见。

2. 辨脏腑

本病病位在脑，但与肾、心、肝、脾等相关。若年老体衰、头晕目眩、记忆力减退、腰膝酸软，为病在脑与肾；若兼见食少纳呆、气短懒言，为病在脑与脾肾。

【治疗原则】

健忘的治疗原则是补虚泻实。补虚常用补肾填髓、补益气血等以治其本；泻实常用活血化瘀、化痰开窍等以治其标。由于本病常虚实夹杂，故要做到补虚勿忘泻实，祛实勿忘本虚，权衡标本虚实之多少，确定补泻法度之适宜。补虚时可酌加血肉有情之品如龟甲胶、鹿角胶、阿胶等增强滋补功效。在扶正补虚、填补肾髓时，应注意培补后天之脾胃。补虚切忌滋腻太过，以免损伤脾胃。另外，在药物治疗的同时，移情易性、智力训练、针灸、功能训练等亦有助于本病的康复。

五、辨证论治

1. 心脾不足

【症状】健忘失眠，心悸神倦，纳呆气短，面色不华，头晕，多思善虑。舌淡，脉细弱。

【治法】补益心脾。

【方药】归脾汤。

白术，茯神，黄芪，龙眼肉，酸枣仁，人参，木香，甘草，当归，远志，生姜，大枣。

【临床应用】若血虚较甚，面色无华、头晕心悸者，加熟地黄、阿胶等加强补血之功；若少腹冷痛、四肢不温者，加艾叶炭、炮姜炭以温经；口干舌燥、虚热盗汗者，加生地黄、阿胶珠、棕榈炭等以清热养阴。

2. 肾精亏耗

【症状】健忘，腰酸乏力，甚则遗精早泄，头晕耳鸣，或五心烦热。舌红，脉细数。

【治法】补肾填精。

【方药】河车大造丸。

紫河车，龟甲，黄柏，杜仲，牛膝，天冬，麦冬，熟地黄，人参。

【临床应用】腰膝疼痛、低热心烦或午后潮热者，加龟甲、女贞子；视物昏花、口干咽燥、虚烦失眠者，加菊花、北沙参；阴虚者，合左归丸加味。

3. 痰浊阻滞

【症状】健忘，头晕，嗜卧，胸脘痞闷，呕恶，痰多。舌苔腻，脉滑。

【治法】化痰开窍。

【方药】温胆汤。

半夏，陈皮，茯苓，炙甘草，竹茹，枳实，生姜，大枣。

【临床应用】常加石菖蒲化浊开窍；心神不宁见虚烦不眠较重者，加重茯苓用量，加酸枣仁、远志、石菖蒲；热邪偏重见口苦心烦、舌苔黄腻、脉滑数者，加黄连；兼湿热留滞三焦见寒热起伏、胸痞腹胀、小便黄赤、舌苔黄腻者，加藿香、茵陈、通草；痰浊中阻、肝胃气逆见眩晕呕恶者，加菊花、僵蚕；痰浊壅盛、肝风上旋者，加郁金、石菖蒲以涤痰开窍，或加全蝎、钩藤以息风止痉。

4. 瘀血痹阻

【症状】健忘，言语迟缓，神思迟钝，面唇暗红。舌质紫暗，或有瘀点，脉细涩。

【治法】化瘀开窍。

【方药】血府逐瘀汤。

桃仁，红花，川芎，赤芍，牛膝，柴胡，桔梗，枳壳，甘草，当归，生地黄。

【临床应用】若胸中瘀痛甚者，加乳香、没药活血止痛；兼青紫肿痛者，加青皮、香附行气止痛；兼气滞胸闷者，加瓜蒌、薤白以理气宽胸；血瘀经闭、痛经者，去桔梗，加香附、益母草、泽兰以活血调经止痛；胁下有血瘀痞块者，加郁金、丹参以活血消癥化积；瘀热甚者，重用生地黄、赤芍，加牡丹皮以凉血退热；头部瘀痛者，加麝香、老葱辛散上行，通窍止痛。

▧▥▥六、名医经验精粹▥▥

1. 张仲景

《伤寒论·辨可下病脉证并治》曰："阳明证，其人喜忘者，必有蓄血。所以然者，本有久瘀血，故令喜忘，屎虽硬，大便反易，其色必黑，宜抵当汤下之。"

——张仲景. 伤寒论［M］. 北京：人民卫生出版社，2005.

2. 朱丹溪

《金匮钩玄·健忘》云："戴云：健忘者，为事有始无终，言谈不知首尾。此以为病之名，非比生成之愚顽，不知世事者。精神短少者多，亦有痰者。"

——朱震亨. 金匮钩玄［M］. 北京：人民卫生出版社，2006.

3. 陈士铎

《石室秘录·生治法》云："呆病又不如是治法。呆病郁抑不舒，愤怒而成者有之。羞恚而成者有之。方用人参一两，柴胡一两，当归一两，白芍四两，半夏一两，甘草五钱，生枣仁一两，天南星五钱，附子一钱，菖蒲一两，神曲五钱，茯苓三两，郁金五钱，水十碗，煎一碗灌之。（〔批〕救呆至神汤。）彼必不肯饮，以双手执其头发，两人拿其左右手，以一人托住下颏，一人将羊角去尖。插入其口，一人以手拿住其头，一人倾药入羊角内灌之。倘或吐出不妨，益妙，尽灌完为止。彼必骂詈，少顷人困欲睡。听其自醒，切勿惊动。使彼自醒来则全愈，惊醒来则半愈矣。此生治之又一法也。狂病之方，妙在用石膏之多，以平其阳明之火。然徒籍石膏，未免过于峻烈，又济之以玄参。玄参亦能平胃火之浮游，不特去心肾之二火。又妙用麦冬以济之，则肺金不畏火之炎上，而自能下生肾水，肾水生，则胃中之火不必治而自愈。然而狂病至不知人，则痰势藉火奔腾可知。方中又用白芥子、半夏以祛逐其痰，痰祛则心自清，况又有竹叶以清心乎，则火易息而人易复也。一剂之后，又佐以玄参、麦冬，大剂煎饮，则火益息而水益深。后又用熟地之类滋其肾肺之药，相制而相成，字不重夺其造化哉。后呆病之方，妙在用柴胡以舒泄其不得意之气；又有白芍佐之，肝气一舒，心脉自散；又妙用祛痰之剂，集之于参苓之内，则正气足而邪气自散；尤妙用菖蒲开窍之神品，同群共入，见匙即开。重关领禁之人，一旦再享春风之乐，是谁之功哉。生治法如何可尽，举一而悟其余耳。"

——陈士铎. 石室秘录［M］. 北京：中国中医药出版社，2010.

4. 林珮琴

林珮琴综合前人对健忘病机的认识并加以阐发，从脑主记忆和心脑肾相关两方面总结出系统全面的发病机理。综合金声、王清任及汪隐庵诸家认识，倡脑主记忆，曰："脑为元神之府，精髓之海，实记忆所凭也。"书中引金声之言："凡人外有所见，必留其影于脑。"王清任之论："小儿善忘者，脑未满也，老人健忘者，脑渐空也。"汪隐庵述人回忆之状："每记忆必闭目上瞬而追索之，亦凝神于脑之义。"此三者各从不同方面对脑主记忆进行阐发，林珮琴吸取之并从元神之府、精髓之海进一步论述，使之更加全面。林珮琴认为，虽然脑主记忆，但心肾脑三者密切相关："夫人之神宅于心，心之精依于肾，而脑为元神之府，精髓之海。"故脑主记忆的功能正常与否取决于心肾二脏。心肾功能正常，则"心之神明，下通于肾，肾之精华，上升于脑。精能生气，气能生神，神定气清，自鲜遗忘之失。"由是观之，健忘之人，基本病位在脑，根本原因在于心或肾功能异常，或心肾皆不能发挥正常作用。"故治健忘者，必交其心肾"，即治疗健忘，以心肾交泰为要。

健忘分为三类实证和十类虚证。三类实证即素有痰饮、痰迷心窍和血瘀于内所致者。虚证健忘共分十类，分别为：肝肾亏虚、心脾受损、气血不足、上盛下虚、上虚下盛、心肾双亏、劳伤心脾、心气不足、禀赋不足和年老神衰。临床随症立方，辨病用药。如肝肾亏虚者用六味丸加远志；年老神衰者用加减固本丸；素有痰饮者用茯苓汤等。其在辨证的同时还重视辨病论治。如治疗健忘虚证的十首方剂中九首均选用远志，说明林珮琴认为远志有益智作用，为治健忘专药；又如心脾两虚之思虑过度所致者用归脾汤；而劳心诵读所致者用安神定志丸。

汤丸药并用为其遣方用药另一特色。鉴于病重者或病情复杂者，单一治疗往往难于起效，林珮琴采取汤丸并用，以汤剂送下丸剂。如治疗气血两虚之健忘用人参养营汤送下远志丸。又气易生而血难成，而汤剂不能持久，丸剂难于急救，故汤丸并用，取长补短，从而疗效更佳。如痰迷心窍致忘治以导痰汤送下寿星丸。

因此类健忘痰迷心窍为标，心肾亏虚是本。心血不仅能营养周身各部组织，也是神志活动的物质基础之一，心气虚推动无力，津液不能正常输布，肾阴虚灼津炼液，肾阳虚失于温煦，皆可致痰成饮。只治其痰，则根本不除；仅补其虚，则心窍难通。只有标本兼治，方能奏效。其以导痰汤（半夏、陈皮、茯苓、甘草、胆南星、枳实）祛蒙心之痰，以寿星丸（人参、黄芪、白术、甘草、陈皮、茯苓、熟地黄、白芍、当归、五味子、肉桂、胆南星、琥珀、朱砂、远志）补益心肾、祛痰安神。如此则生痰之源得清，蒙蔽之窍得开，已虚之脏得补，诸药共用，效验如神。

——周霞，马恒芬．清代名医林珮琴论健忘证治浅探［J］．中医药学刊，2001，19（5）：454，459.

5. 郑钦安

他注重"阳气"在疾病治疗中的作用，主张万病统分阴阳，对阳虚证的阐释全面详细而深刻。在临床中，擅长使用姜桂附等温热药，被人尊称为"姜附先生"。其学术思想对后世影响极大，在其影响下，形成了中医学中一个年轻的流派"火神派"，郑氏被尊为"火神派"鼻祖。郑钦安在长期丰富的临床实践中，对健忘的病因病机有自己独到的认识。他强调阴阳互根，主张从"阴损及阳，阳损及阴"的角度来论治健忘。郑氏云："按健忘一症，固有阳虚阴虚之别，然亦不必拘分，统以精神不足为主。"此处郑氏云"不必拘分"，是因健忘病因总为真阴真阳不足致阴损及阳、阳损及阴，故而在临床辨证上不应只拘泥于辨别阴虚阳虚。郑氏治疗健忘，多从阳虚考虑，体现阴中求阳、阳中求阴的思想，一为补真阴真阳之不足，二为助真阴真阳之相交。郑氏对健忘给出的参考方剂为白通汤、桂枝甘草龙骨牡蛎汤、三才封髓丹、潜阳丹。郑氏在治疗健忘中，注重阴阳互根。与前辈医家不同，他不拘泥于辨阴虚与阳虚，不只从养心定志安神论治，且云"切勿专以天王补心、宁神、定志诸方，与参、枣、茯神、远志、朱砂一派可也"。郑氏在治疗中，极其注重恢复真阴真阳二气正常流转、相交。真阳不升者，重于升阳，如白通汤中之葱白；真阳不降者，重于潜阳，如桂枝甘草龙骨牡蛎汤之龙骨、牡蛎，三才封髓丹之黄柏、砂仁，潜阳丹之龟甲、炙甘草伏藏真阳。真阴真阳相交正常，则二气流转正常，神即得养，健忘自愈。此外，郑氏又云："此病老年居多，少年却少，即有如斯之少年，其所损伤不异乎老人也。"亦是提醒临床医生，健忘不仅只发病于老年人，亦有少年人因真阴真阳不足而患健忘，故诊治时应实事求是，不能因患者年少而从实证论治。

——曾元静，宋兴. 郑钦安诊治健忘学术思想探析［J］. 国医论坛，2015，30（4）：11－12.

6. 朱振铎

临床上以当归补血汤合四物汤加减治疗肝血不足、血不养神型；以归脾汤合逍遥散加减治疗肝虚气郁、心脾两虚型；以补肾益髓汤治疗肝肾亏虚、精亏髓空型；以逍遥散合通窍活血汤加减治疗肝郁气滞、瘀血阻窍型；以礞石滚痰丸合《辨证录》之通郁汤治疗肝郁痰蒙、清窍失灵型；以黄连解毒汤合丹栀逍遥散治疗肝郁化火、扰乱神明型。

——周霞. 健忘证防治方药的中医文献研究［D］. 济南：山东中医药大学学报，2002.

七、名方应用精析

1. 归脾汤

［来源］《正体类要》卷下："跌仆等症，气血损伤；或思虑伤脾，血虚火动，寤而不寐；或心脾作痛，怠惰嗜卧，怔忡惊悸，自汗，大便不调；或血上下妄行。"

［药物组成］白术一钱，当归一钱，白茯苓一钱，黄芪（炒）一钱，龙眼肉一钱，远志一钱，酸枣仁（炒）一钱，木香五分，甘草（炙）三分，人参一钱。

［煎服方法与服用宜忌］加生姜、大枣，水煎服。

［主治病证］心脾气血两虚证，心悸怔忡，健忘失眠，盗汗虚弱，体倦食少，面色萎黄，舌淡，苔薄白，脉细弱；脾不统血证，便血，皮下紫癜，妇女崩漏，月经超前，量多色淡，或淋沥不止，舌淡，脉细弱。

［方义阐释］本方人参"补五脏，安精神，定魂魄"（《神农本草经》），可补气生血、养心益脾，龙眼肉补益心脾、养血安神，共为君药；黄芪、白术助人参益气补脾，当归助龙眼肉养血补心，同为臣药；白茯神、远志、酸枣仁宁心安神，木香理气醒脾，与补气养血药配伍，使之补不碍胃、补而不滞，俱为佐药；炙甘草益气补中，调和诸药，为使药。煎药时稍加生姜、大枣调和脾胃，以滋生化。

本方主用甘温益气，辅以养血，佐以安神、理气为结构特征。诸药配伍，心脾同治，重在补脾；气血并补，重在益气。使脾气旺而血有所生、血有所摄，血脉充则神有所舍、血有所归。

2. 坎离丸

［来源］《寿世保元》卷四云："润肌肤，聪明耳目，开心定智，强阴壮阳，延年益寿，此药性味温而不热，清而不寒，久服则坎离既济，阴阳协和，火不炎而神自清，水不渗而精自固，平补之圣药也。"

［药物组成］龙骨（火）五钱，远志（甘草水泡去骨）一两，白茯神

（去皮末）一两，石菖蒲（去毛）五钱，龟甲（炙酥）五钱，酸枣仁（炒）一两，当归身（酒洗）一两，人参五钱，麦冬（水洗去心用）一两，天冬（水净去心）一两，生地黄（酒洗）二两，熟地黄（酒蒸）二两，山茱萸（酒蒸去核）一两，川黄柏（去皮酒炒）一两，五味子一两，柏子仁一两，山药一两，甘枸杞子一两，知母（去毛酒炒）一两。

[煎服方法与服用宜忌] 上忌铁器。精制，合为一处，石臼内捣成饼，晒干，磨为细末，炼蜜滴水成珠。每蜜一斤，加水一碗，调和前药为丸，如梧桐子大。每服三钱，清晨空心盐汤下，或酒亦可。节欲忌三月。

[主治病证] 治灯窗读书辛苦，学问易忘，精神昏倦，思虑房欲，人为所累。思虑过度，心血耗散，房欲失节，肾水枯瘁，肾水一虚，心火即炽，酿成劳瘵，杂症难治，防其未然，坎离既济，补髓添精，调荣养卫，聪耳明目，定神安志，滋阴降火，百病皆治。日诵千言，不忘所记。

[方义阐释] 方中龙骨、远志、白茯神、酸枣仁、柏子仁养心安神，敛降虚盛之心火；养血滋肾阴之熟地黄、当归身、枸杞子、龟甲等共填肾中之精；配以黄柏、知母、生地黄清除虚烦之热；五味子、山茱萸能够固摄将枯之肾水，使补而能守；石菖蒲则利窍通气，不仅能使心窍通利，其辛散之性还可使诸药得以交通；人参、山药、麦冬、天冬则既可益气滋阴，又可顾护脾胃，使气血津液生化有源。全方立法得当，配伍合理，称得上是交通心肾治健忘之经典方。

3. 抵当汤

[来源]《伤寒论·辨阳明病脉证并治》曰："阳明证，其人喜忘者，必有蓄血。所以然者，本有久瘀血，故令喜忘，屎虽硬，大便反易，其色必黑者，宜抵当汤下之。"

[药物组成] 水蛭（熬）三十个，虻虫（去翅足，熬）三十个，桃仁（去皮尖）二十个，大黄（酒洗）三两。

[煎服方法与服用宜忌] 上四味，以水五升，煮取三升，去滓，温服一升，不下更服。

[主治病证] 下焦蓄血之少腹硬满，小便自利，喜忘，如狂或发狂，大便色黑易解，脉沉实。及妇女，经闭少腹硬满拒按。

[方义阐释] 方中水蛭咸苦平，有强烈的破血作用；虻虫苦寒，也是一味峻猛破血药，并兼有泻下作用，虫类走窜，善于逐瘀血、破恶血、消

坚积；桃仁苦甘平，也是常用的活血化瘀药；大黄苦寒，是泄热通便的要药，兼能活血化瘀。四药同用属相须配伍，能增强其原有疗效，本方为逐瘀峻下之剂。

4. 六味地黄丸

[来源]《小儿药证直诀》卷下云："地黄丸，治肾怯失音，囟门不合，神不足，目中白睛多，面色苍白等症。"

[药物组成] 熟地黄八钱，山萸肉四钱，干山药四钱，泽泻三钱，牡丹皮三钱，白茯苓去皮三钱。

[煎服方法与服用宜忌] 上为末，炼蜜为丸，如梧桐子大。每服三丸，空心温水化下。亦可水煎服。

[主治病证] 肾阴虚证。腰膝酸软，头晕目眩，耳鸣耳聋，盗汗，遗精，消渴，骨蒸潮热，手足心热，舌燥咽干，牙齿动摇，足跟作痛，以及小儿囟门不合，舌红少苔，脉沉细数。

[方义阐释] 方中重用熟地黄，味甘纯阴，主入肾经，长于滋阴补肾，填精益髓，为君药；山茱萸酸温，主入肝经，滋补肝肾，秘涩精气；山药甘平，主入脾经，"健脾补虚，涩精固肾"（《景岳全书》），补后天以充先天，同为臣药，君臣相协，不仅滋阴益肾之力相得益彰，而且兼具养肝补脾之效；肾为水脏，肾元虚馁每致水浊内停，故又以泽泻利湿泻浊，并防熟地黄滋腻恋邪；阴虚阳失所制，故以牡丹皮清泻相火，并制山茱萸之温；白茯苓淡渗脾湿，既助泽泻以泄肾浊，又助山药之健运以充养后天之本，俱为佐药。六药合用，三补三泻，以补为主；三阴并补，以补肾阴为主。且寓泻于补，补不碍邪，泻不伤正，为平补少阴的常用方剂。

5. 天王补心丹

[来源]《校注妇人良方》卷六曰："天王补心丹：宁心保神，益血固精，壮力强志，令人不忘。清三焦，化痰涎，祛烦热，除惊悸，疗咽干，育养心神。"

[药物组成] 生地黄酒洗四两，人参去芦五钱，丹参微炒五钱，玄参微炒五钱，白茯苓去皮五钱，远志去心五钱，桔梗五钱，五味子一两，当归身酒洗一两，天冬去心一两，麦冬去心一两，柏子仁炒一两，酸枣仁一两。

[煎服方法与服用宜忌] 上药为末，炼蜜丸如梧桐子大，朱砂三五钱

为衣，临卧竹叶煎汤下三钱，或圆眼汤佳。忌胡荽、大蒜、萝卜、鱼腥、烧酒。

[主治病证] 宁心保神，益血固精，壮力强志，令人不忘。清三焦，化痰涎，祛烦热，除惊悸，疗咽干，育养心神。

[方义阐释] 方中重用生地黄，能上养心血、下滋肾水，并可清泻虚火，使心神不为虚火所扰而宁静，使精关不为虚火所动而固秘，为君药。玄参、天冬、麦冬，滋阴清热、生津养液、壮水制火，使虚火无以扰神；酸枣仁、柏子仁，养心安神、合为臣药。以丹参、当归身，补血和血、养心除烦；五味子涩精敛汗、宁心安神；远志交通心肾、安魂魄而定志；再用人参、白茯苓益心气、安心神，使气旺而生阴血，此六味为佐药。桔梗为使，载药上行；朱砂为衣者，取其入心，增强安神之效，亦为使药。诸药合用，共成滋养心血、益水降火、宁心安神之效。

本方以滋阴养血、补心安神为主，滋中寓清，心肾两顾，标本兼治。其中玄参与丹参相配，滋阴壮水与养血行瘀合用，使补而不滞；人参与茯苓、远志相配，宁心益智，长于治健忘恍惚；人参与麦冬、五味子相配，为生脉散，长于益气养阴；酸枣仁与柏子仁相配，长于补血润燥，养血安神。

▌▌▌八、名医医案精选 ▌▌▌

【案一】健忘（肝郁血热证）

艾某，女，41 岁，1960 年 1 月 6 日初诊。诊见：素有健忘，精神不集中，俯首则眩，劳动则头部自觉发热、血压随即上升，右胁下时有掣痛，有时胃痛，大便有时稀溏，胃纳尚可，睡眠不佳。脉沉细数，舌红无苔。

辨证：肝郁血热。

治法：平肝清热。

方药：抱木茯苓三钱，酸枣仁三钱，石斛三钱，白芍三钱，香附（炒）二钱，栀子一钱五分，石决明（煅）五钱，夏枯草三钱，地骨皮三钱，牡丹皮一钱五分，荷叶三钱，竹茹二钱，服三剂。

二诊：服药后无大改变，偶有心慌，脉舌同前。前方去香附、地骨皮，加蒺藜二钱、菊花一钱五分、远志（炒）一钱。

三诊：睡眠转佳，诸症均减，尚微感头晕欲吐。原方去栀子、牡丹皮，加广陈皮一钱五分、炙甘草一钱兼理胃气，再服三剂。

四诊：除有时微感头晕、睡眠不稳固外，余症均减。拟以丸药调理肝脾，兼滋心肾，以资巩固。

处方：炙黄芪八钱，当归三钱，吉林参四钱，白术三钱，茯神五钱，远志肉（炒）三钱，酸枣仁六钱，炙甘草二钱，木香二钱，白芍五钱，血琥珀二钱，五味子二钱，干生地五钱，珍珠母五钱，龙眼肉五钱。共为细末，炼蜜为丸，每丸重二钱，每晚一丸，温开水下。服后诸症皆平。

按：健忘、眠差、胁痛、俯则头眩、劳则血压上升皆系肝郁血热所致。徒用凉药，而不平肝，则肝愈郁，而脾胃反受其损，所以时有胃痛便溏之象。蒲老先用平肝清热，终用肝脾两调，先后本末，各有兼顾。

——中国中医研究院．蒲辅周医案［M］．北京：人民卫生出版社，2005.

【案二】健忘（肝肾亏虚、痰瘀阻络证）

石某，女，61岁，丧偶，2013年10月22日初次就诊。患者家属代诉：患者近半年来记忆力下降明显，尤以近事记忆为甚，伴有腰膝酸软、脑转耳鸣、双眼干涩、头晕，无明显头痛，倦怠思卧，口干，无明显口苦，纳可，小便调，大便质干。舌质暗红，夹瘀点，苔薄少津，脉沉细涩。查：总体认知分级量表轻度异常，一般认知功能正常，日常生活能力保持正常。

辨证：肝肾亏虚，痰瘀阻络。

治法：滋补肝肾，化痰祛瘀。

处方：黄精30g，天麻10g，女贞子15g，石菖蒲15g，地龙6g，水蛭6g，菊花10g，枸杞子20g，当归20g，鸡血藤15g，丹参20g，川芎10g。14剂，水煎，日1剂，分3次服用。

二诊（半月后）：测总体认知分级量表较治疗前改善。家属诉患者记忆功能有所改善，腰膝酸软耳鸣明显减轻，口干、眼睛干涩好转。继以原方蜜制为膏。

继续服用2个月后，记忆功能明显改善，诸症皆有好转。

按：肾藏精主骨生髓，肝藏血开窍于目，肝肾共居下焦，肝肾同源，精血互化，一荣俱荣，一损俱损，肝肾精气充盈，则髓海得养，脑主精神意识思维的功能活动正常，则思维敏捷，记忆力好。反之肝肾精血亏虚，胫酸眩冒，目无所见，生髓无源，脑空髓减，则神机失用，出现情志精神意识思维活动的异常，记忆力欠佳。年老后天之本不足，脾虚运化水液功能失职，津液代谢失常，聚湿生痰，痰浊孕育而生，痰浊随气血运行周身，无处不达，达于脑则清窍闭塞，灵机失用，神志失调。年高者多气血亏虚，无力推动血液运行，血行缓慢，血脉瘀滞；或失治误治，病久入络成瘀；或痰湿之邪闭阻脉络，血行不畅，血脉瘀滞，终致脑络瘀滞，髓海浑浊，神机失用，健忘乃成。

方中重用黄精为君，黄精味甘性平，归脾肺肾经，具有补气养阴、健脾润肺益肾之功，《本草纲目》记载："补诸虚……填精髓"，有平补三焦之称；辅以石菖蒲、水蛭为臣，石菖蒲味辛苦性温，具有开窍醒神、化湿和胃，宁神益智之功，芳香走窜尤其擅长化痰湿秽浊、开窍宁神，为涤痰开窍之要药，《神龙本草经》云："主风寒湿痹，咳逆上气，开心孔，补五脏，通九窍，明耳目，出音声。久服轻身，不忘，不迷惑，延年。"水蛭味咸苦，性平，功专破血化瘀通络，张锡纯认为本品"破瘀血而不伤新血，专入血分而不损气分"。佐以天麻、女贞子，天麻味甘而性平，归肝经，能平肝镇定、养阴息风通络，有"治呆之要药"之称，女贞子味甘苦性凉，归肝肾二经，功能滋补肝肾、补脾益气，加强君药补虚之力；地龙味咸性寒，归肝脾膀胱经，具有清热定惊、通络平喘利尿之功，长于通达经络，故为引经使药。方中黄精、女贞子、石菖蒲同用，黄精、女贞子补肝肾益精填髓，借菖蒲宣壅开窍、醒脾开胃之力，使其补而不腻，无壅滞之弊，更有沟通心肾，心肾精血同养之功；地龙、水蛭与石菖蒲合用，利窍通络作用颇佳，达痰瘀并治之效；黄精、地龙合用，黄精益气助通络，地龙活络而致新；石菖蒲、女贞子一以辛散而开痰湿利痹著，另以苦降而定逆上痰，使气顺则痰壅自开；无论肝风化火、瘀血化热，皆致心神不宁，痰热互扰，地龙、女贞子兼能清瘀血所生之虚热及肝风所化之实火，使痉解神宁志定；而天麻乃治呆要药、必用之品。诸药合用，选材必当，布阵有方，功效兼备而不繁，配伍精当而相得益彰，共奏补肝肾填精益髓、开神窍涤痰祛瘀之功。

——胡伟，李智杰. 李智杰治疗轻度认知障碍的经验［J］. 湖北中医杂志，2014，36（11）：30－31.

【案三】健忘（脾肾亏虚、心神不宁证）

刘某，女，75岁，于2013年1月18日前来就诊。家属述患者于半年前出现夜间烦躁失眠、健忘、恐慌、情绪不稳等症状，近日来日益加重，遂前来就诊。患者既往有糖尿病病史10余年，血糖控制情况不明；高血压病史8年余，血压控制不理想。患者面色㿠白，舌质淡润，苔薄白，有齿痕，脉细滑。

辨证：脾肾亏虚，心神不宁。

治法：补脾益肾，养心安神。

处方：炒白术15g，黄芪30g，龙眼肉20g，酸枣仁15g，党参10g，木香10g，炙甘草5g，当归5g，远志5g，葛根15g，玄参5g，天花粉15g，茯神10g，茯苓10g。

二诊：患者服用三剂后，失眠症状减轻。睡眠改善，心神得养，故健忘、烦躁、情绪不稳等症亦有好转。调方：原方基础上加赤芍5g，磁石10g，共7剂。

电话回访，家属述症状较治疗前明显改善，嘱上方续服，未再诊。

按：健忘之病虽以心、脾、肾虚损为主，然肝郁气滞、瘀血阻络、痰浊上扰等实证亦能导致该病发生，故治疗宜以祛除痰浊、开窍醒神、活血通络、疏肝解郁等为主。

——左光耀，海英.中医治疗健忘2例病案分析［J］.亚太传统医药，2014，10（24）：65－66.

【案四】健忘（肝肾阴虚、风痰上扰证）

张某，女，75岁，2010年10月9日初诊。患者既往健忘5年，加重3年。症见：健忘，神志清楚，对答基本自如，眩晕，耳聋，左耳尤甚，舌红绛苔白腻，脉弦细。患者家族有痴呆病史。

辨证：肝肾阴虚，风痰上扰。

治法：滋阴潜阳，化痰活血。

处方：天麻15g，钩藤15g，石菖蒲15g，珍珠母20g，黄连10g，龙胆10g，茯苓10g，夏枯草10g，灯心草2g，川芎10g，枳实10g，合欢皮15g，黄芪30g，白术15g，熟地黄15g，焦山楂10g，焦神曲10g，14剂。

二诊：患者症状大为缓解，眩晕消失，耳聋有所好转，舌苔转薄，记忆力较前略有改善。由于患者年事已高，病程较久，结合其家族病史来看，病情极有可能恶化，转化为痴呆。因此在前方基础上，早晚加用益智温胆颗粒。

在后续的复诊中，继续以补肾化痰益智为基本治法，患者坚持治疗至今，病情控制满意。

按：《素问·调经论》指出："血并于下，气并于上，乱而喜忘。"随着年龄的增长和多种致病因素的影响，老年人精血亏耗，以致阴不制阳，阴虚于下，阳亢于上，风痰上扰，因而出现眩晕、健忘等病证。朱丹溪在《格致余论》中提出："人生至六十七十以后，精血俱耗，健忘眩晕。"同时，他还指出："健忘精神短少者多，亦有痰者。"老年人体质多虚多瘀多痰，健忘与这些因素有关。同时，老年人出现健忘要高度警惕，很有可能转化为痴呆。对于老年期的健忘患者，王平教授多以滋阴潜阳、补肾化痰活血为法。

——章程鹏，石和元，张书. 王平教授治疗健忘学术经验 ［J］. 中医药信息，2013，30（6）：90－92.

第十三章　失　眠

一、概念、沿革及临床特点

失眠是由于情志、饮食内伤，病后及年迈、禀赋不足、心虚胆怯等病因引起心神失养或心神不安，从而导致经常不能获得正常睡眠为特征的一类病证。轻者入睡困难，或寐而不酣，时寐时醒，或醒后不能再寐；重者彻夜不寐。主要表现为入睡困难、易醒、早醒和醒后再入睡困难等。睡眠时间、深度的不足可导致睡眠质量下降，不能满足正常生理和体能恢复的需要，从而影响正常的社会功能，以及不能消除疲劳、恢复体力与精力，表现为日间困倦、体力下降，伴有紧张不安、情绪低落等，严重者可出现心率加快、体温升高、周围血管收缩等自主神经紊乱症状。很多患者会过度关注自身的睡眠问题产生焦虑，而焦虑又可加重失眠，导致症状的恶性循环。

在现存医学文献中，失眠最早记载于马王堆汉墓出土的帛书《足臂十一脉灸经》和《阴阳十一脉灸经》，两书称本证为"不卧""不得卧"和"不能卧"，如《阴阳十一脉灸经》乙本："（巨阴）脉：是胃脉也……不食，不卧，强欠，三者同则死。"《十问》："一夕不卧，百日不复。"

在《黄帝内经》中，此类病证被称为"目不瞑""不得眠""卧不得安""不得卧"等，并认为失眠原因主要有两种，一是其他病证影响，如咳嗽、呕吐、腹满等，使人不得安卧；二是气血阴阳失和，使人不能入寐，如《素问·病能论》曰："人有卧而有所不安者何也？……脏有所伤，及情有所倚，则卧不安，故人不能悬其病也。"

《素问·逆调论》记载"岐伯曰：不得卧而息有音者，是阳明之逆也……阳明者胃脉也，胃者六腑之海，其气亦下行，阳明逆不得从其道，故不得卧也。《下经》曰：胃不和则卧不安。此之谓也。"后世医家延伸为凡脾胃不和，痰湿、食滞内扰，以致卧不安者均属于此。

《难经》最早提出"不寐"的病名。《难经·四十六难》记载："老人卧而不寐，少壮寐而不寤者，何也？然，经言少壮者，血气盛，肌肉滑，气道通，荣卫之行不失于常，故昼日精，夜不寤。老人血气衰，肌肉不滑，荣卫之道涩，故昼日不能精，夜不得寐也。故知老人不得寐也。"其认为，老人不寐的病机为"血气衰，肌肉不滑，荣卫之道涩，故昼日不能精，夜不得寐也"。

汉代张仲景在《伤寒论》及《金匮要略》中以"不得眠""卧起不安""不得卧"等称谓此类病证，如《伤寒论》第61条："下之后，复发汗，昼日烦躁，不得眠……干姜附子汤主之。"《金匮要略·水气病脉证并治》："心水者，其身重而少气。不得卧，烦而躁，其人阴肿。"书中还记载了用酸枣仁汤、黄连阿胶汤治疗失眠，至今仍有较高的应用价值。

据晋至隋唐时期的医学文献记载，以"不得眠""不眠""不得卧"等称谓者较为多见。宋金元时期在此基础上，又出现了"不寐"的病名。明清时期，医家仍以"不眠""不得卧"命名，但不寐的病名也得到了较为广泛的应用。

明代张景岳在《景岳全书·不寐》中归纳了"不寐"的病因病机，如"寐本乎阴，神其主也，神安则寐，神不安则不寐。其所以不安者，一由邪气之扰，广由营气之不足耳""饮浓茶则不寐，心有事亦不寐者，以心气之被伐也"，也较全面地论述了其辨证施治方法。《景岳全书·不寐·论治》中指出"无邪而不寐者……宜以养营气为主治……即有微痰微火皆不必顾，只宜培养气血，血气复则诸症自退，若兼顾而杂治之，则十曝一寒，病必难愈，渐至元神俱竭而不可救者有矣""有邪而不寐者，去其邪而神自安也"。

明代李中梓在《医宗必读·不得卧》中则将失眠原因概括为"一曰气盛，一曰阴虚，一曰痰滞，一曰水停，一曰胃不和"等五个方面。

清代陈士铎的《辨证录》和洪金鼎的《医方一盘珠》等则已经把"不寐"单独列为一大类疾病。

综上所述，失眠类疾病，由于在古代文献中用名不一，含义亦有所区别，因此在文献研究中应注意鉴别。"不寐"因取其字之本义来命名，指称准确，易于把握，自明清以后，"不寐"病名应用渐趋广泛，特别是近现代得到较多医家的认可，多被作为规范的病名使用。由于"不寐"与西医学的失眠症有较强的对应性，为使非专业人士更易理解和接受，本章亦采用"失眠"病名，由于其他疾病而影响睡眠者，不属本篇讨论范围。西医学中神经官能症、更年期综合征等以失眠为主要临床表现者可参考本节内容辨证论治。

二、病因与病机

对失眠的病因病机，历代医家阐述颇为丰富。最早且一直为后世医家奉为失眠总病机的是《黄帝内经》的阳不入阴病机理论，其确立了以营卫阴阳为主要理论的睡眠生理、病理学说，认为凡是可以影响营卫运行使神不安舍的一切致病因素皆为失眠证的病因。此外，"心为君主之官，藏神，统管人体的精神、意识、情志、思维活动"的认识在失眠的病因病机中也占据较为重要的地位。西医学认为，因工作压力大、生活节奏加快、人际关系冲突等引起的精神紧张、情绪不稳、心理问题等精神问题，也是失眠的重要病因。

1. 情志所伤

情志不遂，肝气郁结，肝郁化火，邪火扰动心神，心神不安而不寐；或由五志过极，心火内炽，心神扰动而不寐；或由思虑太过，劳伤心脾，心血暗耗，神不守舍，脾虚生化乏源，营血亏虚，心神失养而失眠。

2. 饮食不节

因宿食停滞，壅遏于中，胃气失和，阳气浮越于外而卧寐不安；或由过食肥甘厚味，酿生痰热，扰动心神而不眠；或由饮食不节，脾胃受损，脾失健运，气血生化不足，心血不足，心失所养而失眠。

3. 病后、年迈、劳倦

久病血虚、产后失血、劳伤气血、年迈血少等，引起心血不足，心失所养，心神不安而不寐。

4. 禀赋不足

心虚胆怯、遇事易惊、多虑善恐；素体阴盛，兼因房劳过度，肾阴耗伤，不能上奉于心，水火不济，心火独亢；或肝肾阴虚，肝阳偏亢，火盛神动，心肾失交而神志不宁。

综上所述，失眠的病因一般因情志所伤、体虚劳倦、饮食不节，以及气血亏虚、阴阳失和、脏腑功能失调等导致心神被扰，神不守舍所致。其病位在心，但与肝、胆、脾、胃、肾关系密切。病性总属营卫失和，阴阳不交，心神失守，虚多实少之证。失眠虚证多因心脾两虚、心虚胆怯、阴虚火旺等导致心神失养所致；失眠实证则多由心火炽盛、肝郁化火、痰热内扰引起心神不安或饮食不节、胃失和降所致；失眠日久还可表现为虚实夹杂或瘀血所致。

三、诊断与鉴别诊断

失眠以睡眠时间不足，睡眠深度不够及不能消除疲劳、恢复体力与精力为主要证候特征。其中睡眠时间不足者可表现为入睡困难，夜寐易醒，醒后难以再睡，严重者甚至彻夜不寐；睡眠深度不够者常表现为夜间时醒时寐，寐则不酣，或夜寐梦多。由于睡眠时间及深度质量的不够，致使醒后不能消除疲劳，表现为头晕、头痛、神疲乏力、心悸、健忘，甚至心神不宁等。由于个体差异，对睡眠时间和质量的要求亦不相同，故临床判断失眠不仅要根据睡眠的时间和质量，更重要的是以能否消除疲劳、恢复体力与精力为依据。

【诊断】

1. 轻者入寐困难或寐而易醒，醒后不寐，连续3周以上；重者彻夜难眠。

2. 常伴有头痛、头昏、心悸、健忘、多梦、神疲乏力、心神不宁等症。

3. 各系统和实验室检查未发现异常。

附：西医诊断标准

1. 失眠主诉

包括入睡困难（30分钟不能入睡），易醒（超过2次），多梦，早醒或醒后入睡困难（30分钟不能再入睡）。

2. 社会功能受损

白天头昏乏力，疲劳思睡、注意力涣散，工作能力下降。

3. 持续时间

上述症状每周出现3次以上，持续至少一个月。

4. 多导睡眠图

多导睡眠图提示睡眠潜伏期大于 30 分钟，夜间觉醒时间超过 30 分钟，睡眠总时间少于每夜 6 小时。

《中国精神疾病分类方案与诊断标准》规定，本症是指持续相当长的时间对睡眠质和量不满意的状况，不能以统计上的睡眠时间作为失眠的主要标准。对失眠有忧虑或恐惧心理可形成恶性循环，从而使症状持续存在。如果失眠是某种精神障碍（如神经衰弱、抑郁症）症状的一个组成部分，不另作失眠的诊断。

【鉴别诊断】

临床需与"喘息不得卧""胸痹不得卧"等鉴别。《伤寒论·辨少阴病脉证并证》"少阴病，得之二三日以上，心中烦，不得卧"中的"不得卧"，是指烦躁不眠，辗转反侧的病证；《素问·评热病论》"诸水病者，故不得卧，卧则惊，惊则咳甚也"、《金匮要略·痰饮咳嗽病脉证治》之"咳逆倚息不得卧"、《金匮要略·胸痹心痛短气病脉证治》之"胸痹不得卧"等虽病不同，亦或出现失眠，所指的"不得卧"均是缘其出现气息不匀、呼吸困难、不能平卧的征象，与失眠的"不得卧"有别。

西医学在鉴别诊断时首先需要考虑个体之间睡眠的差异，睡眠长短本身并不是首要因素；其次需要排除躯体疾病（如头痛、癌症及皮肤病等）、精神疾病、一过性失眠，以及酒精、咖啡或药物等引起的继发性失眠；需要排除夜惊、梦魇等其他睡眠障碍。

四、辨证要点与治疗原则

【辨证要点】

失眠临床辨证主要从脏腑虚实入手。

1. 辨脏腑

失眠症主要病位在心，并涉及肝、胆、脾、胃、肾等脏腑。由于心神失养或心神不安、神不守舍所致。由于病程有别，病性各异，其临床辨证各不相同。在以失眠为主证的基础上，肝肾阴虚者伴有头昏、头痛、腰膝酸软；心脾两虚者伴有心悸、倦怠乏力、面色萎黄、肌肉消瘦；阴虚火旺、心肾不交者伴有心烦心悸、头晕健忘、口干、唇燥，甚则五心烦热、遗精盗汗；胃中不和者伴有嗳气、食欲不振、嗳腐吞酸、口臭、脘腹胀满；痰火扰心者伴有胸闷、头重目眩、口干、呕涎、心烦意乱、情绪不稳等。

2. 辨虚实

可参见临床表现、病程长短及体质禀赋加以鉴别。失眠虚证，多属阴血不足，心失所养，临床特点为体质瘦弱、面色无华、神疲懒言、心悸健忘，多因脾失运化、肝失藏血、肾失藏精所致；实证为火盛扰心，临床特点为心烦易怒、口苦咽干、便秘溲赤，多因心火亢盛或肝郁化火所致。一般病程较短、舌苔腻、脉弦、滑数者，以实证居多；而病程较长、舌苔薄而少苔、脉细沉、弱或数而无力者，以虚证居多。

【治疗原则】

失眠病证有虚实之分及有邪无邪之别，治疗上总以祛邪扶正、补虚泻实、调其气血阴阳以安神定志为基本治疗方法。实证宜泻其有余，如疏肝解郁、降火涤痰、消导和中；虚证宜补其不足，如益气养血、健脾、补肝、益肾。实者宜泻其有余，疏肝泄热、消导和中、清火化痰；实证日久，气血耗伤，亦可转为虚证，虚实夹杂者，治宜攻补兼施。注意配合精神治疗，以消除紧张焦虑，保持精神舒畅。

五、辨证论治

1. 心火偏亢

【症状】心烦不寐，躁扰不宁，怔忡，口干舌燥，小便短赤，口舌生疮。舌尖红，苔薄黄，脉细数。

【治法】清心泻火，宁心安神。

【方药】朱砂安神丸。

朱砂，甘草，黄连，当归，生地黄。

【临床应用】若胸中懊恼，胸闷泛恶，加豆豉、竹茹，宜通胸中郁火；若便秘溲赤，加大黄、淡竹叶、琥珀，引火下行，以安心神。

2. 肝郁化火

【症状】急躁易怒，不寐多梦，甚至彻夜不眠，伴有头晕头胀、目赤耳鸣、口干而苦、便秘溲赤。舌红苔黄，脉弦而数。

【治法】清肝泻火，镇心安神。

【方药】龙胆泻肝汤。

龙胆，黄芩，栀子，泽泻，木通，车前子，当归，柴胡，甘草，生地黄。

【临床应用】可加朱茯神、生龙骨、生牡蛎镇心安神；若胸闷胁胀，善太息者，加香附、郁金以疏肝解郁。

3. 痰热内扰

【症状】不寐，胸闷心烦，泛恶，嗳气，伴有头重目眩、口苦。舌红苔黄腻，脉滑数。

【治法】清化痰热，和中安神。

【方药】黄连温胆汤。

半夏，陈皮，竹茹，茯苓，枳实，黄连，甘草。

【临床应用】若心悸动甚，惊惕不安，加珍珠母、朱砂以镇惊安神定志；若实热顽痰内扰，经久不寐，或彻夜不寐、大便秘结者，可用礞石滚痰丸降火泄热、逐痰安神。

4. 胃气失和

【症状】不寐，脘腹胀满，胸闷嗳气，嗳腐吞酸，或见恶心呕吐，大便不爽。舌苔腻，脉滑。

【治法】和胃化滞，宁心安神。

【方药】保和丸。

山楂，神曲，半夏，茯苓，陈皮，连翘，莱菔子，麦芽。

【临床应用】可加远志、柏子仁、夜交藤以宁心安神。

5. 阴虚火旺

【症状】心烦不寐，心悸不安，腰酸足软，伴头晕、耳鸣、健忘、遗精、口干津少、五心烦热。舌红少苔，脉细而数。

【治法】滋阴降火，清心安神。

【方药】六味地黄丸合黄连阿胶汤。

熟地黄，山萸肉，山药，泽泻，茯苓，牡丹皮，黄连，黄芩，芍药，阿胶，鸡子黄。

【临床应用】若心烦心悸，梦遗失精，可加肉桂引火归原，与黄连共用即为交泰丸以交通心肾，则心神可安。

6. 心脾两虚

【症状】多梦易醒，心悸健忘，神疲食少，头晕目眩，伴有四肢倦怠、面色少华。舌淡苔薄，脉细无力。

【治法】补益心脾，养心安神。

【方药】归脾汤。

白术，茯神，黄芪，龙眼肉，酸枣仁，党参，炙甘草，当归，远志，木香，加生姜、大枣水煎服。

【临床应用】若心血不足，加熟地黄、芍药、阿胶以养心血；失眠较重，加五味子、柏子仁有助养心宁神，或加夜交藤、合欢皮、龙骨、牡蛎以镇静安神；若脘闷、纳呆、苔腻，加半夏、陈皮、茯苓、厚朴以健脾理气化痰；若产后虚烦不寐、形体消瘦、面色㿠白、易疲劳、舌淡、脉细弱，或老人夜寐早醒而无虚烦之症，多属气血不足，治宜养血安神，亦可用归脾汤合酸枣仁汤。

7. 心胆气虚

【症状】心烦不寐，多梦易醒，胆怯心悸，触事易惊，伴有气短自汗、倦怠乏力。舌淡，脉弦细。

【治法】益气镇惊，安神定志。

【方药】安神定志丸合酸枣仁汤。

人参，茯苓，茯神，远志，龙齿，石菖蒲，酸枣仁，知母，川芎。

【临床应用】若心悸甚、惊惕不安者，加生龙骨、生牡蛎、朱砂。

■||||六、名医经验精粹 ■

1.《灵枢经》

《灵枢·大惑论》云："黄帝曰：病而不得卧者，何气使然？岐伯曰：卫气不得入于阴，常留于阳，留于阳则阳气满，阳气满则阳跷盛，不得入于阴则阴气虚，故目不瞑矣。"《灵枢·营卫生会》："黄帝曰：老人之不夜瞑者，何气使然？少壮之人不昼瞑者，何气使然？岐伯答曰：壮者之气血盛，其肌肉滑，气道通，荣卫之行不失其常，故昼精而夜瞑。老者之气血衰，其肌肉枯，气道涩，五脏之气相搏，其营气衰少而卫气内伐，故昼不精，夜不瞑。"《灵枢·邪客》云："卫气者……昼日行于阳，夜行于阴，

常从足少阴之分间行于五脏六腑。今厥气客于五脏六腑，则卫气独卫其外，行于阳，不得入于阴，行于阳则阳气盛，阳气盛则阳跷满，不得入于阴，阴虚，故目不瞑。"

2. 张介宾

《景岳全书》中曰"失眠证虽病有不一，然惟知邪正二字，则尽之矣。盖寐本乎阴，神其主也，神安则寐，神不安则失眠"，又说"盖心藏神，为阳气之宅也，卫主气，司阳气之化也。凡卫气入阴则静，静则寐，正以阳有所归，是故神安而寐也""无邪而不寐者，必营气之不足也，营主血，血虚则无以养心，心虚则神不守舍"。张介宾认为，失眠全由心神所主，卫气入阴而寐的机制也在于阳有所归，心神得安。

——张介宾. 景岳全书［M］. 北京：人民卫生出版社，1991.

3. 张子和

张子和非常重视情志因素的致病作用，在失眠证的治疗上，提出以五行相胜之理为治疗原则。其认为"故悲可以治怒，以怆恻苦楚之言感之；喜可以治悲，以谑浪亵狎之言娱之；恐可以治喜，以恐惧死亡之言怖之；怒可以治思，以污辱欺罔之言触之；思可以治恐，以虑彼志此之言夺之。凡此五者，必诡诈谲怪，无所不至，然后可以动人耳目，易人听视。"失眠为思气所致，可以怒气胜之。在不寐证条下载有其以"怒胜思"之法，治愈一病妇经年难愈的失眠证。

——张子和. 儒门事亲［M］. 上海：上海卫生出版社，1958.

4. 李东垣

《脾胃论·安养心神调治脾胃论》曰："夫阴火之炽盛，由心生凝滞，七情不安故也。心脉者，神之舍，心君不宁，化而为火，火者，七神之贼也。故曰阴火太盛，经营之气，不能颐养于神，乃脉病也。神无所养，津液不行，不能生血脉也。心之神，真气之别名也，得血则生，血生则脉旺，脉者神之舍。若心生凝滞，七神离形，而脉中唯有火矣。"他认为，饮食不节、劳役过度和七情过伤等因素，可导致脾胃气虚，谷气下流，而使心火独亢，阴火上冲，进而出现心悸、心烦而不眠。

——李杲. 脾胃论［M］. 北京：人民卫生出版社，1957.

5. 陈士铎

《辨证录·虚烦门》专门论述了老年人虚烦失眠，曰："心得肾之交，而心乃生，心失肾之通，而心乃死……肾水交于心，而成既济之泰；肾火交于心，而成未济之否。故既济而心安，未济而心烦耳。老人孤阳无水，热气上冲，乃肾火冲心也。火之有余，实水之不足，治法大补肾中之水，则水足以制火，火不上冲而烦自止矣。方用六味地黄汤加品治之。"陈氏对心肾不交的治疗采用温肾凉心之法，有别于前代医家的滋肾阴、降心火之法，认为"是以使心之热者不热，肾之寒者不寒"。创上下两济丹治疗心肾不交之失眠，药用人参、熟地黄、白术、山茱萸、肉桂、黄连等6味，以"黄连凉心，肉桂温肾，二物合用，原能交心肾于顷刻。然无补药以辅之，未免热者有太燥之虞，而寒者有过凉之惧。得熟地黄、人参、白术、山茱萸以相益，则交接之时，既无刻削之苦，自有欢愉之庆。"被后世医家誉为交通心肾之名方。

——陈士铎. 辨证录［M］. 北京：人民卫生出版社，1989.

6. 沈时誉

《医衡》卷四辑有梅鼎所补"寝食说"，系统论述了失眠证的脏腑辨证。其论曰："不得卧之证，若劳神殚虑，耗其阴血，惺惺不寐，病在心也。若神气衰微，疑神疑鬼，怔忡恇怯，独处无睡，病在肝胆也。若水气上逆，喘嗽有音，不能仰卧，病在肺也。若因有惊恐，神出舍空，痰乘虚入，则谵妄不寐，病在心胞络也。若气血不足，病后虚烦，则略睡易醒，病在脾也。若伤寒阳明腑病，内有燥屎，则热盛而卧不安，病在胃也。若年高之人，气虚血减，肌肉渐涩，昼不精而夜不瞑，病在营卫也。故心、脾、肝、胆、营卫之不卧，多属不足；肺、胃、胞络之不卧，多属有余也。"根据病因病机和临床表现，全面阐述了失眠证病位在心、肝胆、肺、心包络、脾、胃、肾与营卫的脏腑辨证。

——沈时誉. 医衡［M］. 上海：上海书店，1985.

7. 吴澄

按临床表现将失眠分为12个证候类型，并详细全面地论述了其病机特点与主要治法，具有较强的临床应用价值。吴澄在其《不居集》上集卷二十二提出了"左右不得眠证"，以中医左肝右肺之说，来区分左右不得眠各自病位的方法。书中曰："肝生于左，肺藏于右，所以左属肝，肝藏血，肝阳也，血阴也，乃外阳而内阴也；右属肺，肺主气，肺阴也，气阳也，外阴而内阳也。由阴阳互藏……左不能贴席眠者，肝也，血也；右不能贴席眠者，肺也，气也。"他提出，不能左侧卧位而眠者，为肝病；不能右侧卧位而眠者，为肺病；并提出如病久形脱，左不眠为肝胀，右不眠为肺胀，皆为不治之症。吴氏在论及左右不得眠证时说："虚损多由积痰、留血之病……此痰挟瘀，凝滞阻塞道路，宜养血以流动乎气，降火以清乎痰，四物汤加桃仁、诃子、青皮、竹沥之类。"在论及肾虚致不眠时又说："房劳过多，肾虚羸怯之人，胸膈之间多有积痰留瘀，碍滞道路，皆由肾虚不能约气，气虚不能生血之故。气犹水也，盛则流畅，少则壅滞。虚损之人不眠之时，则左右之阴阳、气血道路相通，眠则道路阻塞，是以不得眠也。宜补肾和血，地黄、牛膝、石斛、木瓜、苡仁、桃仁、芎、归、参、芪之属。"吴氏提出虚损之证多由积痰、留血为病，在治疗上最早应用了以补气之参、芪与活血之牛膝、桃仁、川芎等配伍的补气活血治法。特别是对于肾虚失眠者，他认为，其由于气虚不能生血、不能流畅所致，开气虚血瘀理论之先河。

——吴澄．不居集［M］．北京：人民卫生出版社，1998.

▆▎▏七、名方应用精析 ▆

1. 酸枣仁汤

［来源］汉代张仲景《金匮要略·血痹虚劳脉证并治》。

［药物组成］酸枣仁二升，甘草一两，知母、茯苓、川芎各二两。

［煎服方法与服用宜忌］上五味，以水八升，煮酸枣仁得六升，内诸药，煮取三升，分温三服。现代用法：水煎，分3次温服。

［主治病证］肝血不足，虚热内扰证。虚烦失眠，心悸不安，头目眩晕，咽干口燥，舌红，脉弦细。

［方义阐释］本方证皆由肝血不足，阴虚内热而致。肝藏血，血舍魂；心藏神，血养心。肝血不足，则魂不守舍；心失所养，加之阴虚生内热，虚热内扰，故虚烦失眠、心悸不安。血虚无以荣润于上，每多伴见头目眩晕、咽干口燥。舌红，脉弦细乃血虚肝旺之征。治宜养血以安神、清热以除烦。方中重用酸枣仁为君，以其甘酸质润，入心、肝之经，养血补肝，宁心安神；茯苓宁心安神；知母苦寒质润，滋阴润燥、清热除烦，共为臣药，与君药相伍，以助安神除烦之功；佐以川芎之辛散，调肝血而疏肝

气，与大量之酸枣仁相伍，辛散与酸收并用，补血与行血结合，具有养血调肝之妙；甘草和中缓急，调和诸药为使。

2. 温胆汤

［来源］温胆汤方首出于《千金要方》与《外台秘要》所引姚氏《集验方》，但为后世多用者，出于陈无择之《三因极一病证方论》。

［药物组成］半夏（汤洗七次）、竹茹、枳实（麸炒，去瓤）各 60g，陈皮 90g，甘草 30g（炙），茯苓 45g。

［煎服方法与服用宜忌］上锉为散。每服 12g，水一盏半，加生姜五片，大枣一枚，煎七分，去滓，食前服。现代用法：加生姜 5 片，大枣 1 枚，水煎服，用量按原方比例酌减。

［主治病证］胆郁痰扰证。胆怯易惊，头眩心悸，心烦不眠，夜多异梦；或呕恶呃逆，眩晕，癫痫。苔白腻，脉弦滑。

［方义阐释］本方证多因素体胆气不足，复由情志不遂，胆失疏泄，气郁生痰，痰浊内扰，胆胃不和所致。胆为清净之府，性喜宁谧而恶烦扰。若胆为邪扰，失其宁谧，则胆怯易惊、心烦不眠、夜多异梦、惊悸不安；胆胃不和，胃失和降，则呕吐痰涎或呃逆、心悸；痰蒙清窍，则可发为眩晕，甚至癫痫。治宜理气化痰，和胃利胆。方中半夏辛温，燥湿化痰、和胃止呕，为君药；臣以竹茹，取其甘而微寒，清热化痰、除烦止呕，半夏与竹茹相伍，一温一凉，化痰和胃，止呕除烦之功备；陈皮辛苦温，理气行滞、燥湿化痰；枳实辛苦微寒，降气导滞、消痰除痞，陈皮与枳实相合，亦为一温一凉，而理气化痰之力增；佐以茯苓，健脾渗湿，以杜生痰之源；煎加生姜、大枣调和脾胃，且生姜兼制半夏毒性；以甘草为使，调和诸药。

3. 朱砂安神丸

［来源］金元时期李杲著《东垣试效方》卷一。

［药物组成］朱砂 15g（另研，水飞为衣），黄连 18g（去须，净，酒洗），炙甘草 16.5g，生地黄 4.5g，当归 7.5g。

［煎服方法与服用宜忌］药除朱砂外，四味共为细末，汤浸蒸饼为丸，如黍米大。以朱砂为衣，每服 15 丸或 20 丸（3~4g），津唾咽之，食后服。现代用法：上药研末，炼蜜为丸，每次 6~9g，临睡前温开水送服；亦可作汤剂，用量按原方比例酌减，朱砂研细末水飞，以药汤送服。

［主治病证］心火亢盛、阴血不足证。失眠多梦，惊悸怔忡，心烦神乱，或胸中懊侬，舌尖红，脉细数。

［方义阐释］本方证乃因心火亢盛，灼伤阴血所致。心火亢盛则心神被扰，阴血不足则心神失养，故见失眠多梦、惊悸怔忡、心烦等症；舌红，脉细数是心火盛而阴血虚之征。治当泻其亢盛之火，补其阴血之虚而安神。方中朱砂甘寒质重，专入心经，寒能清热，重可镇怯，既能重镇安神，又可清心火，治标之中兼能治本，是为君药；黄连苦寒，入心经，清心泻火，以除烦热为臣，君、臣相伍，重镇以安神，清心以除烦，以收泻火安神之功；佐以生地黄之甘苦寒，以滋阴清热；当归之辛甘温润，以补血，合生地黄滋补阴血以养心；使以炙甘草调药和中，以防黄连之苦寒、朱砂之质重碍胃。

4. 归脾汤

［来源］明代薛己著《正体类要》。

［药物组成］白术、当归、白茯苓、黄芪（炒）、龙眼肉、远志、酸枣仁（炒）、人参各3g，木香1.5g，甘草1g（炙）。

［煎服方法与服用宜忌］加生姜、大枣，水煎服。

［主治病证］①心脾气血两虚证：心悸怔忡，健忘失眠，盗汗，体倦食少，面色萎黄，舌淡，苔薄白，脉细弱。②脾不统血证：便血，皮下紫癜，妇女崩漏，月经超前，量多色淡，或淋沥不止，舌淡，脉细弱。

［方义阐释］本方多由思虑过度，劳伤心脾，气血亏虚所致，治疗以益气补血、健脾养心为主。心藏神而主血，脾主思而统血，思虑过度，心脾气血暗耗，脾气亏虚则体倦、食少；心血不足则见惊悸、怔忡、健忘、不寐、盗汗；面色萎黄，舌质淡，苔薄白，脉细缓均属气血不足之象。方中以人参、黄芪、白术、甘草等甘温之品补脾益气以生血，使气旺而血生；当归、龙眼肉甘温补血养心；白茯苓（多用茯神）、酸枣仁、远志宁心安神；木香辛香而散，理气醒脾，与大量益气健脾药配伍，复中焦运化之功，又能防大量益气补血药滋腻碍胃，使补而不滞，滋而不腻；姜、枣调和脾胃，以资化源。

【案一】失眠证

成某，女，42 岁。病已 8 年，头晕失眠，四肢麻痹，周身不宁。由于其工作繁重，未能适当休息，亦未正规治疗，一直坚持工作，经常夜深始能休息，体力渐衰，烦躁易怒，精神不宁，健忘失眠，多疑多虑。近 2 个月来，上述症状加重，不得不停止工作，专心疗养。舌胖苔白，脉数，且现脉律不整。据检查心脏无病变，故难作确诊，暂先舍脉从证治之。

辨证：肾阴虚火旺，心神不宁。

治法：滋阴降火，宁心安神。

处方：百合知母汤合甘麦大枣汤。

野百合 12g，紫贝齿 12g（青龙齿 12g 同布包），磁朱丸 6g（北秫米 12g 同布包），肥知母 6g（米炒），炙甘草 10g，浮小麦 30g，大红枣 7 枚，酒生地黄 10g，朱茯神 10g，朱寸冬 10g，酸枣仁 12g，紫河车 6g。

二诊：前方服 2 剂，烦躁较好，余症如旧。病已数年，只服 2 剂，自难显效。前方加黄连阿胶鸡子黄汤再服 3 剂。

三诊：服药后渐能入睡，但易惊醒，烦躁易怒已能控制，精神不宁，多疑多虑，则仍如旧。前方不变，再服 3 剂。

四诊：前方又服 3 剂，诸症均有所减，心神较前安定，已能安睡 3 小时左右，惟醒后不能再睡。

五诊：服药 7 剂后，精神已较安定，烦躁也已减少，仍睡不实而易醒，四肢有时麻木。前方加桑枝 15g，桑寄生 15g，豨莶草 12g。

六诊：服药 2 剂，又因急怒，精神似已失常，疑虑甚大，语言重复，唠叨不绝。自觉头胀，两腿乏力，睡眠仍不实。拟甘草大枣汤、旋覆代赭汤合生铁落饮治之。

处方：生铁落 30g（紫石英 24g 同布包），磁朱丸 6g（北秫米 12g 同布包），代赭石 15g（旋覆花 6g 同布包），朱寸冬 10g，朱茯神 10g，野百合 12g，酸枣仁 12g，夏枯草 10g，紫河车 10g，浮小麦 30g，炙甘草 6g，功劳叶 12g，大红枣 7 枚。

七诊：前方连服 5 剂，精神又趋安定，但心烦殊甚，口苦口干，为胆热之象。仿陈修园意，千金温胆汤去生姜合秫米半夏汤治之。

处方：淡竹茹 10g，霞天曲 6g，淡竹叶 10g，半夏曲 6g，北秫米 12g（磁朱丸 6g 同布包），化橘红 4.5g，炒枳实 4.5g，鲜生地黄 10g，东白薇 6g，鲜石斛 6g，金石斛 6g，白蒺藜 12g，炙甘草 3g。

八诊：服前方 6 剂，烦躁渐好，但有时仍难控制，初服前方时睡眠甚好，以后不见佳。

九诊：服药 3 剂，忽受感冒，咳嗽痰多。暂用解表清宣肺方治之。处方从略。

十诊：服药 2 剂，感冒仍未痊愈，仍治感冒咳嗽。处方从略。

十一诊：自感冒后，原病又发，烦躁不宁，睡眠不安，食欲也大减退，胸闷而胀，大便不畅，四肢麻木。

处方：金石斛 10g，朱茯神 10g，鲜石斛 10g，朱寸冬 10g，北秫米 12g（半夏曲 10g 同布包），嫩桑枝 12g，桑寄生 12g，豨莶草 12g，野白术 4.5g，北沙参 10g，广陈皮炭 6g，绿萼梅 10g，炒远志 10g，酸枣仁 15g，厚朴花 6g，莱菔子 6g，玫瑰花 6g，莱菔缨 6g。

十二诊：服药 3 剂，胸间闷胀好转，有时恶心，食欲不振，烦躁口苦，睡眠易醒，大便已通畅。处方以前方去莱菔子、莱菔缨、绿萼梅，加鲜菖蒲、鲜佩兰、鲜藿香、竹茹各 10g。

十三诊：服药 3 剂，食欲好转，消化力弱，仍烦躁，睡不实。

处方：枳实炭 4.5g，淡竹茹 10g，广陈皮炭 6g，白蒺藜 10g，北沙参 10g，野白术 4.5g，朱茯神 10g，朱寸冬 10g，半夏曲 10g（北秫米 12g 同布包），磁朱丸 6g（珍珠母 24g 同布包），炒远志 10g，川郁金 10g，炙甘草 1g。

十四诊：服前方 5 剂，诸症均减，睡眠较实，纳食亦佳，患者拟回原籍休养，要求改服丸方。处方：每日早服神经衰弱丸 20 粒，下午服牛黄清心丸 1 丸。服 1 个月。

十五诊：返乡服丸药情况很好，烦躁减，睡亦安。来京途中，劳累受热咽痛，饮食无味，大便干，暂用清热和胃法治之。处方从略。

十六诊、十七诊：均为暂用方故从略。

十八诊：咽痛已愈，食欲欠佳，自汗殊甚，又现烦躁，睡眠不安。拟玉屏风散加味治之。

处方：炙黄芪 24g，野白术 6g，炒防风 4.5g，炒远志 10g，宣木瓜 10g，浮小麦 30g，当归身 3g，夜合花 10g，酸枣仁 12g，酒黄芩 6g，朱茯神 10g，乌梅炭 4.5g，酒黄连 3g，朱寸冬 10g。

十九诊：服前方 6 剂，汗已少，睡眠也较前安定，但连日腹泻，小便少，体倦无力，食欲不佳，阳虚自汗，脾虚便溏。拟补中健脾法。

处方：台党参 10g，野白术 6g，紫油朴 3g，云茯苓 10g，车前草 10g，生牡蛎 12g，云茯神 10g，旱莲草 10g，生龙骨 12g，炒建曲 6g，焦内金 10g，诃子皮 10g（煨），炒远志 10g，酸枣仁 12g，浮小麦 30g，甘草梢 3g。

二十诊：服前方 4 剂，腹泻、自汗均见好，睡眠亦甚安稳，食欲增加，精神逐健，时届炎暑停药 2 月。近日来燥热之感又复出现，咽痛，口干，睡后干渴致醒，小溲短少。脉象濡数，左寸独盛。此为心火甚炽之象，拟加祛暑清热之品治之。

处方：鲜生地黄 10g，忍冬花 10g，鲜佩兰 10g，鲜石斛 10g，忍冬藤 10g，鲜菖蒲 6g，酒玄参 10g，山栀花 6g，浮小麦 30g，益元散 12g（车前子 10g 同布包），生牡蛎 12g（生龙骨 12g 同布包），磁朱丸 10g（北秫米 12g 同布包），酒黄芩 6g，酒黄连 6g，炒远志 10g，酸枣仁 12g。

二十一诊：前方服药 4 剂，咽痛口干均已见好，停药月余，睡眠基本好转，但不稳定，看书稍多或精神紧张时，睡眠即不安稳，睡不好即头晕全身无力。患者要求开常服方，巩固疗效，恢复体力。

处方：台党参 12g，野白术 6g，紫河车 6g，炒远志 10g，首乌藤 15g，白蒺藜 10g，陈广皮 6g，清半夏 10g，炙甘草 3g，紫石英 15g，朱寸冬 10g，鹿角胶 6g（另烊化兑服），紫贝齿 15g，朱茯神 10g。

按：本案前后共诊 21 次，历经半载，终于治愈。经云"脑为髓之海""肾主骨髓"，脑与肾关系密切，况"劳伤肾"，用脑过度则肾气亦伤，肾伤则心火易炽；又届更年之期，愈难潜敛，烦躁不安，精神不宁，健忘失眠，多疑多虑，诸症由是而起。服药过程，屡有反复，新病旧疾，变幻繁多，时发脏躁，倏现阴虚，乍见胆热，旋又阳虚，忽而心火旺盛，忽而脾胃不和，随症变法，应对灵活。主方共用十二首之多，如百合知母汤、甘麦大枣汤、秫米半夏汤、生铁落饮、旋覆代赭汤、温胆汤、黄连阿胶鸡子黄汤、茯神散、玉屏风散、三黄汤等，最后以六君子汤合麦冬汤收功。辨证六种，主方十余，几乎集治失眠诸法之大成，可谓典型医案，处此错综复杂之症，而施师辨证灵活，布局井然，八年夙疾，始获痊愈。

——祝谌予，翟济生，施如瑜．施今墨临床经验集［M］．北京：人民卫生出版社，2005.

【案二】失眠症（胃气失和证）

周女，病失眠已久，最近时时作哕，苔白腻满布。因其以往选用滋阴安神剂无效，《黄帝内经》有云"胃不和则卧不安"，当先从治胃入手。

辨证：胃气失和，扰乱心神。

治法：和胃健脾，化滞安神。

处方：炮附子9g，大川芎9g，姜半夏24g，北秫米12g，香甘松9g，炙甘草3g，肉桂末1.8g（分三次吞）。

注：服此方2剂，即得安寐。

按："胃不和则卧不安"，为胃有宿食，或变生痰浊、痰热，影响心神所致。此病人苔白腻，作哕，为脾阳虚不能运化水湿，生痰壅遏于胃，以致胃不和。方用桂、附温阳，阳气充足则湿可化；姜半夏、秫米、甘松和胃除痰，胃和则心神安；川芎一味，王如古谓其能"搜肝气，补肝血，润肝燥，补风虚"。现代药理研究证实，该品能抑制自发活动，还能延长戊巴比妥钠的睡眠时间，有良好的安眠作用。本案辨证准确，施方中肯，疗效自然得心应手。

——朱良春，何绍奇，朱步先．章次公医案［M］．南京：江苏科学技术出版社，1980.

【案三】失眠症（心脾两虚证）

肖某，男，53岁。失眠10余年，经多家医院中西医治疗，无明显疗效。诊见：夜间难以入睡，或时寐时醒，伴头昏、疲乏、心悸、纳差、大便秘结，5天一行，尿频，平素易感冒。舌胖嫩，苔白，脉细，右关弱。

辨证：心脾两虚，心神不宁。

治法：补益心脾，益气养血。

处方：归脾汤合甘麦大枣汤加味。

黄芪15g，党参24g，酸枣仁24g，茯苓12g，当归12g，白术18g，肉苁蓉18g，木香6g，炙甘草6g，远志3g，大枣4枚。

服上方10余剂后，睡眠明显改善，为巩固疗效，嘱其守方再服一些时日，避免停药过早而使病情反复。

按：本案由于心脾两虚，治以补益心脾，益气养血，方用归脾汤合甘麦大枣汤加味。方用党参、黄芪、白术、炙甘草益气健脾；当归补血；远志、酸枣仁、茯苓、肉苁蓉，补心益脾、安神定志、益精血；木香行气健脾，使全方补而不滞。诸药合用，共奏益气健脾、补血养心、安神定志之效。

——邱仕君．邓铁涛医案与研究［M］．北京：人民卫生出版社，2004.

【案四】失眠症（阴虚火旺证）

周某，女，34 岁，2009 年 10 月 19 日就诊。患者失眠多梦 10 余年，加重 1 年，严重时需于睡前服用阿普唑仑 2 片（每片 0.4mg）才可入睡。白天心烦意乱，情绪低落，间或突如其来全身发热（体温不高），手足心热，但有时又自觉畏寒，容易感冒，饮食尚可，时有口干，尿黄，便干，月经提前，量多色红。舌苔薄有齿印，质淡红，脉沉细带数。

辨证：阴虚内热，气弱外寒，心神失养，卫外不固。

治法：滋阴降火，益气固卫，镇静安神。

方药：当归六黄汤合玉屏风散加减。

生地黄 10g，熟地黄 10g，川黄连 5g，黄芪 30g，当归 10g，防风 10g，白术 10g，地骨皮 15g，银柴胡 5g，酸枣仁 20g，柏子仁 20g，夜交藤 20g，12 剂，每天 1 剂，煎服 2 次。其中 1 次在睡前 1 小时服。

二诊（2009 年 11 月 1 日）：症情显著改善，较易入睡，身上发热的感觉减少，畏寒也减轻，心情较前平静，唯大便仍干，有时隔天 1 次。故在上方中加肉苁蓉 10g，以助阳润肠通便；加桃仁 15g，以活血润肠通便。又开 14 剂，以观后效。

三诊（2009 年 11 月 20 日）：谓睡眠尚可，大便仍不通畅，自觉第 2 次方不如第 1 次方效佳。遂按第 1 次方又开 14 剂，另开中成药大黄胶囊 4 盒（院内制剂），每粒 0.4g，每次 3 粒，每天 2 次。

药后失眠症已愈，嘱其保持心态平和，多吃蔬菜水果，生活有规律。

按：当归六黄汤出自《兰室秘藏》，玉屏风散出自《世医得效方》，两方均不是治疗失眠症的专方，主要是根据本案辨证阴虚内热、气弱外寒的病机所得。但因内热不重，故"六黄"中，只用了"四黄"，去掉了黄柏、黄芩，重在滋阴；玉屏风散只有三味药，全用，重在益气固卫。其中，黄

芪是两方所共有，在此基础上加用了酸枣仁、柏子仁、夜交藤，以镇静安神；又加地骨皮、银柴胡退虚热。因患者气虚程度并不重，还未发展到阳虚，故不一定要用助阳通便的肉苁蓉；又因患者并无明显血瘀症状，也不一定要用桃仁活血润肠通便，且二诊方中桃仁用量偏大，这也许是患者自觉二诊方不如一诊方好的原因。由此可见，中医辨证论治必须精益求精，包括药量的大小都应讲究，轻了药力不够，重了药力过头，都不可取。

——胡方林，唐现莉，刘仙菊．陈大舜医案精华［M］．北京：人民卫生出版社，2016.

第十四章　多　寐

一、概念、沿革及临床特点

多寐是由湿浊、痰、瘀困阻阳气，心阳不振或阳气虚弱，心神失荣引起的以精神疲倦、不分昼夜、时时欲睡、呼之即醒、醒后复睡为主要临床表现的一种病证，又称"嗜睡""多卧""嗜眠""多眠"等。

多寐早在《黄帝内经》中就有记载，但名为"多卧""好卧"。《灵枢·天年》也云："六十岁，心气始衰，苦忧悲，血气懈惰，故好卧。"《灵枢·大惑论》云："人之多卧者，何气使然？"张仲景也对本病有类似论述，《伤寒论·辨少阴病脉证并治》少阴病提纲："少阴之为病，脉微细，但欲寐也。"其中"但欲寐"即指病家多寐、嗜寐。而"多寐"之病名首见于清·沈金鳌所著之《杂病源流犀烛·不寐多寐源流》之"多寐，心脾病也。一由心神昏浊，不能自主；一由心火虚衰，不能生土而健运。"

《黄帝内经》理论对睡眠的认识中，阴阳的盛衰是引起寤、寐的原因，"夫卫气者，昼日常行于阳，夜行于阴，故阳气尽则卧，阴气尽则寤。"《灵枢·寒热病》云："阳气盛则瞋目，阴气盛而瞑目。"阳主动，阴主静，阴盛则多寐，因此，所有引起阴阳升降出入失常，阴盛阳虚的原因均可导致多寐。"肠胃大，则卫气行留久；皮肤涩，分肉不解，则行迟。留于阴也久，其气不精，则欲瞑，故多卧矣""卒然多卧者……邪气留于上焦，上焦闭而不通，已食若饮汤，卫气久留于阴而不行，故卒然多卧焉"。

后世关于其病机的研究，则有归为脾胃病之说，如李杲和朱丹溪均认为多寐与脾虚关系密切，李杲在《内外伤辨惑论·肺之脾胃虚论》中言："脾胃虚，则怠倦嗜卧，四肢不收。"《丹溪心法·中湿》云"脾胃受湿，沉困无力，怠惰好卧""凡肥人沉困怠惰是湿热……凡肥白之人，沉困怠惰，是气虚……凡黑瘦而沉困怠惰是热，宜白术、黄芩"，描述了脾虚湿盛，闭阻阳气，久留于阴的发病机理。《血证论·卷六·卧寐云》曰："倦怠嗜卧，乃脾经有湿也。"徐春甫《古今医统大全·卷之二十三·倦怠嗜卧门》亦有云："脾胃一虚，则谷气不充，脾愈无所禀，脾运四肢，既禀气有亏，则四肢倦怠，无力以动，故困乏而嗜卧也。"沈金鳌则认为多寐当属心脾病，心神昏浊、心火虚衰皆可致多寐。又有认为与胆热相关之说，如《太平圣惠方》卷三所云："夫胆热多睡者，由营气涩，阴阳不和，胸膈多痰，脏腑壅滞，致使精神昏浊，昼夜耽眠，此皆积热不除，肝胆气实，故令多睡也。"《圣济总录·胆门》亦云："胆热多睡者，盖胆腑清净，决断乃所自出，今肝胆俱实，荣卫壅塞，则清净者浊而扰矣，故精神不守而多睡也。神既昏愦，是以常寝卧。"

多寐与西医学的发作性睡病最为相似，但若为神经官能症、精神病等导致的睡眠增多或甲状腺功能减退、糖尿病等疾病导致的睡眠过多也可参照本病辨证。

二、病因与病机

1. 久居湿地，或经常涉水淋雨，或饮食不节、过食生冷，导致湿邪内生，困阻脾阳，运化失司。脾失健运，湿阻中焦，清阳不升，浊阴不降，上蒙清窍。脑为精明之府，今精明之府被湿浊所蒙，清阳不振，脑神不展，故而昏昏欲睡，不能自主。

2. 先天禀赋不足，或后天失养，或劳伤过度，或久病伤脾，致脾气虚弱。脾主四肢，为气血生化之源，脾气虚弱，则运化水谷失司，卫气盛于内，则虚于外，加之脾气虚弱，气血生化乏源，不能上荣于脑，故困倦嗜卧，尤于食后精神昏昧，困倦不能自已。

3. 素体阳虚，或年事已高，或久病克伐阳气，或劳损过度，均可导致阳气虚衰，"阳气盛则瞋目，阴气盛而瞑目"，阳虚阴盛，故而多寐嗜眠。

4. 或因外伤，或因惊恐，又或杂病失治误治，均可导致气血逆乱，痰瘀阻络，脉道闭塞，气血运行失调，阳气不能畅达全身；瘀血阻滞心窍，蒙蔽心神，都可使神机不活而神倦嗜睡、怠惰嗜卧。

5. 外感邪热、郁于胆腑，或情志不遂、气郁化热，均可致胆热气实，胆腑失于清净，荣卫壅塞，而精神昏愦，常欲寐卧，昼夜耽眠。

多寐的病机关键是湿、浊、痰、瘀困滞阳气，心阳不振，或阳虚气弱，心神失荣。其病位在心、脾，与肾关系密切，病性多属本虚标实。本虚主要为心、脾、肾阳气虚弱，心窍失荣；标实则为湿邪、痰浊、瘀血等阻滞脉络，蒙塞心窍。

病变过程中各种病理机制相互影响。如脾气虚弱，运化失司，水津停聚而成痰浊，痰浊、瘀血内阻，又可进一步耗伤气血，损伤阳气，以致心阳不足，脾气虚弱，虚实夹杂。

三、诊断与鉴别诊断

【诊断】

1. 患者表现为白天难以遏制的困倦和睡眠发作，症状至少持续 3 个月以上。

2. 幼儿可表现为夜晚睡眠时间过长或白天打盹时间延长。

3. 嗜睡症状无法用睡眠不足、药物所致嗜睡等原因解释。

4. 或伴有猝然跌倒。

5. 可做多次小睡潜伏期试验、夜间多导睡眠图、脑脊液检查等辅助诊断。

【鉴别诊断】

1. 痫病

失神发作可有短暂的失神，但无入睡及猝倒等现象。脑电图有典型的痫性波。

2. 出血中风

可出现突然的鼾睡状态，并伴神昏、失语、偏瘫等症状。查体血压升高，头部 CT 可发现出血灶。

3. 厥证

气厥表现为突然昏厥，过时自醒，多因精神刺激引起，且伴有四肢厥冷，可以鉴别。

四、辨证要点与治疗原则

【辨证要点】

多寐之病机，不外乎虚实两端，其病变不论虚实，均与脾肾肝胆功能失调有紧密关系。因此，辨证时当首辨寒热虚实，次辨脏腑。其中胆热嗜眠、瘀血阻滞为实，余则为虚；胆热嗜眠为热，余则为寒。

若由情志不畅所致，伴有口苦心烦者，多为胆热；若有外伤史，舌质紫暗，或有瘀斑者，多为瘀血；而伴头晕身重、胸脘痞满者多为湿邪困阻；湿邪常在脾虚的情况下为患，湿邪久困则更易导致脾气亏虚或阳虚阴盛，伴见倦怠乏力、纳少便溏者多为气虚；四肢逆冷、畏寒倦怠者多为阳虚。

总之，多寐常起病缓慢，病程较长，症状较为复杂，往往是虚中夹实、实中有虚。故在临床辨证中，应当根据病史、症状表现、舌苔脉象，判定病之标本。

【治疗原则】

多寐的辨治，关键在于区分虚、实、寒、热，辨别其受病的脏腑。在湿邪为患所致多寐病的治疗上，应以脾胃为重点。如湿困脾阳者，宜温中化湿或燥湿健脾，治疗上应当注意病有标本、治有先后，如脾虚是本，湿邪为标，健脾祛湿当为正治；但当痰湿壅盛，阻塞气机之际，又当以祛痰为先。何缓何急，总以病情为转移，医贵变通，方是圆机活法。阳气虚衰者，则以温补肾阳为要；瘀血阻滞者，则宜活血通络；胆经郁热者，又应清热醒神。至于其他兼证，当随其不同，而分别选方遣药。若症见虚实错杂，则当权衡其主证与兼证，确定治疗措施。如气虚夹痰，益气为主，兼以化痰；阳虚夹瘀，温阳为主，兼以化瘀；年高髓海不足兼痰瘀阻窍，益肾填精为主，参入化瘀通络之品。

五、辨证论治

1. 湿盛困脾

【症状】头蒙如裹，昏昏嗜睡，肢体沉重，偶伴浮肿、胸脘痞满、纳少、泛恶。舌苔腻，脉濡。

【治法】燥湿健脾，醒神开窍。

【方药】平胃散加减。

苍术，藿香，橘皮，厚朴，生姜，石菖蒲。

【临床应用】湿重者，加佩兰、薏苡仁、豆蔻；痰多者，加制半夏、胆南星；湿郁化热者，可加黄芩、栀子；大便溏薄者，可加车前子；纳食不香者，加鸡内金、谷芽等。

2. 脾气虚弱证

【症状】嗜睡多卧，倦怠乏力，饭后尤甚，伴纳少便溏、面色萎黄。苔薄白，脉虚弱。

【治法】健脾益气。

【方药】香砂六君子汤加减。

党参，茯苓，白术，甘草，半夏，陈皮，木香，砂仁。

【临床应用】心神昏瞀显著者，加石菖蒲；若见于长夏之中，中气虚弱，并伤于暑，脉象缓者，宜以人参益气汤或清暑益气汤；若见于秋令，脾胃气虚，肺气亦弱，致阳气不升，兼有轻度恶寒，胃纳不开者，治宜升阳益胃汤。

3. 阳气虚衰证

【症状】心神昏浊，倦怠嗜卧，精神疲乏懒言，畏寒肢冷，面色㿠白，健忘。舌淡苔薄，脉沉细无力。

【治法】益气温阳。

【方药】附子理中丸合人参益气汤。

附子，干姜，炙黄芪，人参，白术，炙甘草，熟地黄，五味子，川芎，升麻。

【临床应用】兼气血亏虚明显者，加当归、白芍；兼纳呆腹胀、便溏者，加茯苓、豆蔻；兼小便清长者，加金樱子、益智仁、韭菜籽；四肢不温明显者，加桂枝；腰膝酸软、耳鸣耳聋、记忆力下降、思维迟钝者，可合用六味地黄丸或左归丸以填精益髓。

4. 瘀血阻滞证

【症状】神倦嗜睡，头痛头晕，病程较久，或有外伤史。舌质紫暗或有瘀斑，脉涩。

【治法】活血通络。

【方药】通窍活血汤加减。

赤芍，川芎，桃仁，红花，生姜，黄酒，老葱，麝香，红枣。

【临床应用】若有外伤或病后导致肢体乏力、活动障碍者，可加黄芪、地龙、当归；头痛头晕者，加天麻、石菖蒲；有心悸耳鸣、记忆力减退者，可加地黄汤；纳谷不香者，加砂仁、鸡内金。

5. 胆热气实证

【症状】精神昏愦，时时欲眠，口苦烦热，胸膈时感不畅。舌红苔黄，脉弦或滑。

【治法】清利胆热。

【方药】生枣仁散。

生枣仁 1 两，研末，每次服 1~2 钱。

【临床应用】若兼见头晕、目眩、胸胁闷胀、便秘、小便赤涩等症，则宜清肝胆实火，可用当归龙荟丸、龙胆泻肝汤加减；若烦热，胸膈不利而多痰者，宜清胆泄热，方用蒿芩清胆汤加减。

■||||六、名医经验精粹 ■

1. 林珮琴

《类证治裁》曰："多寐者，阳虚阴盛之病……心神昏浊，不能自主，脾气困顿，食已即倦，皆能致之。欲清心神，如麦冬、石菖蒲、芽茶、南烛之属。欲醒脾困，六君子汤加砂仁。身重脉缓，多寐，湿胜也。平胃散加防风、白术。神倦肢惰，嗜卧，气弱也。人参益气汤。"

"长夏倦午，四肢不收，脾肺气弱而伤暑也。清暑益气汤。病后身热好眠，余邪未清，正气未复也。沈氏葳蕤汤。"

"胆实口苦，嗜寐，少阳经热也。生枣仁一两，研末，茶清调服。狐惑症，病后肠胃空虚，三虫求食，食人喉为惑，上唇生疮，食人肛为狐，下唇生疮。四肢沉重，默默多眠。黄连犀角汤，治惑桃仁汤。风温症身热脉浮自汗，体重多眠，鼻鼾，语言难出，治在少阴厥阴，不可发汗。葳蕤汤去麻、羌。热症得汗后，脉沉细，身冷喜卧，四逆汤。少阴症欲寐，从本病治。"

——林珮琴. 类证治裁 [M]. 北京：人民卫生出版社，2005.

2. 程杏轩

《医述》云："形体劳役则脾病，脾病则怠惰嗜卧，四肢不收，大便泄泻；脾既病，则胃不能独行津液，故亦从而病焉。大抵脾胃虚弱，阳气不能生长，是春夏之令不行，五脏之气不生，此阴盛阳虚之证。大法云：汗之则愈。用辛甘之药，当升当浮，使生长之气旺。言其汗者，非正发汗也，为助阳也。"

——程杏轩．医述［M］．合肥：安徽科学技术出版社，1983．

3. 何任

何老认为，临床常见的多寐可分为五种证型：①湿盛多寐：常见于雨湿较久之时，或江南梅雨湿盛之季，症见胸闷、胃纳不开、全身怠重、倦怠嗜睡、舌苔白腻、脉缓，治以祛湿为主，处方平胃散。②脾困多寐：常于食后困倦欲睡，并见心神昏浊，不能自主，舌苔脉象一般多属正常，治以醒脾为主，处方六君子汤。③胆实多寐：主证为口苦、嗜眠，为少阳经热所致。处方：对一般单纯的口苦多寐，可用生枣仁一辆，研末，每次服1~2钱；若兼见头晕、目眩、胸胁闷胀、便秘、小便赤涩等症，则宜清肝胆实火，处方以龙胆泻肝汤、当归龙荟丸加减。④气虚多寐：气弱多寐，往往见精神疲惫、四肢懈懒、嗜眠，亦常见于长夏之时，因中气虚弱，并伤于暑，脉象多缓，治以清暑益气，处方人参益气汤或清暑益气汤。此证若见于秋令，兼有轻度恶寒、胃纳不开者，则不仅脾胃气虚，肺气亦弱，故阳气不伸，治以升阳益胃汤加减。⑤病后多寐：一般有两种情况，余邪未清多寐，时病以后余邪未清，正气未曾恢复，症见身热而好眠，治以清余邪、益正气为主，处方以沈氏葳蕤汤加减；阳气衰弱多寐，往往见于年高患者病后，症见精神倦怠、饮食少、易汗、畏寒肢冷、嗜寐、脉弱，治以温阳益气为主，方以理中汤或补中益气汤加减。

此外，风温正出现身热、脉浮、自汗、身体重滞、闭目多眠、鼻鼾或语言难出，宜治少阳为主，可以葳蕤汤去麻黄、羌活，不可用发汗解表等法；又如汗后或汗出过多，出现脉象沉细、身肢冷、昏沉而多卧不醒，此系阳气受阻遏所致，治以四逆汤。《伤寒论》少阴病之"脉微细，但欲寐"，应从少阴本病处治，宜温通阳气，以四逆、通脉之类为主方；《金匮要略》狐惑证之"状如伤寒，默默欲眠，目不得闭，卧起不安，不欲饮食，恶闻食臭，面目乍赤乍黑乍白"之症，治以清解湿热蕴毒为主，可用《金匮》赤豆当归散或黄连犀角汤之类；《素问·刺热》肝热病之"肝热病者，小便先黄，腹痛多卧，身热"诸症，往往为肝郁和湿热所致，治当以逍遥散、茵陈五苓散等方随症加减化裁。

——何任．略述多寐症的论治［J］．上海中医药杂志，1962（11）：29．

4. 张怀亮

张怀亮教授认为，根据多寐证发病的病因病机，可将其分为痰湿阻滞、少阳郁热、清阳不升、饮遏清阳、阳气虚馁 5 个证型，分别予以燥湿、清胆、升清、化饮、温阳之法。①痰湿阻滞：此型患者常因脾阳式微、湿动于中，湿浊上蒙清窍而出现头蒙若裹、昏昏嗜睡、身体困重，临床可伴胸闷脘痞、口黏不爽、纳食不香、舌苔白腻、脉缓。治以燥湿醒脾，方用胃苓汤加减，药用苍术、川厚朴、陈皮、石菖蒲、茯苓、泽泻、桂枝、半夏、炒薏苡仁、甘松。本型患者常有嗜茶癖好，茶苦而寒，为阴中之阴，最能降火，若虚寒及虚弱之人饮之即久，则脾胃受损，元气暗耗，精神困顿，愈困愈饮，愈饮愈困，终无止时，酒本性湿，随患者体质而从阴化寒或从阳化热，但耗伤脾胃则一也。故宜嘱患者忌茶戒酒，无碍中焦之气化，方能取效。②少阳郁热：本型患者常因情志失调，所欲不遂，或卒遇惊恐，气机滞而不行，枢机闭塞，相火郁而不伸则内炽，邪热扰及心神，神明受累，而昏昏多寐，临床可伴见心烦口苦、胸闷乏力，或便秘，舌红苔薄黄，脉弦数。治以清泄少阳，方用小柴胡汤合生枣仁散加减，药用柴胡 10g，黄芩 12g，半夏 9g，生枣仁 30g，牡丹皮 9g，栀子 9g，郁金 12g，龙胆 9g，炙甘草 6g。若三焦水道不利，湿浊内停，湿与热合，表现为口苦而黏，舌苔黄腻者，用蒿芩清胆汤清胆利湿。本型患者症状多晨重暮轻，清晨为阳气由潜闭内敛转为外发隆盛之时，若胆失调畅，少阳升发不及，阳气当旺之时不能正常疏泄，则闭郁更甚，热势益炽，故诸症加重，至暮则阳气内敛，热势稍减，故其症或可缓解。③清阳不升：此型患者因脾胃亏虚，失其运化，清阳无以上达头面，则神失所养，其人头目昏沉，昼夜枕眠，少食则缓，饱食则重。临床可伴见乏力懒言，舌象可无明显变化，脉多细弱。治以健脾益气升清，方用益气聪明汤加减，药用黄芪 30g，党参 15g，葛根 12g，升麻 6g，蔓荆子 15g，白芍 10g，炒白术 15g，炙甘草 6g。若纳食不香，加砂仁 6g，鸡内金 12g；若本证见于立秋之后，兼见洒淅恶寒，惨惨不乐，乃土不生金，阳气不伸之故，师东垣法，守上方加麦冬 12g，五味子 12g，或用升阳益胃汤方治之亦可。④饮遏清阳：心下有停饮，则阴邪上蒙于心，心阳被遏，不能上会于颠，则终日头目昏昏，双目懒睁。临床上症见双眼懒睁、怠惰嗜卧、头目昏沉如在云雾中，身困乏力，其舌常见肥大、质厚而宽，苔多水滑或白腻，脉象或沉或弦，或沉弦共见，以沉者主水，弦者为饮故也。治当崇土治水，健脾化饮，方选苓桂术甘汤加味，药用茯苓 30g，桂枝 10g，白术 15g，党参 15g，泽泻 12g，荷叶 12g，炙甘草 6g。张教授认为，治疗此证茯苓用量宜重，茯苓在本方中的作用有四：一是甘淡利水以消饮邪；二是宁心安神而定悸；三是行肺治节之令而通利三焦；四是补脾固堤以防水泛，故为方中主药。桂枝通阳以消阴，补心以制水，此方如有茯苓而无桂枝，则不能化气以行津液；如有桂枝而无茯苓，则不能利水以伐阴；白术、党参则协茯苓补脾利水；泽泻气味甘寒，生于水中，得水阴之气，而能制水，一茎直上，能从下而上，同气相求，领水饮之气以下走；荷叶之一物，中央空虚，象震卦之体，震者，动也，升也，食药感此气之化，清阳何由不上升乎；甘草助桂枝扶心阳以降冲。诸药合用，共奏拨云见日之效。口干喜热饮者为脾胃虚寒之故，加干姜 12g；呕吐稀涎者，加生姜 12g，半夏 12g，陈皮 10g；水饮上冲，干呕头痛者加吴茱萸 9g。⑤阳气虚馁：本证多见于年老体虚及病后之人，临床可见神衰多寐，静卧不烦，畏寒肢冷，大便溏，小便清长，舌淡苔白，脉沉细。治以温阳益气，病程短暂者用四逆汤峻补其阳，药用制附子 30g，干姜 15g，炙甘草 10g；病程长者用金匮肾气丸加减温补肾阳，少火生气，药用熟地黄 15g，山药 12g，山萸肉 12g，茯苓 10g，巴戟天 12g，淫羊藿 10g，制附子 6g，肉桂 6g。病后多寐除上述情况外，热病、时病治愈后亦有睡眠较多的情况出现，但醒来之后则神情舒畅，精神清爽，且多眠逐渐恢复正常，此为正气来复之象，应与病态多寐有所区分。

此外，张教授在临床治疗多寐时，除选用以上 5 个基本方外，尚喜用石菖蒲、生麻黄之类，认为石菖蒲开窍豁痰醒神之功显著；用生麻黄者，先煮去上沫，是恐其令人烦，而治疗多寐病昏沉嗜睡时，反取其令人烦之性，用麻黄同诸药同煎，且不去沫，临床效果显著，然而阳气虚馁者不宜用也。

——张怀亮. 多寐证治五法 [J]. 辽宁中医杂志，2009（11）：1889 - 1990.

◤七、名方应用精析

1. 平胃散

[来源]《太平惠民和剂局方》卷之三治一切气（附脾胃、积聚）。

　　[药物组成] 苍术（去粗皮，米泔浸二日）五斤，厚朴（姜制）、陈皮（去白）各三斤二两，甘草（炙）三十两。

　　[煎服方法与服用宜忌] 上为细末。每服二钱，以水一盏，入生姜二片，干枣二枚，同煎至七分，去姜、枣，带热服，空心、食前入盐一捻，沸汤点服亦得。

　　脾虚无湿或阴虚之人，症见舌红少苔、口苦而渴，或脉数者，禁用。

　　[主治病证] 治脾胃不和，不思饮食、心腹胁肋胀满刺痛、口苦无味、胸满短气、呕哕恶心、面色萎黄、肌体瘦弱、怠惰嗜卧、体重节痛、常多自利，或发霍乱，及五噎八痞、膈气反胃，并宜服。常服调气暖胃，化宿食，消痰饮，辟风、寒、冷、湿四时非节之气。

　　[方义阐释] 方中苍术苦辛温燥，最善燥湿健脾以助运化，故重用为君；厚朴苦温芳香，行气散满，助苍术除湿运脾消胀，是为臣；陈皮理气化滞，合厚朴以复脾胃之升降；甘草甘缓和中，调和诸药；姜、枣调补脾胃，和中气以助运化，均为佐使。诸药相配，共奏燥湿运脾、行气和胃之功，使湿浊得化、气机调畅、脾复健运，诸症可除。

　　大凡脾胃病变，只要属于脾胃湿滞，以胸腹胀满、口淡食少、舌苔白厚而腻为主症的，都可用它来治疗，古人云其为"治脾圣药"。后世有许多健胃方剂，都是从它扩展演变而来。

2. 补中益气汤

　　[来源]《内外伤辨惑论》卷中饮食劳倦论。

　　[药物组成] 黄芪（劳役病热甚者一钱）、甘草（炙）以上各五分，人参（去芦）、升麻、柴胡、橘皮、当归身（酒洗）、白术以上各三分。

　　[煎服方法与服用宜忌] 上㕮咀，都作一服，水二盏，煎至一盏，去滓，早饭后温服。如伤之重者，二服而愈，量轻重治之。阴虚火旺及实证发热者禁用本方。下元虚惫者，亦不可服用本方。

　　[主治病证] ①脾不升清证：头晕目眩，视物昏谵，耳鸣耳聋，少气懒言，语声低微，体倦嗜卧，纳差便溏，脉洪而虚，舌质淡胖，苔薄白。②气虚发热证：身热，自汗出，渴喜热饮，气短乏力，舌淡而胖，脉大无力。③中气下陷证：脱肛，子宫脱垂，久泻，久痢，崩漏等，伴气短乏力、纳差便溏、舌淡、脉虚软。

　　[方义阐释] 立方本旨：夫脾胃虚者，因饮食劳倦，心火亢甚，而乘

其土位，其次肺气受邪，须用黄芪最多，人参、甘草次之。脾胃一虚，肺气先绝，故用黄芪以益皮毛而闭腠理，不令自汗，损其元气；上喘气短，人参以补之；心火乘脾，须炙甘草之甘以泄火热，而补脾胃中元气，若脾胃急痛并大虚，腹中急缩者，宜多用之，经云："急者缓之。"白术苦甘温，除胃中热，利腰脐间血；胃中清气在下，必加升麻、柴胡以引之，引黄芪、人参、甘草甘温之气味上升，能补卫气之散解，而实其表也，又缓带脉之缩急，二味苦平，味之薄者，阴中之阳，引清气上升也；气乱于胸中，为清浊相干，用去白陈皮以理之，又能助阳气上升，以散滞气，助诸甘辛为用；口干咽干加干葛。脾胃气虚，不能升浮，为阴火伤其生发之气，荣血大亏，荣气不营，阴火炽盛，是血中伏火日渐煎熬，血气日减，心包与心主血，血减则心无所养，致使心乱而烦，病名曰：忧忧者，心惑而烦闷不安也，故加辛甘微温之剂生阳气，阳生则阴长，或曰：甘温何能生血？曰：仲景之法，血虚以人参补之，阳旺则能生阴血，更以当归和之。少加黄柏以救肾水，能泻阴中之伏火。如烦犹不止，少加生地黄补肾水，水旺而心火自降。如气浮心乱，以朱砂安神丸镇固之则愈。

中气既虚，清阳不升，肺气失于滋养，而形体日渐虚馁，黄芪"入肺补气，入表实卫，为补气诸药之最"，方中重用黄芪既可补中益气、升阳举陷，又能补肺实卫、固表止汗，为君药；人参"补五脏，安精神"为补气要药，甘草"炙用温而补中，主脾虚滑泄，胃虚口渴，寒热咳嗽，气短困倦，劳役虚损，此甘温助脾之功也"，白术专补脾胃、健脾燥湿，此三味合用，甘温补中，与黄芪相辅相成，则补气健脾之功显著，为臣药；当归补养阴血，又能行血，补中有动，伍以陈皮调理气机，助升降之复，使清浊各行其道，为佐药；柴胡、升麻引清气上升，振奋清阳，为佐而兼使；炙甘草调和诸药，为使药。诸药合用，使脾胃健运，元气内充，气虚得补，气陷得举，清阳得升，则诸症可除。

本方有两个配伍特点：①补气药与升提药配伍，以补气为主，以升提为辅，补中寓升。②补益药中配伍少量行气药物，既可调气机之升降，又可补而不滞。

3. 通窍活血汤

[来源]《医林改错》上卷之通窍活血汤所治症目。

[药物组成] 赤芍一钱，川芎一钱，桃仁（研泥）三钱，红花三钱，

老葱（切碎）三根，鲜姜（切碎）三钱，红枣（去核）七个，麝香（绢包）五厘。

[煎服方法与服用宜忌] 用黄酒半斤，将前七味煎一盅，去渣，将麝香入酒内，再煎二沸，临卧服。方内黄酒，各处分两不同，宁可多二两，不可少，煎至一盅。酒亦无味，虽不能饮酒之人亦可服。方内麝香，市井易于作假，一钱真，可合一两假，人又不能辨，此方麝香最要紧，多费数文，必买好的方妥，若买当门子更佳。大人一连三晚吃三付，隔一日再吃三付。若七八岁小儿，两晚吃一付，两三岁小儿，三晚吃一付。麝香可煎三次，再换新的。

[主治病证] 头发脱落，眼疼白珠红，糟鼻子，耳聋年久，白癜风，紫癜风，紫印脸，青记脸如墨，牙疳，出气臭，妇人干劳，男子劳病，交节病作，小儿疳病。

[方义阐释] 方中桃仁、红花活血通络、祛瘀行滞，是王清任各活血化瘀方的必用药；赤芍通血脉、行瘀滞，但仅用一钱，故主要辅佐桃仁、红花活血化瘀，且赤芍味苦微寒，可缓和方中其他药物之温性；川芎行血活血，为血中气药，有"通气血阴阳之功"，与桃仁、红花、赤芍相伍，加强行血散瘀之功效，与麝香合用，则可增强通窍之力；麝香辛温馨香，能开诸窍、通经络，兼以活血散瘀，王清任指出，此方中麝香最为紧要；姜、葱辛散，能通达上下表里之血脉，为通阳活血之品，与黄酒配伍更能通络开窍，通利气血运行的道路；黄酒通络，佐以大枣缓和芳香辛窜药物之性。诸药合用，乃成上达天顶、活血通窍的要方。

4. 升阳益胃汤

[来源]《内外伤辨惑论》卷中肺之脾胃虚方。

[药物组成] 黄芪二两，半夏（洗，此一味脉涩者用）、人参（去芦）、甘草（炙）各一两，独活、防风（以秋旺，故以辛温泻之）、白芍药（何故秋旺用人参白术芍药之类反补肺，为脾胃虚则肺最受邪，故因时而补，易为力也）、羌活各五钱，橘皮四钱，茯苓（小便利不渴者勿用）、柴胡、泽泻（不淋勿用）、白术各三钱，黄连一钱。

[煎服方法与服用宜忌] 上㕮咀，每服秤三钱，水三盏，生姜五片，枣二枚，煎至一盏，去渣，早饭后温服。或加至五钱。

服药后如小便罢而病加增剧，是不宜利小便，当少去茯苓、泽泻。

若喜食，一二日不可饱食，恐胃再伤，以药力尚少，胃气不得转运升发也，须薄味之食或美食助其药力，益升浮之气而滋其胃气，慎不可淡食以损药力，而助邪气之降沉也。

可以小役形体，使胃与药得转运升发；慎勿太劳役，使气复伤。若脾胃得安静尤佳；若胃气稍强，少食果以助谷药之力，经云"五谷为养，五果为助"者也。

本方多辛香耗散之品，重在升阳，体瘦精亏、内郁湿热、阴虚火旺之人忌用。

[主治病证] 脾胃虚则怠惰嗜卧，四肢不收，时值秋令行燥，湿热少退，体重节痛，口干舌干，饮食无味，大便不调，小便频数，不欲食，食不消，兼见肺病，洒淅恶寒，惨惨不乐，面色恶而不和，乃阳气不伸故也。当升阳益气，名之曰升阳益胃汤。

[方义阐释] 中医学认为，脾喜燥恶湿、以升为健，胃喜润恶燥、以通降为用，脾燥胃湿、脾升胃降，则中州和合，运化万物；又木主疏土，其性升发，疏泄有节则脾胃调和。脾为脏，阴脏喜扶，故以人参、黄芪、白术、炙甘草补益肺脾之气，健运脾土；胃为腑，阳腑喜制，故以茯苓、泽泻、半夏、黄连、陈皮等阴沉降泻之药，通泻胃土，使脾升胃降，清升浊降，燥湿济济而稳定中州；木主疏土，体阴而用阳，故以白芍养肝之体，以柴胡疏肝之阳，使木气升而清阳展、胃气通而浊阴降；脾主四肢，脾不生血，则肢体失养，寒湿内浸，故以羌活、独活、防风等辛香透散之品除寒湿；佐以姜枣调和营卫，中和药性，安定中州。

全方遵循脾升胃降、肝木疏土的生理特性，把握病脾多湿、病清多浊的病理变化，依据阴脏喜扶、阳腑喜制的脏腑特点，以升为降、以扶为制，使脾胃和、后天健，而诸疾除。名为益胃，实则升阳，此为从升而治。

▰▰▰ 八、名医医案精选 ▰▰▰

【案一】伤寒后狐惑症案

常德甫，至元甲戌三月间，感伤寒求治。予诊得两手六脉沉数，外证却身凉，四肢厥逆，发斑微紫，见于皮肤，唇及齿龈，破裂无色，咽干声嘎，默默欲眠，目不能闭，精神郁冒，反侧不安。此证乃热深厥亦深，变成狐惑，其证甚急。询之从者，乃曰：自感冒头痛，身体拘急，发热恶寒，医以百解散发之，汗出夹背，殊不解。延他医皆发汗，遂至如此。予详其平昔膏粱积热于内，已燥津液，又发汗过多，津液重竭，因转属阳明，故大便难。急以大承气下之，得更衣；再用黄连解毒汤，病减大半；复与黄连犀角汤，数日而安。

——罗天益.卫生宝鉴［M］.北京：中国医药科技出版社，2011.

【案二】多寐（伤寒阳遏证）

省椽曹德裕男妇，三月初病伤寒八九日，请予治之。脉得沉细而微，四肢逆冷，自利腹痛，目不欲开，两手常抱腋下，昏昏嗜卧，口舌乾干。乃曰：前医留白虎加人参汤一贴，可服否？予曰：白虎虽云治口燥舌干，若执此一句，亦未然。今此证不可用白虎者有三：《伤寒论》云：立夏以前，处暑以后，不可妄用，一也；太阳证无汗而渴者不可用，二也；况病人阴证悉具，其时春气尚寒不可用，叁也。仲景云：下利清谷，急当救里，宜四逆汤。遂以四逆汤三两，加人参一两，生姜十余片，连须葱白九茎，水五大盏，同煎至三盏，去滓，分三服，一日服之。至夜利止，手足温；翌日大汗而解。继以理中汤数服而愈。

——罗天益.卫生宝鉴［M］.北京：中国医药科技出版社，2011.

【案三】多寐（中阳不足证）

孙某，女，43岁，1999年10月12日初诊。患者多寐病史已有1年余，精神不振，头昏乏力，不思饮食，大便不实，嗜睡欲卧，近半年症状加重。舌质淡，舌体胖，边有齿痕，舌苔薄白，脉沉缓。查头颅CT、脑电图均正常。

辨证：中气不足，清阳不升。

治法：健脾益气升阳。

处方：补中益气汤加减。

黄芪30g，白术10g，党参15g，陈皮10g，升麻10g，柴胡10g，当归10g，山药20g，芡实10g，甘草6g。6剂，每日1剂，水煎服。

二诊：患者述上述症状有所好转，但不甚明显，大便转实。诊其舌脉如前。处方以原方去芡实，加入麻黄3g，5剂，水煎服。

药后上述症状体征全部消失。随访半年未复发。

按：临床上一般认为，多寐的病机为阴盛阳虚，其中最常见的是脾阳虚，中气不足。脾虚失其健运，中气不足，清阳不升，则精明之府失于荣养，则嗜卧多寐；神疲乏力，精神不振，大便不实，面色无华，舌淡苔白，脉沉缓皆是脾气虚的表现。故治疗要健脾补气升阳，方用补中益气汤以补益中气，伍入麻黄升发鼓舞阳气上行，以助清阳上荣于精明之府，故收立竿见影之效。

——成秀梅. 任琢珊治疗多寐的经验 [J]．北京中医药大学学报，2003，10（12）：25.

【案四】多寐（阴虚血燥、卫行失常证）

孟某，女，42 岁，会计。患者 2 月余来，每晚于 7 时许作嗜睡，难以自制，沉睡 1 时许即醒，醒后如常，每次发作皆为和衣坐位。曾服治嗜睡之验方而皆未效。素大便干燥，数月前曾感胸闷。现症见：形体略胖，肤色正常，舌质淡红瘦瘪，脉沉实略数。

辨证：阴虚血燥，卫行失常。

治法：养血活血，理气通便。

处方：生地黄 9g，熟地黄 12g，当归 9g，红花 6g，升麻 9g，枳实 9g，炒杏仁 6g，陈皮 9g，白蔻仁 6g，甘草 6g，生姜 3 片。4 付。

二诊：服上方 1 剂后，当晚仅于 7 时半略有困意，尚可自制。服药第 4 剂，嗜睡延至晚 9 时许。舌质如前，脉滑略数。上方去白蔻仁；加白芍 9g，细辛 1g。

三诊：服上方 3 剂后，嗜睡愈。患者述大便不行乃无便意，仍时有胸部满闷。故于上方加理肺降气之品。去枳实、陈皮、白蔻仁、甘草，改升麻 3g，炒杏仁 9g，生姜 2 片，加枳壳 6g，炙甘草 6g，紫菀 9g，苏梗 6g。服上方 4 剂而病愈。

按：《灵枢·大惑论》有云："肠胃大则卫气留久，皮肤涩则分肉不解，其行迟。夫卫气……留于阴也久，其气不精，则欲瞑，故多卧矣。"李老认为，患者重复刻板发作的不自主嗜睡系与卫气循行有关。平人营卫充足，气血充沛，脏腑调和，分肉解利，腠理致密，卫气循行通畅，则升降出入有度，故而卧寐安常；而若经脉不利、腠理闭塞、脏腑之卫气运行郁滞，失其常度，久留于阴分，则可出现多卧嗜睡。卫行失度，清者当升不升，故嗜睡难以抗拒；浊者当降不降，卫气行阴之路不畅，故须臾即醒；而酉戌之时，阳气敛藏，卫气亦有内藏之势，而外显之阳气少，故嗜睡每于晚上 7 时许发作；阴虚血燥，故而大便常秘、舌淡红瘦瘪；升降不利，故大便难行，气郁胸膈，故胸中时有满闷。李老以通幽汤治之，借升麻以升清，加枳实或枳壳通降，俾升降相因，清者自升，浊者自降，嗜睡可制；而患者为中年女性，历经经带胎产乳，皆易损伤阴血，且年过四十而阴气自半，故知其乃阴虚之体，因以二地、当归等滋补肝肾之阴血，当归及少量红花养血活血以促新血之生，调补脏腑以通利卫气行于阴之道；又以白蔻仁宽胸散结，助升麻、枳实以利升降；易化痰之桃仁、直降旁通之炒杏仁，宣肺利气；加紫菀、苏梗调畅肺脏及中焦之气，既可理气通便，又可助卫气之行，是故阴血得滋，脏腑得通，卫复其行，升降如常，而嗜睡自愈。

——姜肖．李克绍先生治疗卧寐异常验案心得 [J] ．中国中医药现代远程教育，2016，14（229）：129 - 130.

【案五】多寐（肝阳虚馁证）

尹某，男，44 岁，2005 年 4 月 12 日初诊。患者于半年前因车祸颈部受伤后出现嗜睡，每日睡眠 13～15 个小时，全身乏力，精神不振，不欲饮食，颈部疼痛，活动则响，紧皱不适。脉弦按之不足，舌质暗红、苔薄白。

辨证：肝虚，清阳不升。

治法：温补肝阳，益气升阳。

处方：乌梅 7g，桂枝 10g，炮附子 12g（先煎），干姜 4g，花椒 4g，细辛 4g，黄连 9g，当归 15g，党参 12g，黄柏 4g，黄芪 12g，葛根 18g，川芎 8g，水红花子 18g，每日 1 剂，水煎服。

外治：活血散瘀，通络止痛。药用土鳖虫 10g，乳香 10g，没药 10g，樟脑 5g，冰片 2g，共研细粉，用酒调和外敷颈部。

二诊：7 剂后诸症减轻，上方加减又服 28 剂，诸症消失。随访 1 年睡眠正常。

按：弦为肝脉，弦而无力为肝阳馁弱，阳气虚不能上达，清窍失养则多寐欲睡；阳气不足，气血不达，机体失濡，则全身乏力、精神不振、不欲饮食；颈部外伤瘀血停滞、经脉不利则颈部疼痛、活动则响、紧皱不适。故治用乌梅丸温肝助阳；加黄芪、葛根补气升阳，清窍得养则头脑清利多寐好转，精力渐充；川芎行气活血散瘀；水红花子健脾养肝而消瘀。配合外治活血散瘀，通络止痛，切中病机而获效。

——陈金鹏. 李士懋运用乌梅丸举隅 [J]. 中医杂志，2007，48（5）：401－402.

第十五章 多 梦

一、概念、沿革及临床特点

多梦是指睡眠不实，睡眠中梦幻纷纭，且多可惊可怖之事，昼来则头昏神疲为特征的一类病证，是临床最常见的睡眠障碍疾病。多梦既可作为症状表现于各种疾病，也可作为一个主症而单独存在，常与心悸、失眠、健忘、眩晕等症并见。

早在《黄帝内经》便提出了梦产生的病因和病机、治疗原则，从此奠定了中医学释梦理论形成的基础和起源并指导着临床实践，对后世医学发展具有重要的指导意义。本症在《素问·方盛衰论》称"妄梦"，《灵枢·淫邪发梦》作"喜梦"。《素问·方盛衰论》曰："是以少气之厥，令人妄梦，其极至迷。三阳绝，三阴微，是为少气。"此说明气虚上逆，使人梦多诞妄。《灵枢·淫邪发梦》云"黄帝曰：愿闻淫邪泮衍奈何？岐伯曰：正邪从外袭内，而未有定舍，反淫于脏，不得定处，与营卫俱行，而与魂魄飞扬，使人卧不得安而喜梦"，指出外邪入侵引起脏腑功能失调、气血阴阳失和，魂魄受扰，扬散不定，心神不安而多梦。内经还从脏腑的功能特点、梦境的五行属性与五脏进行关联来解释病梦。治疗方面提出了"补其不足，泻其有余"的根本法则，但无具体方药（《灵枢·淫邪发梦》"凡此十二盛者，至而泻之，立已""凡此十五不足者，至而补之，立已也"）。

《神农本草经》提及可用于安神、治疗多梦的单味中药，其中明确能安定魂魄的有朱砂、玉泉、麝香、犀角、羚羊角、人参、木香。

张仲景首次提出了"梦交"的病名，对"梦交""梦遗"等梦病的病因病机、辨证论治进行了分析，创立了桂枝龙骨牡蛎汤、黄连阿胶汤、酸枣仁汤、甘草泻心汤等行之有效的方剂。《金匮要略·血痹虚劳病脉证并治》中指出"夫失精家，少腹弦急，阴头寒，目眩（一作目眶痛），发落，脉极虚、芤、迟，为清谷亡血，失精。脉得诸芤动微紧，男子失精，女子梦交，桂枝龙骨牡蛎汤主之"；《金匮要略·五脏风寒积聚病脉证并治》中记载"邪哭使魂魄不安者，血气少也；血气少者属于心，心气虚者，其人则畏，合目欲眠，梦远行而精神离散，魂魄妄行""男子失精，女子梦交，桂枝加龙骨牡蛎汤主之，天雄散亦主之""虚劳里急……梦失精……小建中汤主之"。

晋·皇甫谧认为，"淫邪袭内""正风袭内"均可生梦，并提及了疗梦穴位，如《针灸甲乙经·动作失度内外伤发崩中瘀血呕血唾血》云："善魇梦者，商丘主之。丈夫失精，中极主之。"对后世中医成梦理论及针灸疗梦颇有启示。

杨上善《黄帝内经太素》将梦分为"征梦""想梦""病梦"三类。隋·巢元方更强调人体虚弱的发梦理论，《诸病源候论·虚劳喜梦候》曰："夫虚劳之人，血气衰损，脏腑虚弱，易伤于邪。邪从外集内，未有定舍，反淫于脏，不得定处，与荣卫俱行，而与魂魄飞扬，使人卧不得安，喜梦。气淫于腑，则有余于外，不足于内；气淫于脏，则有余于内，不足于外。"《诸病源候论·梦与鬼交通候》曰："夫脏虚者喜梦。妇人梦与鬼交，亦由腑脏气弱，神守虚衰，故乘虚因梦与鬼交通也。"《诸病源候论·伤寒梦泄精候》曰："邪热乘于肾，则阴气虚，阴气虚则梦交通。肾藏精，今肾虚不能制于精，故因梦而泄。"同时，巢氏也重视邪气盛发梦的方面，如在《诸病源候论·八瘕候》云："邪气甚盛者，令人恍惚多梦。"

孙思邈继承了《黄帝内经》的梦学理论并有所发展，提出了"肝伤善梦"（《备急千金要方·补肾》）及饮食不当致梦，如《备急千金要方·养性·道林养性》云"如食五味必不得暴，多令神气惊，夜梦飞扬"，补充了《黄帝内经》的有关梦成因的内容。孙氏还注重梦证治疗方剂的研究，扩展了张仲景之方在梦证的应用，如大建中汤治"梦与鬼神交通失精，惊恐虚乏"，吴茱萸汤治"多梦，梦见鬼神"；同时，还总结发明了数十个治疗相关梦证的方剂，如大镇心丸、小镇心丸、别离散、泄热汤、半夏补心汤等；另外，还讲述了睡姿不当易发生梦魇及其处理方法，"凡人常卧，不宜仰卧，以手复心上必魇，不得卧，若暗中着魇不得以火照之，亦不得近前急呼，但捻下心上手，然后慢慢唤觉，以皂角末或半夏末吹入鼻中即醒"。

《外台秘要》指出五疰等传染病过程中易出现噩梦、喜梦、梦寐纷纭等。同时，认为邪气盛甚时可"令人恍恍多梦"（见《外台秘要·八瘕方一十二首》），这点与巢氏《诸病源候论》观点一致。

宋代出现大量治疗梦症的方剂。《太平圣惠方》列有疗梦专方，可谓是专科梦证治疗的起始；《圣济总录》也载有疗梦方近百首；《太平惠民和剂局方》收录了与梦证有关的三十四个方剂，如平补镇心丹治疗多梦胆怯善恐之心胆气虚者；《普济方》用珍珠母丸治理阴血不足，肝阳偏亢所致的神志不宁，入夜少寐；严用和在《济生方》中也提出梦是因惊恐伤神，耗伤心气所致，当用养心益血、安魂定魄方法治疗，用补心丸主治"梦寐飞扬，精神散离"，用进食散主治"脾胃虚寒，梦见饮食不足，脉来沉细软弱"，用温胆汤、远志丸主治心惊胆怯，因事大惊，梦寐不祥。

明代李时珍在《本草纲目》中收录了疗梦药物近百种。如茯苓等治疗梦寐多惊，频频遗泄；柏子仁治疗失眠健忘，多梦遗精；炮鳖甲研末治疗阴虚梦泄；牡蛎粉治疗梦遗便溏；预知子（八月扎）治疗健忘少睡、夜多异梦、狂不知人等，可谓集历代之大成。

在梦的成因上，清·王宏翰将西方思想融入中医梦学，并加以阐释，明确指出梦的起因与外界刺激和人体本身的心理生理病理变化有关，同时梦还受到先天禀赋、后天感受的影响，并认为梦象与个人的喜好憎恶及职业、信仰密切相关。清·薛雪对病梦证治也有独到的见解，如在《日讲杂记》中云："《黄帝内经》梦事，是分脏腑阴阳，大要总系心、肝两脏为主，何也？未有神魂静而梦寐颠倒者也。"这是对前述医家的各种观点做了提纲挈领的概括。王清任首先提出瘀血导致发梦的理论，用血府逐瘀汤治疗夜睡梦多，指出"夜睡梦多，是血瘀，此方一两付痊愈，外无良方"；喻昌也在《医门法律·虚劳门》中云："瘀积不行，乃至血干经断……夜梦鬼交。"

近现代中医梦学的发展滞缓，丁甘仁的《丁甘仁医案》、张锡纯的《医学衷中参西录》有若干涉及梦证的医案，秦伯未在《中医临证备要》中用益气安神汤治疗心神不安所致多梦、睡眠不熟、梦扰纷纭且多可惊可怖可怪之事，但于前也无明显创新。唯《医学衷中参西录》认为，梦象可以是脑充血的征兆，颇有可取之处。

多梦相当于西医学神经衰弱症、神经官能症、失眠症。西医学其他感染性疾病、脑出血征兆合并多梦表现时也可参照本节辨证论治。

二、病因与病机

正常睡眠依赖于机体的脏腑调和、气血充足、阴阳平调。如情志损伤、饮食失节、劳欲过度、久病体虚均可扰乱心神，使神不得安宁，心神失养而致本病。

1. 情志损伤

怒、喜、忧、思、惊、恐等情志损伤均可导致脏腑虚损、阴阳失调、气机失常、气血逆乱而引起多梦。或五志过极，暴怒伤肝，肝胆火盛，心火内炽；或情志不遂，肝郁气滞，郁久化火，煎津成痰，痰火扰心；或喜笑无度，心神激动，涣散不宁；或忧思过度，日久损伤心脾，营血亏虚，心神失养而不安；或突受惊恐，心胆虚怯，神魂不宁。

2. 饮食失节

暴饮暴食，宿食停滞，脾胃受损，酿生痰热，上扰心神，心神不宁；或节食体虚，气血生化乏源，心神失养不安。此外，浓茶、咖啡、烈酒等辛辣刺激及饮料亦可扰乱心神而致多梦。

3. 劳欲过度

劳倦过度损失脾胃，过逸少动则脾胃气弱，健运失司，气血生化乏源，不能化赤奉心，以致心神失养而失眠多梦。

4. 久病体虚

久病或年迈体虚，气血不足，阴阳亏虚，引起心气、心阴、心血不足，心神失养，心神不安而多梦。若素体阴血亏虚，加之房劳过度，肾阴耗伤，阴衰于下，心肾不交，水火不济，不能亢制心火，扰动心神，神不得宁。

多梦病理变化总属机体脏腑气血阴阳失调。五脏藏五神，神魂意魄志。张介宾在《类经》中云："而梦造于心，其准绳一，盖心为君主之官，神之舍也。神动于心，则五脏之神皆应之，故心之所主即神也，神之所主即心也。"五脏皆可致梦，其病位在心，与肝、脾、肾密切相关。多梦的病理性质有虚实之分。肝胆火盛或痰火扰心，心神不宁为实证；心脾两虚，气血不足，或心胆气虚，或心气心血不足、心肾不交，心神失养为虚证。久病多见虚实夹杂，或为瘀血所致。

三、诊断与鉴别诊断

【诊断】

1. 睡眠不实，睡眠中梦幻纷纭，且多可惊可怖之事。
2. 常伴有失眠，头昏神疲，心悸心烦，健忘等。
3. 有情志损伤、饮食失节、劳欲过度、久病体虚或饮用浓茶、咖啡、烈酒等辛辣刺激饮料等病史。

【鉴别诊断】

多梦与不寐相鉴别。不寐亦称失眠，是因心神失养或心神不安所致，以经常不能获得正常睡眠为特征的一类病证。轻者入睡困难，或寐而酣，时寐时醒，或醒后不能再寐，重则彻夜不寐，或伴随有多梦。多梦则以睡眠不实、睡眠中梦幻纷纭且多可惊可怖之事、昼来则头昏神疲为特征，常兼有不寐。

四、辨证要点与治疗原则

【辨证要点】

1. 首辨虚实

实证为肝胆火盛或痰火扰心，心神不宁；虚证则包括心脾两虚、心胆气虚、心气不足、心血不足、心肾不交。

2. 次辨脏腑

病位在心、肝、脾、肾、胆或脏腑合病。

【治疗原则】

治疗承《黄帝内经》"补其不足，泻其有余"的根本法则，以补虚泻实、调整脏腑阴阳气血平衡为原则。实证泻其有余，如清肝泻火、清热化痰；虚证补其不足，如益气镇惊、补益心脾、益气养心、补血养心、滋阴降火，佐以安神之品。

五、辨证论治

1. 肝胆火盛

【症状】噩梦纷纭，梦中胆大妄为，梦境多是惊险、恐怖，或为大火、凶杀、格斗、翻车等，常在梦中惊醒，醒后头痛眩晕，耳鸣如潮，面红目赤，口苦咽干，胁肋灼痛，烦躁易怒，不寐，或吐血、衄血、便秘尿赤。舌质红，苔黄糙，脉细数。

【治法】清肝泻火，宁心安神。

【方药】龙胆泻肝汤或当归龙荟丸加减。

龙胆，黄芩，栀子仁，泽泻，木通，车前子，当归，生地黄，柴胡，生甘草。本方清利肝胆实火，适用于肝郁化火上炎多梦轻症。

当归，龙胆，栀子仁，黄连，黄芩，黄柏，大黄，青黛，芦荟，木香，麝香。本方适用于肝胆之火上炎多梦重症之彻夜不寐、头晕目眩、头痛欲裂、大便秘结者。

【临床应用】若胸闷胁胀，善太息者，加香附、郁金、佛手以疏肝解郁；木郁作酸，泛酸口苦，加黄连、吴茱萸、海螵蛸、白及以疏肝制酸；阴液亏虚，口鼻干燥出血，舌红少津，脉细数者，去车前子、泽泻，加麦冬、茜草炭、玄参、女贞子、旱莲草以滋阴清热、凉血止血。

2. 痰火内扰

【症状】杂梦纷纭，头晕心悸，急躁易怒，胸闷呕恶，痰多黄稠。舌红，苔黄腻，脉滑数。

【治法】清热化痰，宁心安神。

【方药】黄连温胆汤加减。

黄连，姜半夏，陈皮，茯苓，竹茹，枳实，胆南星，龙齿，磁石，珍珠母，大枣，生姜，甘草

【临床应用】若心悸动、惊惕不安者，加珍珠母、朱砂以镇惊定志；若痰食阻滞、胃中不和、嗳腐吞酸、脘腹胀痛者，可合半夏秫米汤加神曲、山楂、莱菔子消导和中。

3. 心胆气虚

【症状】噩梦惊恐，时易惊醒，精神恍惚，情绪不宁，遇事善惊，心悸怔忡，胸闷气短。舌淡苔薄，脉细弦弱。

【治法】益气镇惊，安神定志。

【方药】安神定志丸合酸枣仁汤或平补镇心丹加减。

人参，炙甘草，茯苓，茯神，炙远志，石菖蒲，龙齿，酸枣仁，川芎，知母。本方药味偏轻，适用于心胆气虚、痰浊扰心多梦轻症者。

酸枣仁，龙齿，车前子，茯苓，麦冬，茯神，天冬，熟地黄，山药，五味子，远志，人参，肉桂，朱砂，甘草。本方药味偏重，加清心降火镇惊之朱砂，并大量滋阴生津之品，适用于虚火亢盛、阴血不足、心胆气虚多梦重症者。

【临床应用】心肝血虚、惊悸汗出者，重用人参，加白芍、当归、阿胶珠、制何首乌、黄芪以益气养血；木不疏土、胸闷太息、纳呆腹胀者，加柴胡、香附、陈皮、山药、白术、炒麦芽疏肝健脾；兼心阳不振者，加桂枝、附子以温通心阳；若心悸甚、惊惕不安者，加生龙骨、生牡蛎以重镇安神。

4. 心脾两虚

【症状】多梦失眠，醒后多不能回忆梦境，面色㿠白或萎黄，心悸怔忡，遇事善忘，少气懒言，食少倦怠，脘腹胀满，大便溏薄。舌质淡嫩，苔薄白，脉细弱。

【治法】补益心脾，养血安神。

【方药】归脾汤加减。

白术，人参，黄芪，当归，茯神，炙远志，酸枣仁，木香，龙眼肉，炙甘草。

【临床应用】若不寐较重者，加夜交藤、生龙骨、生牡蛎、琥珀以镇静安神；脘闷纳呆腹胀者，加半夏、陈皮、焦三仙、苍术、枳壳以健脾助运、理气消食；心血不足较甚者，加白芍、阿胶、熟地黄以养血滋阴；中气下陷、腹部坠胀者，加大黄芪剂量，加升麻、柴胡以益气举陷；气虚及阳者，加附子，少佐肉桂，温阳益气。

5. 心气不足

【症状】多梦易惊，失眠，心悸，气短，自汗，肢体沉重，忧思不乐，或喜悲善哭，精神恍惚，神疲困倦，劳则尤甚。舌质淡，苔薄白，脉细弱或虚。

【治法】养心益气，宁心安神。

【方药】参香散加减。

人参，炙黄芪，白茯苓，山药，莲肉、煨白术，乌药，缩砂仁，橘红，干姜，丁香，南木香，檀香，沉香，炙甘草。

【临床应用】心悸气短汗多，加煅牡蛎、浮小麦镇摄收敛止汗；肢体困重、神疲困倦，可酌加薏苡仁、苍术、藿香等健脾化湿之品。

6. 心阴不足

【症状】夜寐多梦，睡卧不宁，恍惚惊怖，痰迷痴呆，心悸怔忡，五心烦热，咽干舌燥或口舌生疮，面色潮红。舌红少津，脉细数。

【治法】养心清心，宁心安神。

【方药】益气安神汤加减。

当归，茯神，生地黄，麦冬，黄连，远志，酸枣仁，人参，炙黄芪，胆星，莲子心，朱砂，淡竹叶，甘草。

【临床应用】火热偏盛而见烦躁不安，口舌生疮者，去当归、远志之辛温，合导赤散清心泻火，导热下行；心悸怔忡，加柏子仁、煅龙牡等镇惊养心安神；潮热，加地骨皮、知母、玄参、黄柏滋阴降火。

7. 心肾不交

【症状】烦躁不眠，寐则多梦，烦热心悸，潮热盗汗，遗精，腰酸膝软。舌红无苔，脉细数。

【治法】滋阴降火，交通心肾。

【方药】黄连阿胶汤合交泰丸。

黄连，肉桂，黄芩，白芍，阿胶，鸡子黄，龙骨。

【临床应用】若心阴不足为主，阴虚而火热不明显者，亦可用天王补心丹以滋阴养血、补心安神；若阴血不足，心火亢盛者，可选朱砂安神丸；潮热盗汗甚者，加秦艽、地骨皮、生地黄、五味子、乌梅，清虚热、敛汗生津；肾阴亏虚，虚火妄动，遗精腰酸者，加龟甲、熟地黄、知母、黄柏，或加服知柏地黄丸；彻夜不眠，加朱砂、磁石、龙齿重镇安神。

■ ‖‖‖ **六、名医经验精粹** ■

1. 张仲景

《金匮要略·血痹虚劳病脉证并治》云："夫失精家，少腹弦急，阴头寒，目眩（一作目眶痛），发落，脉极虚、芤、迟，为清谷亡血失精。脉得诸芤动微紧，男子失精，女子梦交，桂枝龙骨牡蛎汤主之。"

《金匮要略·五脏风寒积聚病脉证并治》曰："邪哭使魂魄不安者，血气少也；血气少者属于心，心气虚者，其人则畏，合目欲眠，梦远行而精神离散，魂魄妄行。"

"男子失精，女子梦交，桂枝加龙骨牡蛎汤主之，天雄散亦主之。"

"虚劳里急，悸，衄，腹中痛，梦失精，四肢酸疼，手足烦热，咽干口燥，小建中汤主之。"

——张仲景. 金匮要略［M］. 北京：人民卫生出版社，2005.

2. 孙思邈

如食五味必不得暴，多令神气惊，夜梦飞扬。

大建中汤治"梦与鬼神交通失精，惊恐虚乏"；吴茱萸汤治"多梦，梦见鬼神"。

凡人常卧，不宜仰卧，以手复心上必魇，不得卧，若暗中着魇不得以火照之，亦不得近前急呼，但捻下心上手，然后慢慢唤觉，以皂角末或半夏末吹入鼻中即醒。

——孙思邈撰. 李景荣等校释. 备急千金要方校释［M］. 人民卫生出版社，1998.

3. 王清任

夜睡梦多，是血瘀，此方（血府逐瘀汤）一两付痊愈，外无良方。

——王清任. 医林改错［M］. 北京：人民卫生出版社，1991.

4. 秦伯未

多梦是指睡眠不熟，梦扰纷纭，且多可惊可怖可怪之事，常见于血虚证，以心神不安为主。《金匮要略》上说："血气少者属于心，心虚者其人多畏，合目欲眠，梦远行而精神离散，魂魄妄行。"方用益气安神汤，内有当归、茯神、生地黄、麦冬、酸枣仁、远志、人参、黄芪、胆南星、竹叶、黄连、甘草。

——秦伯未，李岩，张田仁，等. 中医临证备要［M］. 北京：人民卫生出版社，2013.

1. 归脾汤

［来源］《济生方》卷四。

［药物组成］白术一两，茯苓（去木）一两，黄芪（去芦）一两，龙眼肉一两，酸枣仁（炒，去壳）一两，人参半两，木香（不见火）半两，甘草（炙）二钱半。

［煎服方法与服用宜忌］上㕮咀。每服四钱，水一盏半，加生姜五片，大枣一枚，煎至七分，去滓温服，不拘时候。

［主治病证］解郁，养脾阴。主思虑伤脾，心脾气血两虚之多梦，健忘怔忡，吐血下血。

［方义阐释］本方是临床治疗心脾两虚型多梦最常用的方药，其功效是补益心脾。《医贯》云："凡治血证，前后调理，须按三经用药。心主血，脾裹血，归脾汤一方，三经之方也。远志、酸枣仁补肝以生心火，茯神补心以生脾土，参、芪、甘草补脾以固肺气。木香者，香先入脾，总欲使血归于脾，故曰归脾。有郁怒伤脾，思虑伤脾者，尤宜。"方用人参、黄芪、白术、炙甘草益气健脾以滋补气血生化之后天之本；当归、龙眼肉补养心血，温通血运，而酸枣仁、茯神、远志益阴养心安神，木香理气醒脾，使补而不滞，静中有动，使清阳升而浊阴降，脾运畅心血健。诸药共奏养心补血、益气健脾、气旺血生之效，使心脾得补、神安睡宁，而多梦诸症皆消。《医碥》曰："脾气虚寒，不能运血归经，故用参、芪、术、草以补脾，又用木香引之；气虚则易散，故用枣仁以敛肝；血不归经则心失所养而不宁，故用龙眼肉、茯神以补心。"

2. 黄连阿胶汤

［来源］本方首载于《伤寒论》，原主治"少阴病，得之二三日，心中烦，不得卧"（303 条），亦见《伤寒寻源》。

［药物组成］黄连四两，黄芩一两，芍药二两，阿胶三两，鸡子黄二枚（生用）。

［煎服方法与服用宜忌］上五味，以水六升，先煮三物，取三升，去滓，内胶烊尽，小冷，内鸡子黄，搅令相得，温服七合，日三服。

［主治病证］主治心肾不交而多梦失眠者。

［方义阐释］《医略六书》曰"芩、连以直折心火，佐芍药以收敛神明，非得气血之属交合心肾，苦寒之味安能使水火升降？阴火终不归，则少阴之热不除。鸡子黄入通于心，滋离宫之火；黑驴皮入同于肾，益坎宫之精，与阿井水相融成胶，配合作煎。是降火归原之剂，为心虚火不降之方。"方用黄连、黄芩苦寒直折心火，清中上焦之湿热；白芍、阿胶滋阴养血，入肝走血分；鸡子黄乃补心中之血品，加龙骨潜阳入阴、镇惊安神，使阴血得补，火热得降，心火下交入肾，心神潜藏于心阴之中而神安。"少阴病得之二三日以上，心中烦，不得卧，此真阴为邪热煎熬，故以育阴清热为治，芩连泄热也，胶黄养阴也，再佐以芍药敛阴复液，则热清而烦自除。""按此条之不得卧，乃热伤阴而心肾不交也，鸡子黄入心，阿胶入肾，病本少阴，自宜心肾同治。"

3. 黄连温胆汤

［来源］《六因条辨》卷上。

［药物组成］川连二两，竹茹四两，枳实二两，半夏二两，橘红二两，甘草一两，生姜二两，茯苓三两。

［煎服方法与服用宜忌］水煎服。

［主治病证］治伤暑汗出，身不大热，烦闭欲呕，舌黄腻。

［方义阐释］本方为主治痰火内扰之多梦的首选方。本方为温胆汤加黄连。《时方歌括》云："二陈汤为安胃祛痰之剂，加竹茹以清膈上之虚热，枳实以清三焦之痰壅，热除痰清而胆自宁和，即温也。温之者，实凉之也。"《张氏医通》曰："胆之不温，由于胃之不清，停蓄痰涎，沃于清净之府，所以阳气不能调畅而失温和之性。故用二陈之辛温以温胆涤涎，涎聚则脾郁，故加枳实、竹茹以化胃热也。"黄连清心泻火可治心悸、烦躁；半夏、橘红、竹茹、枳实理气化痰，除胃湿、温阳、健脾运，可除胸闷头晕；茯苓宁心安神除梦魇；甘草和中补土调和诸药；加入珍珠母镇惊安神，以除痰热扰神之苦，使神魂归位；大枣、生姜乃健脾止呕、养心温胃之佳品。全方共用，使热痰化清、神安胆宁、脾运得健，可消痰火内扰之痰。

4. 平补镇心丹

［来源］《太平惠民和剂局方》卷五。

［药物组成］酸枣仁（去皮，隔纸炒）二钱半，车前子（去土，碾破）、白茯苓（去皮）、五味子（去枝、梗）、肉桂（去粗皮，不见火）、麦冬（去心）、茯神（去皮）各一两二钱半，天冬（去心）、龙齿、熟地黄（洗，酒蒸）、山药（姜汁制）各一两半，人参（去芦）半两，朱砂（细研为衣）半两，远志（去心）、甘草（炙）各一两半。

［煎服方法与服用宜忌］上为末，炼蜜丸，如梧桐子大。

［主治病证］治丈夫、妇人心气不足，志意不定，神情恍惚，夜多异梦，心悸烦郁；及肾气伤败，血少气多，四肢倦怠，足胫酸疼，睡卧不隐，梦寐遗精，时有白浊，渐至羸瘦。

［方义阐释］本方是治疗多梦胆怯善恐之心胆气虚者。方用人参、五味子、麦冬益气养心；山药、白茯苓健脾；天冬、熟地黄滋补阴血；肉桂温补元气，鼓舞气血生长；车前子走水道、强阴壮肾；远志、酸枣仁、茯神重在养心安神；而龙齿、朱砂镇惊安神、潜阳入阴。诸药共用，使气得补、心得养、惊得镇、恐得消、胆得壮、神得安、多梦失，则夜寐安稳，梦怯善恐消失。

5. 参香散

［来源］《太平惠民和剂局方》。

［药物组成］人参、山药、黄芪（制）、白茯苓（去皮）、石莲肉（去心）、白术（煨）各一两，乌药、缩砂仁、橘红、干姜（炮）各半两，丁香、南木香、檀香各一分，沉香二钱，甘草（炙）三分。

［煎服方法与服用宜忌］上为散。每服四钱，水一大盏，加生姜三片，大枣一个，煎七分，去滓，空心服。

［主治病证］主心气不宁，诸虚百损，肢体沉重，情思不乐，夜多异梦，盗汗失精，恐怖烦悸，喜怒无时，口干咽燥，渴欲饮水，饮食减少，肌肉瘦削，渐成劳瘵。常服补精血，调心气，进饮食，安神守中，功效不可具述。

［方义阐释］此方乃养心益气、宁心安神之药，适宜于心气不足而多梦易惊、神疲困倦者。故方中重用人参、黄芪、白茯苓、白术、山药、炙甘草等益气健脾之品，以补气血生化之后天之本；砂仁、沉香、檀香理气温中、芳香开窍辟秽，携温补之气上行清阳，入心脉，下降清阴以暖肾根，使益气补气而不滞不郁，动静结合；石莲肉清心安神，可制诸药燥

热。诸药合用，既能安神，又能养心益气补血，达到脾胃健、肾气暖、气得补、心神安的功效。

6. 益气安神汤

[来源]《寿世保元》卷四。

[药物组成] 当归一两二钱，黄连（姜汁炒）、生地黄、麦冬（去心）、酸枣仁（炒）、远志（去心）各一两，白茯苓（去皮、心）一两二钱、人参、黄芪（蜜炒）、胆南星、淡竹叶各一两，甘草六钱。

[煎服方法与服用宜忌] 上锉一剂。加生姜一片，大枣一枚，水煎服。

[主治病证] 益气养心，化痰安神。治心气不足、夜寐多梦、睡卧不宁、恍惚惊怖、痰迷痴呆。

[方义阐释] 本方乃治心阴不足之多梦失眠怔忡者。方中当归、黄芪乃当归补血汤之要，人参、麦冬、酸枣仁（取五味子之酸）乃生脉饮之义。方用当归、麦冬、酸枣仁、生地黄养阴血而滋心阴；黄连、淡竹叶清泻心火、燥中焦湿；白茯神、远志养心血而安神；配胆南星、远志可宁心清热豁痰；人参、黄芪益气扶正而心血得帅。诸药合用，清心火、养心阴、宁心神，而失眠多梦、心悸怔忡、心烦不安诸症得除。

7. 酸枣仁汤

[来源] 源于《金匮要略》："虚劳虚烦不得眠，酸枣仁汤主之。"

[药物组成] 酸枣仁二升，甘草一两，知母二两，茯苓二两，川芎二两。

[煎服方法与服用宜忌] 上五味，以水八升，煮酸枣仁得六升，内诸药，煮取三升。分温三服。

[主治病证] 益气养心，化痰安神。治肝血不足，阴虚内热之多梦失眠。

[方义阐释]《医门法律》曰："虚劳虚烦，为心肾不交之病，肾水不上交心火，心火无制，故烦而不得眠，不独夏月为然矣。方用酸枣仁为君，而兼知母之滋肾为佐，茯苓、甘草调和其间，川芎入血分，而解心火之躁烦也。"方中重用味酸甘性平之酸枣仁，因其专入心肝之经，养血补肝，宁心安神。肝血不足，魂不守舍，心神失养，治宜收宜补，故用酸枣仁生心血、养肝血，为君药；肝血不足，虚热内生，故臣以知母，甘寒滋阴、清热除烦，取其清热而不伤阴，其与君药相配，可起安神除烦之效；

佐以茯苓甘淡性平，宁心安神、健脾利水；川芎辛散温通，既能活血，又能行气，为"血中气药"，取其调畅气机、疏达肝气之用，又肝郁欲散，故以辛散之，其与君药相配，酸收辛散并用，相反相成，成养血调肝之功，此外川芎辛散行气血，使枣仁补而不滞；甘草生用，清热泻火，肝急欲缓，缓以甘草之甘缓，又可防川芎疏肝泄气，为佐使药。诸药相伍，一则养心肝之血以宁心神；一则清内热以除虚烦，共奏养血安神、清热除烦之功。

8. 甘麦芪仙磁石汤（朱良春方）

［来源］源于《朱良春治疗顽固失眠的用药经验和特色》。

［药物组成］甘草6g，淮小麦30g，炙黄芪20g，淫羊藿12g，五味子6g，灵磁石15g，枸杞子12g，丹参12g，炙远志6g，茯神15g，彻夜不眠加蝉衣5g。

［煎服方法与服用宜忌］水煎，每天1剂，分早晚2次温服。

［主治病证］调和阴阳，养心安神。治虚多实少，脾肾两虚或心脾两虚之顽固失眠多梦，症见夜难入寐，或多梦易惊，或彻夜不眠。

［方义阐释］方中甘麦大枣汤仲景本治脏躁不寐。炙黄芪温补脾胃气血，亦补心脾，对气虚型血压变化有双向调节作用。现代药理研究证明，黄芪有强壮作用，能提高机体免疫功能，恢复细胞活力，增加人体总蛋白和白蛋白，降低尿蛋白和强心等作用。朱老善用淫羊藿补肾壮阳，祛风除湿，尤其用作递减西药激素之主药，尝谓"淫羊藿温而不燥，为调理阴阳之妙品"。朱老以淫羊藿伍黄芪，师法先师祖章次公先生所谓"单纯养阴、安神、镇静治失眠效果不佳时，适当加入桂附一类温阳兴奋药，每每奏效"之意，颇有巧思，盖淫羊藿伍黄芪足以顾及"温阳兴奋"调和阴阳，缓补、温补心脾，强壮肾阳。方中丹参、炙远志、茯神、枸杞子，乃安神定志、交通心肾、宁心安神、健脾滋肾，意取平缓，既无桂附之刚燥，又无知柏之苦滞，以调和阴阳为主，以达到养心安神之目的。

——邱志济，朱建平.朱良春治疗顽固失眠的用药经验和特色——著名老中医学家朱良春临床经验系列之十六［J］.辽宁中医杂志，2001，2（4）：205－206.

【案一】多梦案（心肾不交证）

张某，男，23岁，学生，2004年6月3日初诊。其诉多梦半月余，伴心烦、失眠、神疲倦怠、遗精、腰酸腿软、潮热盗汗。舌红，光剥无苔，脉细数。

中医诊断：多梦，证属心肾不交。

治法：交通心肾。

处方：黄连阿胶汤加减

黄连12g，黄芩12g，白芍9g，淡竹叶9g，阿胶6g，鸡子黄1枚，山茱萸15g，生龙骨15g。3剂，水煎，每天1剂，分早晚2次温服。

另用王不留行籽贴耳穴：神门、脑点、皮质下、神衰点、肾俞。

二诊：服药后夜梦次数减少，晨起感觉精神明显好转，心烦，潮热胆寒等症状明显减轻，腰膝酸软症状消失，舌红少苔，脉细数。在前方基础上加生地黄、酸枣仁各15g，以滋阴安神。服7剂后痊愈。

按：患者生活无规律，复因学习紧张，导致阴阳失衡，心肾不交，发为多梦。治疗采用交通心肾的黄连阿胶汤加减。方用黄连、黄芩苦寒直折心火，清中上焦之湿热；淡竹叶清心火；白芍、阿胶滋阴养血，入肝走血分；鸡子黄乃血肉有情之品，善补心血；山茱萸滋养肾阴；加龙骨潜阳入阴，镇静安神，使阴血得补，火热得降，心火下交肾水，心神潜藏于心阴之中而神安。

——韦怀籍，袁野，曾裕宏，等. 中医治疗多梦症的探讨［J］. 甘肃中医，2005，18（7）：13－14.

【案二】多梦案（胆胃不和证）

鞠某，女，42岁，1995年11月29日初诊。患者失眠且睡眠多梦，易惊醒而难以再寐，每晚需靠安眠药方能入睡，反复5年。前医曾予疏肝解郁、补益心脾等法，并常服安定、舒乐安定等，效不理想。现症见：目眶发黑，头晕心悸，脘痞腹胀，食后胃脘及两胁隐痛，时有泛酸吐苦，纳谷呆滞，倦怠无力，大便常干。舌边尖红，苔黄厚略腻，脉弦细小数。

中医诊断：多梦，证属胆胃不和。

治法：清胆和胃，宁心安神。

处方：黄连温胆汤合左金丸加减。

紫苏梗10g（后下），厚朴花12g，茵陈12g，炒杏仁10g，薏苡仁10g，胆南星6g，竹茹12g，清半夏10g，云茯苓15g，吴茱萸4g，黄连6g，炒枳实12g，珍珠母15g（先下）。每天1剂，水煎服，7剂。

二诊：药后，脘痞腹胀减轻，泛酸吐苦偶作，多梦失眠亦较前好转，已见效机，守法继进。在胆胃得和之后，逐渐加入太子参、莲肉、山药等健脾益气之品。

前后调治月余，患者已能安然入睡，头晕心悸消失，纳谷见增，舌苔转为薄黄，后以中成药香砂养胃丸缓调收功。

按：本案从脾胃论治多梦失眠，药中病机，诸症悉除。路老注重从脾胃之本论治。脾胃为后天之本，气血生化之源，气机升降之枢纽，二者维系人体升与降、纳与化、燥与湿的平衡。"人以胃气为本""有胃气者生，无胃气者死"，凡病之发生、转归、预后莫不与脾胃有关，所谓"内伤脾胃，百病由生"是也。

——刘宗莲，董华. 路志正脾胃论治心法［J］. 北京中医药大学学报，1998，21（5）：15-16.

【案三】多梦案（心肝瘀滞夹痰火证）

吴某，女，47岁，1989年9月17日初诊。2个月来，患者出现顽固性失眠，乱梦纷纭。曾以抑郁症住院，其前亦经过大铺灸，历用中西药而未效。现症见纳滞：舌下有紫纹、脉弦而略结。

中医诊断：多梦，证属心肝瘀滞。

治法：舒络解郁安神。

处方：石菖蒲9g，远志6g，桃仁9g，红花4g，柴胡9g，枳实9g，白芍药9g，生甘草6g，桔梗6g，怀牛膝9g，焦酸枣仁12g，当归9g。7剂，每日1剂，水煎服。

二诊（9月26日）：患者夜寐渐安，乱梦减少，神情有所改善，舌下紫纹，脉结见退，治宜舒郁安神为续。

处方：石菖蒲9g，焦六曲12g，鸡内金9g，柴胡9g，枳实9g，白芍药15g，甘草6g，川厚朴9g，黄芩9g，淮小麦30g，当归12g，红枣15g，越鞠丸30g（包煎）。7剂，每日1剂，水煎服。

三诊（10月7日）：患者药后精神转爽，惟感手足软，纳滞，多痰，大便较烂，苔黄略退，脉弦滑，宜理气化痰和胃为治。

处方：枳实9g，陈皮6g，姜半夏9g，石菖蒲12g，吴茱萸3g，川黄连3g，姜竹茹12g，生甘草9g，茯苓15g，夜交藤12g，合欢皮12g，焦枣仁12g，砂仁3g。5剂，每日1剂，水煎服。

四诊（10月14日）：患者神志爽然，梦寐已安，纳正便调，苔静脉弦。嘱三诊方继进3剂。

按：该患者因心肝之脉瘀滞使然，盖肝主藏血，条达气机，肝气郁结，气机失畅，郁久酿瘀化火，扰动君主，心神不安，故惶惶然而不眠，乱梦纷纭。明代《薛氏医案·求脏病》中云："肝气通则心气和，肝气滞则心气乏。"何老先以血府逐瘀汤加减，活血养血，理气舒郁；后以温胆汤理气化痰、清胆和胃，佐以化裁后的左金丸，以疏肝悦脾。按证分治，俾邪祛而梦寐安。

——郑虹，赵雄龙. 何任诊治不寐的经验［J］. 浙江中医学院学报，1995，19（1）：31－32.

【案四】多梦案（血虚证）

多梦，睡眠不熟，梦扰纷纭，且多可惊可怖可怪之事。

中医诊断：多梦，证属血虚。

治法：益气养血，化痰安神。

处方：益气安神汤。

当归12g，茯神15g，生地黄10g，麦冬15g，酸枣仁10g，炙远志10g，人参6g，黄芪30g，胆南星10g，淡竹叶10g，黄连3g，甘草3g，水煎服。

按：睡眠不熟，梦扰纷纭，且多可惊可怖可怪之事，常见于血虚证，以心神不安为主。《金匮要略》上说："血气少者属于心，心虚者其人多畏，合目欲眠，梦远行而精神离散，魂魄妄行。"方中当归、黄芪乃当归补血汤之要；人参、麦冬、酸枣仁（取五味子之酸）乃生脉饮之义。方用当归、麦冬、酸枣仁、生地黄养阴血而滋心阴；黄连、淡竹叶清泻心火，燥中焦湿；茯神、炙远志养心血而安神；配胆南星、炙远志可宁心清热豁痰；人参、黄芪益气扶正而心血得帅。诸药合用，清心火、益气养血、宁心安神，而失眠多梦、心悸怔忡、心烦不安诸症得除。

——秦伯未，李岩，张田仁，等. 中医临证备要［M］. 北京：人民卫生出版社，2013.

【案五】多梦案（胆虚肝郁证）

许某，女，26岁，1989年11月12日初诊。患者失眠，夜卧梦魇，时易惊醒，恍惚惊怖，情绪紧张，终日惕惕，口干烦恚，月事量多，略延迟。舌淡苔净，脉弦细。

中医诊断：多梦。证属胆虚肝郁。

治法：镇惊安神定志。

处方：焦酸枣仁12g，夜交藤15g，百合15g，丹参9g，淮小麦30g，当归9g，干地黄18g，炙甘草9g，红枣18g，琥珀粉3g（冲服）。7剂，每日1剂，水煎服。

二诊（11月21日）：药后夜寐渐安，梦魇惊怖渐除，但心中烦恚，善太息。治宜疏利肝胆、清心安神。

处方：柴胡9g，枳实9g，白芍药15g，生甘草9g，淮小麦30g，淡豆豉15g，黑山栀9g，石菖蒲12g，远志6g，甘菊9g，百合15g，干地黄18g，天冬12g，麦冬12g，红枣12g。7剂，每日1剂，水煎服。

三诊（11月29日）：夜寐已安，精神舒畅，烦恚解，月事正。效不更方，原方再进5剂，每日1剂，水煎服。

按：金·戴人曰："胆者，敢也，惊怕则胆伤矣，盖肝胆实则怒而勇敢，肝胆虚则善恐而不敢也。"何老以甘麦大枣汤安养心神，柔肝缓急，此谓"肝苦急，急食甘以缓之"（《素问·藏气法时论》）。此三味纯甘之品，加入琥珀，以物之灵行人之灵，诚为善治之法。彼四逆散之疏肝解郁、柔肝藏魄；百合、丹参、麦冬等补心安神；栀子豉汤之清心解烦；更加合欢皮、石菖蒲、远志等舒郁安神、化痰定惊、交通心肾。五脏安和而致效捷。

——郑虹，赵雄龙.何任诊治不寐的经验［J］.浙江中医学院学报，1995，19（1）：31－32.

第十六章　脏　躁

一、概念、沿革及临床特点

"脏躁"病名出自汉代张仲景《金匮要略·妇人杂病脉证并治》，曰："妇人脏躁，喜悲伤欲哭，像如神灵所作数欠伸，甘麦大枣汤主之。"妇女无故悲伤欲哭，不能自控，忧郁不宁，哈欠频作，甚则哭笑无常者，称为"脏躁"；孕期发病者称"孕悲"；若发病于产后称为"产后脏躁"。后世医家在病机和临证治疗方面，见仁见智，各有发挥。

如《医宗金鉴》注："脏，心脏也；心静则神藏，若为七情所伤，则心不得静，而神躁扰不宁也。故喜悲伤欲哭是神不能主情也。像如神灵所凭，是心不能主神明也。"心神之变为其主要病机。又曰："数欠伸，呵欠也，呵欠频频肝之病也。"其指出了脏躁与肝的关系。

《蒲园医案》又认为："子脏血虚，受风化热，虚热相搏，扰乱神明。"诸医家均认识到，脏躁是由于五脏（主要是指心、肝、脾、肾、子脏）阴液不足，精血亏损，五志之火内动所致，任何一个或多个脏腑功能失常都会导致其发生。《灵枢·本神》曰"心藏脉，脉合神""肺藏气，气舍魄""肝藏血，血舍魂""脾藏营，营舍意""肾藏精，精舍志"，五脏不仅在生理和病理上相互联系、相互影响，而且在各自所主情志上也相互影响。

本病以妇女无故悲伤欲哭，不能自控，忧郁不宁，哈欠频作，甚则哭笑无常者为主要证候特征，多发于40岁以上的中老年女性。《金匮要略·妇人杂病脉证并治》所述喜悲伤欲哭、像如神灵所作、数欠伸，表明张仲景对本病认识的深化。

本病舌象、脉象表现多种多样，但因临床以心气虚、肝气郁结的病机为多，故以相应的舌象、脉象多见。

二、病因与病机

1. 心血不足，忧愁思虑，心脾两伤，营血不足；或产后精神创伤，失血过多，心失血养，神不守舍。

2. 阴虚火旺，情志素激；或久郁化火，火灼阴液，上扰心神。

3. 痰火上扰，素体脏虚；或五志过极化火，熬津成痰，痰火上扰清窍。

4. 肝失疏泄，《金匮要略心典》言："皆所以求肝治之，而宅其魂也。"也有人认为，肝之职失常在脏躁的病因病机中占主导地位。人体的气机与肝的疏泄功能密切相关，肝之疏泄有调畅气机、促进血液运行的生理作用，是全身气机之枢纽所在。若枢机失利，必然导致各脏腑气机的紊乱。

脏躁者，躁扰不宁也，非脏的气血不足、失于濡润而干燥，乃脏本身的功能失于梳理，发生紊乱，从而出现躁扰不宁的现象。脏躁，现在已经将其归属于情志疾病，属于中医学五志中"志"的改变。《灵枢·本神》云："故生之来谓之精，两精相搏谓之神，随神往来者谓之魂，并精而出入者谓之魄，所以任物者谓之心，心有所忆谓之意，意之所存谓之志。"从其发病原因看，大多数患者由于各方面的原因，包括来自家庭、社会和自身的压力，导致情志发生紊乱，引起各个脏的功能失常，发生病证。

肝藏魂，若肝藏魂的功能失职，则易引起"魂不守舍"的表现。肝主疏泄，生发阳气，调畅气机，使气机运行通畅，肝的功能正常，各脏腑的功能才能发挥正常而不郁滞。肝的疏泄功能失职，肝气郁滞，母病及子，引发心的功能失职，心主神明，为五脏六腑之大主，统领人的精神意识思维活动，心主神明失职，则可引发人的心神发生紊乱，出现"癫、狂、躁"的表现。肝气郁滞，郁久发生乘脾，引发脾的运化升清功能失职，脾藏意，思虑伤脾，若脾的功能失职，则人易发生主意志改变的疾病；同时，思虑伤脾，相反脾病必然导致人的思虑改变，或思虑过度，或思虑无序，导致人的意志发生改变，最终影响心主神明的改变，亦即子病及母。肝的疏泄功能异常，同样可累及肺的功能，导致肺的宣发肃降及朝百脉的功能失职，肺藏魄，若肺藏魄的功能失职，则易发生"魄虚"之候。肾藏精，肝肾同源，同为化生精血，若肝的功能降低，必然影响肾的藏精功能，出现肾精不足的表现，肾藏志，肾精不足，藏志失职，可引发人的志意改变。

总的来说，脏躁的发生，首先累及肝，导致肝的疏泄失职，少阳疏机不利；累及脾、肺、肾三脏，引起脾的生化升清失常，肺的宣发肃降及肾的藏精功能失职；最终影响心，导致心主神明的功能失职，发生病变。

三、诊断与鉴别诊断

【诊断】

1. 无故悲伤欲哭，精神恍惚，喜怒无常，躁动不安，频作欠伸，神疲乏力。

2. 伴有心烦、易怒、失眠、便秘等症状，其常见的临床表现还包括：头痛，失眠，烦躁焦虑，悲伤欲哭，紧张易怒，情绪不稳定，多愁善感，坐立不安，心神不定，恐惧害怕，没有耐心，精神恍惚，没有兴趣，无愉快感，缺乏信心，入睡困难，早醒梦多，睡眠表浅，周身乏力，精神不振，性功能减退，记忆力减退，注意力不集中，反应迟钝等。

3. 可见于妇女各个年龄段，常因情志波动、劳累过度、生活作息规律改变等而诱发；亦有无明显诱因而发病者。

4. 排除其他器质性病变所导致。

【鉴别诊断】

1. 郁证

郁证是由于情志不舒、气机郁滞所致，以心情抑郁、情绪不宁、胸部满闷、胸胁胀痛，或易怒易哭，或咽中如有异物梗塞等为主要临床表现的一类病证。而脏躁之悲伤欲哭精神恍惚一般为一过性，不发作时如常人。但脏躁经常与郁证合并出现，故可有上述症状同时出现。

2. 经行情志异常

本病与经行情志异常有相似之处，但后者主要伴随月经周期性发作。

3. 百合病

脏躁与百合病相似，但脏躁以哭笑无常、悲伤欲哭为主；而百合病以沉默寡言、抑郁少欢为主。

四、辨证要点与治疗原则

【辨证要点】

1. 辨病位

病位在五脏，以心、肝为主，实际肺、脾、肾三脏均可受累。若精神恍惚，悲伤欲哭，烦乱不安，病位在心、肝，与肺、脾、肾有关；呵欠频作，病位在肾，与心、肝相关。

2. 辨病性

脏躁以阴虚及虚实夹杂为多。面色无华，心悸而烦，失眠健忘，两目干涩，头晕耳鸣，肢体麻木，筋惕肉瞤，为血虚症状；胸胁苦满，呃逆频作，不思饮食，神疲乏力，大便不调，是肝郁脾虚；心烦口苦，小便黄赤，大便秘结，为痰火症状；胸胁刺痛，晨轻夜重，痛有定处，舌质紫暗，或有瘀斑、瘀点，为血瘀症状。

【治疗原则】

脏躁由血虚不濡、藏腑失养、阴阳失调而成，以营血亏虚为主，可夹痰、火、瘀、郁等症状，故治以补虚、祛邪为主。此病总属虚证而不宜大补，虽有虚火而不宜苦降，应治以甘润滋补、养心益脾为主，兼以解郁、泻火、化痰、祛瘀以安神。

五、辨证论治

1. 肝火炽盛

【症状】突发精神失常，大哭大笑，狂怒，叫喊吵骂，打人毁物，撕衣咬物，发作频繁。舌质红，苔黄厚而燥，脉洪或滑而兼数。

【治法】清热泻火，重镇安神。

【处方】黄连温胆汤加减。

法半夏9g，黄连6g，陈皮12g，枳实12g，竹茹15g，石菖蒲12g，知母12g，代赭石20g，石决明20g，珍珠母20g。

【临床应用】两目干涩、头晕目眩，加菊花、天麻；躁动不安、心神不宁，加黄连、栀子；夜卧不安者，加柏子仁、夜交藤；阴虚阳亢证者，重用麦冬，并加百合、地黄。

2. 痰郁互结

【症状】无故委屈，悲伤不已，痛哭流涕，或突发昏仆，口吐涎沫，进食发噎，易惊，善太息，纳差。舌质红，苔白或黄腻，脉弦滑。

【治法】化痰开窍，解郁安神。

【处方】礞石滚痰丸加减。

青礞石 30g，海浮石 30g，瓦楞子 12g，紫贝齿 15g，竹茹 12g，石菖蒲 12g，郁金 12g，远志 12g，柏子仁 12g，柴胡 12g，龙齿 15g，赤金 1 张（冲服）。

【临床应用】气滞郁结明显者，可根据病情需要，选用木香、沉香、降香、檀香、延胡索、厚朴、枳实等芳香理气及破气之药，但不宜久用，以免耗散正气；如气滞兼见阴虚者，可选用佛手、香橼等理气而不伤阴之药；若兼有脘胀、嗳气、纳少等脾虚气滞的表现，可用逍遥散疏肝行气、理脾和血；若气郁日久化热、心烦易怒、口干、便秘、舌红苔黄、脉数者，用丹栀逍遥散疏肝清热。

3. 心脾两虚

【症状】精神不振，心烦不寐，恍惚多梦，身如蚁行，坐卧不宁，无故悲伤，喜怒不节，频频呵欠，如神灵附体，汗多，纳差。舌质淡，苔薄黄，脉沉而细。

【治法】养心健脾，安神定志。

【处方】归脾汤加减。

当归 12g，茯神 12g，远志 12g，柏子仁 12g，酸枣仁 15g，白扁豆 12g，砂仁 10g，五味子 12g，龙齿 15g，百合 12g，珍珠母 20g（先下），甘草 6g，朱砂 3g（冲服）。

【临床应用】肌肉抽搐者，加全蝎、蜈蚣、钩藤；情绪低落、精神抑郁者，加柴胡、郁金；若见有心下痛、舌有瘀斑瘀点或者舌下脉络曲张可酌情合用失笑散。

4. 肝肾亏虚

【症状】悲伤欲哭，精神恍惚，喜怒无常，躁动不安，呵欠频作；兼有面色无华，心悸而烦，失眠健忘，两目干涩，头晕耳鸣，肢体麻木，筋惕肉瞤。舌质淡，苔少，脉细或弦。

【治法】养血滋阴，润燥安神。

【方药】甘麦大枣汤、四物汤、百合地黄汤合用加减。

淮小麦、炙甘草、大枣、川芎、赤芍、百合、麦冬、煅龙骨、煅牡蛎、珍珠母、酸枣仁、当归、生地黄。

【临床应用】若精神症状较重者，加广郁金、醋香附以加强疏肝解郁；脾胃虚弱为主者，加太子参、怀山药以健脾益气；阴虚较甚者，重用百合、生地黄与麦冬。

六、名医经验精粹

1. 张仲景

《金匮要略·妇人杂病脉证并治》曰："妇人脏躁，喜悲伤欲哭，像如神灵所作，数欠伸，甘麦大枣汤主之。"

——张仲景. 何任、何若苹整理. 金匮要略［M］. 北京：人民卫生出版社，2005.

2. 孙一奎

《赤水玄珠·脏躁悲伤》云："许学士云：一妇无故数次悲泣，是为脏躁，用大枣汤而愈。又程虎卿内，妊娠五月，惨戚悲伤，亦投大枣汤而瘥。薛氏曰：或因寒水攻心，或肺有风邪者，治当审察。一妇无故自悲，用大枣汤二剂而瘥，后又复患，用前汤佐以四君子加山栀而安。一妊妇悲哀烦躁，其夫询之，云：我无故但自欲悲耳。用淡竹茹汤为主，佐以八珍汤而安。"

——孙一奎. 赤水玄珠［M］. 北京：中国中医药出版社，2011.

3. 冯兆张

《冯氏锦囊秘录·女科精要》云："仲景曰：妇人脏躁，喜悲伤欲哭，象如神灵所作，数欠伸，甘麦大枣汤主之。立斋治一妊妇，悲哀烦躁。其夫询之，云：我无故，但欲自悲耳。用仲景方，又用淡竹茹汤佐八珍汤而愈。故妊娠无故悲伤，属肺病脏躁者，肺之脏燥也，胎前气血壅养胎元，则津液不能充润，而肺为之燥。肺燥当补母，故有甘草、大枣以补脾。若立斋用八珍汤补养气血，更发前人之所未尽。"

——冯兆张. 冯氏锦囊秘录［M］. 北京：中国中医药出版社，2011.

4. 何任

何师认为，脏躁载于《金匮要略·妇人杂病》，云："妇人脏躁，喜悲伤欲哭，象如神灵所作。"患者临床表现神志不宁、神魂不定，间或出现兴奋、躁动，以及喜、怒、悲、伤无常。百合病和脏躁均如有神灵所附的症状，属于神志病，其根本原因是心不能主司神明。何师认为，两者往往兼而有之，故以百合地黄汤与甘麦大枣汤合用，以治疗多种神志病，目的是滋阴养心宁神。

——陈永灿. 国医大师何任治疗神志病经验拾零 ［J］. 中医药通报，2011，10（1）：15 - 16.

5. 李振华

李师认为，肝郁脾虚是脏躁发病之本。从临床实践看，主要病机为肝脾失调、肝郁脾虚。病因多为饮食或思虑伤脾，脾失健运，湿浊内生，土壅木郁，肝失条达；或郁怒伤肝，肝郁气滞，横逆犯脾，木郁乘土。二者病因不同，其结果均可造成肝郁脾虚，气滞湿阻，化火成痰，痰火内盛，上扰心神；或痰浊随肝气上逆，干扰清窍，以致心神不宁，魂魄不安，发为脏躁。脾虚失运，痰湿中阻，升降失常，则纳差、胸闷气短、苔腻、舌体胖大；脾胃虚弱，气血生化乏源，机体失于濡养，则体倦乏力；肝郁化火，痰火扰心，则烦躁易怒、坐卧不宁、急躁易哭，甚则哭笑无常，或无故悲伤哭泣，多疑善虑，失眠噩梦，心惊恐惧；痰浊或湿浊随肝气上扰清窍，则头晕头沉；脾虚意不守舍，则记忆力减退；肝郁不解，脾虚不复，痰火不时上扰，故脏躁不时发作，反复难愈。李师强调指出，本病的病机变化虽涉及心肝脾三脏，但病机演变的关键在肝脾两脏，故曰："肝郁脾虚为脏躁发病之本"。

临证时，李师针对其病机演变，从治肝实脾入手，标本兼顾，以理气豁痰、清心透窍为法，在温胆汤和导痰汤基础上化裁演变，创制了清心豁痰汤。药用：茯苓 15g，橘红、半夏、香附、枳壳、西茴、乌药、郁金、节菖蒲、栀子、胆南星、白术各 10g，莲子心 5g，甘草 3g，琥珀 3g（分 2 次冲服）。方中白术、茯苓健脾祛湿，以杜绝生痰之源；橘红、半夏、胆南星豁痰降逆；香附、郁金、西茴、乌药疏肝理气，使气行湿行，郁解热散；郁金配节菖蒲透窍和中；栀子、莲子心清心除烦；琥珀安神宁志、镇惊平肝；甘草调和诸药，臣使五脏。诸药合用，使肝气条达、脾运得健、痰火散除、心神安宁，则脏躁自平。若失眠严重者，加夜交藤 30g，龙骨 15g；口干口苦者，加知母 12g，竹茹 10g；大便溏薄者，去胆南星，加薏苡仁 30g，泽泻 12g；腹胀纳差者，加砂仁 8g，厚朴 10g，焦三仙各 12g；胁肋窜痛者，加玄胡 10g，川楝子 12g。

——李郑生．李振华教授治疗脏躁病经验［J］．中医药学刊，2006，24（10）：1804－1805.

6. 蔡小荪

蔡师认为，妇女更年期出现烘热汗出、头晕头痛、烦躁易怒、心悸怔忡、失眠焦虑、抑郁不快、悲伤欲哭，此类证候似《金匮要略》脏躁之证，妇女更年期综合征虽然表现症状繁多，涉及多个脏腑，但其病机关键在于肾阴不足，因此时任脉虚、太冲脉衰少，天癸竭、地道不通，肾气渐衰，心火失肾水上济，呈现心肝火旺、心神不宁的症状。因此，蔡师拟滋水益肾、清心泻火法为主，取蔡氏坎离既济方治脏躁，每应手而效。坎离既济方：生地黄 12g，黄连 2g，柏子仁 9g，朱茯苓 12g，朱远志 5g，九节菖蒲 5g，龙齿 12g，天冬 9g，麦冬 9g，淮小麦 30g，生甘草 3g，五味子 3g。《医宗必读》李中梓谓："心不下交于肾，浊火乱其神明；肾不上交于心，精气伏而灵。火居上则搏而为痰，水居下则因而生躁。故补肾而使之时上，养心而使之交下，则神气清明，志意常治。"药用生地黄、天冬、麦冬养阴益精以滋肾水；《黄帝内经》谓"心病宜食麦"，《千金要方》谓"小麦养心气"，五味子能上敛心气、下滋肾水；朱远志能通肾水，上达于心；朱茯苓能交心气，下及于肾，养心宁神，用朱砂拌炒以镇摄离火、下交坎水；菖蒲舒心气而畅心神、祛痰开窍；龙齿镇惊安神、固精养心；黄连清心泻火，配龙齿、朱砂则能使离火下降于坎水，坎离既济，神志安宁。

——周翠珍．蔡小荪辨治妇科杂病的经验［J］．辽宁中医杂志，2004，31（7）：536.

七、名方应用精析

1. 甘麦大枣汤

［来源］《金匮要略·妇人杂病脉证并治》曰："妇人脏躁，喜悲伤欲哭，像如神灵所作，数欠伸，甘麦大枣汤主之。"

［药物组成］甘草三两，小麦一升，大枣十枚。

[煎服方法与服用宜忌] 水煎服。上三味，以水六升，煮取三升，分温三服。服药期间忌食辛辣、生冷、油腻食物，并戒烟禁酒。根据药食相克与相宜，在服药期间不宜食用猪肉、驴肉、鳖、白菜等食物，宜食用莲子、桂圆等食物，并且不可同时服用滋补性药物，以免滋腻留邪碍胃。

[主治病证] 脏躁：症见精神恍惚，常悲伤欲哭，不能自主，心中烦乱，睡眠不安，甚则言行失常，呵欠频作，舌淡红苔少，脉细微数。

[方义阐释] 脏躁一证是指五脏功能失调所致。本方所治证系因忧思过度、心阴受损、肝气失和所致。心阴不足，心失所养，则精神恍惚，睡眠不安，心中烦乱；肝气失和，疏泄失常，则悲伤欲哭，不能自主，或言行妄为。治宜养心安神、和中缓急。方中小麦为君药，养心阴、益心气、安心神、除烦热；甘草补益心气、和中缓急（肝），为臣药；大枣甘平质润，益气和中、润燥缓急，为佐使药。三药合用，甘润平补，养心调肝，使心气充，阴液足，肝气和，则脏躁诸症自可解除。本方为治脏躁的常用方。临床以精神恍惚、悲伤欲哭为辨证要点。若见阵发性身热、脸赤、汗出，可加麦冬以养心止汗；心烦不眠，可加百合、酸枣仁以养肝宁心；呵欠频作属于心肾两虚者，可加山萸肉、党参以补养心肾。

2. 温胆汤

[来源]《外台秘要》卷十七引《集验方》云："疗大病后虚烦不得眠。此胆寒故也。"

[药物组成] 生姜四两，半夏二两（洗），橘皮三两，竹茹二两，枳实二枚（炙），甘草一两（炙）。

[煎服方法与服用宜忌] 上六味切。以水八升，煮取二升，去滓，分温三服。忌羊肉、海藻、菘菜、饧。

[主治病证] 胆郁痰扰证：胆怯易惊，头眩心悸，心烦不眠，夜多异梦；或呕恶呃逆，眩晕，癫痫。苔白腻，脉弦滑。

[方义阐释] 本方证多因素体胆气不足，复由情志不遂，胆失疏泄，气郁生痰，痰浊内扰，胆胃不和所致。胆为清净之府，性喜宁谧而恶烦扰。若胆为邪扰，失其宁谧，则胆怯易惊、心烦不眠、夜多异梦、惊悸不安；胆胃不和，胃失和降，则呕吐痰涎或呃逆、心悸；痰蒙清窍，则可发为眩晕，甚至癫痫。治宜理气化痰、和胃利胆。方中半夏辛温，燥湿化痰、和胃止呕，为君药；臣以竹茹，取其甘而微寒，清热化痰、除烦止

呕，半夏与竹茹相伍，一温一凉，化痰和胃，止呕除烦之功备。橘皮辛苦温，理气行滞、燥湿化痰；枳实辛苦微寒，降气导滞、消痰除痞，陈皮与枳实相合，亦为一温一凉，而理气化痰之力增；煎加生姜、大枣调和脾胃，且生姜兼制半夏毒性；以甘草为使，调和诸药。综合全方，半夏、陈皮、生姜偏温，竹茹、枳实偏凉，温凉兼进，令全方不寒不燥，理气化痰以和胃，胃气和降则胆郁得舒，痰浊得去则胆无邪扰，如是则复其宁谧，诸症自愈。若心热烦甚者，加黄连、栀子、豆豉以清热除烦；失眠者，加琥珀粉、远志以宁心安神；惊悸者，加珍珠母、生牡蛎、生龙齿以重镇定惊；呕吐呃逆者，酌加苏叶或梗、枇杷叶、旋覆花以降逆止呕；眩晕，可加天麻、钩藤以平肝息风；癫痫抽搐，可加胆南星、钩藤、全蝎以息风止痉。

3. 逍遥散

[来源]《太平惠民和剂局方·治夫人诸疾》曰："治血虚劳倦，五心烦热，肢体疼痛，头目昏重，心忪颊赤，口燥咽干，发热盗汗，减食嗜卧，及血热相搏，月水不调，脐腹胀痛，寒热如疟。又疗室女血弱阴虚，荣卫不和，痰嗽潮热，肌体羸瘦，渐成骨蒸。"

[药物组成] 甘草（微炙赤）半两，当归（去苗，锉，微炒）、茯苓（去皮，白者）、芍药（白）、白术、柴胡（去苗）各一两。

[煎服方法与服用宜忌] 上为粗末。每服二钱，水一大盏，烧生姜一块切破，薄荷少许，同煎至七分，去渣热服，不拘时候。

[主治病证] 肝郁血虚脾弱证：两胁作痛，头痛目眩，口燥咽干，神疲食少，或月经不调，乳房胀痛，脉弦而虚。

[方义阐释] 逍遥散为肝郁血虚、脾失健运之证而设。肝为藏血之脏，性喜条达而主疏泄，体阴用阳。若七情郁结，肝失条达，或阴血暗耗，或生化之源不足，肝体失养，皆可使肝气横逆，胁痛、寒热、头痛、目眩等症随之而起。"神者，水谷之精气也"（《灵枢·平人绝谷》）。神疲食少，是脾虚运化无力之故；脾虚气弱则统血无权，肝郁血虚则疏泄不利，所以月经不调、乳房胀痛。此时疏肝解郁，固然是当务之急，而养血柔肝，亦是不可偏废之法。本方柴胡疏肝解郁，使肝气得以条达，为君药；当归甘辛苦温、养血和血；白芍酸苦微寒，养血敛阴、柔肝缓急，为臣药；白术、茯苓健脾去湿，使运化有权，气血有源；炙甘草益气补中，缓肝之

急，为佐药；使用中加入薄荷少许，疏散郁遏之气，透达肝经郁热；烧生姜温胃和中，为使药。当归、芍药与柴胡同用，补肝体而助肝用，血和则肝和，血充则肝柔。诸药合用，使肝郁得疏，血虚得养，脾弱得复，气血兼顾，体用并调，肝脾同治。本方用于肝郁血虚脾弱证。临床应用以两胁作痛、头痛目眩、口燥咽干、神疲食少，或月经不调、脉弦而虚为辨证要点。肝郁气滞较甚，加香附、郁金、陈皮以疏肝解郁；血虚者，加熟地黄以养血；肝郁化火者，加牡丹皮、栀子以清热凉血。

4. 归脾丸

[来源]《正体类要》卷下，曰："跌仆等症，气血损伤；或思虑伤脾，血虚火动，寤而不寐；或心脾作痛，怠惰嗜卧，怔忡惊悸，自汗，大便不调；或血上下妄行。归脾汤主之。"

[药物组成] 白术、当归、白茯苓、黄芪（炙）、龙眼肉、远志、酸枣仁（炒）各三钱，木香半钱，甘草（炙）三分，人参一钱。

[煎服方法与服用宜忌] 上药加生姜、大枣，水煎服。服药期间忌食辛辣、生冷、油腻食物，并戒烟禁酒。根据药食相克与相宜，在服药期间不宜食用猪肉、驴肉、鳖、白菜等食物，宜食用莲子、桂圆等食物，并不可同时服用滋补性药物，以免滋腻留邪碍胃。

[主治病证] ①心脾气血两虚证：心悸怔忡，健忘失眠，盗汗，体倦食少，面色萎黄，舌淡，苔薄白，脉细弱。②脾不统血证：便血，皮下紫癜，妇女崩漏，月经超前，量多色淡，或淋沥不止，舌淡，脉细弱。

[方义阐释] 本方是在严氏《济生方》归脾汤的基础上加当归、远志而成，主治心脾气血两虚之证。方中以参、芪、术、甘草温补气健脾；当归、龙眼肉补血养心；酸枣仁、白茯苓、远志宁心安神；更以木香理气醒脾，以防补益气血药腻滞碍胃。组合成方，心脾兼顾，气血双补。本方证因思虑过度、劳伤心脾、气血亏虚所致。心藏神而主血，脾主思而统血，思虑过度，心脾气血暗耗，脾气亏虚则体倦、食少；心血不足则见惊悸、怔忡、健忘、不寐、盗汗；面色萎黄，舌质淡，苔薄白，脉细缓均属气血不足之象。上述诸症虽属心脾两虚，却是以脾虚为核心，气血亏虚为基础。脾为营卫气血生化之源，《灵枢·决气》曰："中焦受气取汁，变化而赤，是为血。"故方中以参、芪、术、草大队甘温之品补脾益气以生血，使气旺而血生；当归、龙眼肉甘温补血养心；白茯苓（多用茯神）、酸枣

仁、远志宁心安神；木香辛香而散、理气醒脾，与大量益气健脾药配伍，复中焦运化之功，又能防大量益气补血药滋腻碍胃，使补而不滞，滋而不腻；姜、枣调和脾胃，以资化源。全方共奏益气补血、健脾养心之功，为治疗思虑过度、劳伤心脾、气血两虚之良方。本方的配伍特点：一是心脾同治，重点在脾，使脾旺则气血生化有源，方名归脾，意在于此；二是气血并补，但重在补气，意即气为血之帅，气旺血自生，血足则心有所养；三是补气养血药中佐以木香理气醒脾，补而不滞。故张璐说："此方滋养心脾，鼓动少火，妙以木香调畅诸气。世以木香性燥不用，服之多致痞闷，或泄泻，减食者，以其纯阴无阳，不能输化药力故耳"（《古今名医方论》）。本方原载宋·严用和《济生方》，但方中无当归、远志，至明·薛己补此二味，使养血宁神之效尤彰。本方的适应范围，随着后世医家的临床实践不断扩充，原治思虑过度、劳伤心脾之健忘、怔忡，元·危亦林在《世医得效方》中增加治疗脾不统血之吐血、下血，明·薛己《内科摘要》增补了治疗惊悸、盗汗、嗜卧少食、月经不调、赤白带下等症。

▌▌▌▌八、名医医案精选

【案一】脏躁（阴虚阳亢证）

吴（六三）肝阳亢为头晕，肾阴虚则耳鸣，此晚年肝肾气馁，下虚上实明甚。但忽惊悸，汗大泄，有时寤不肯寐，竟有悲伤欲哭之象。明系脏阴少藏，厥阳鼓动，内风上冒，舞于太阴。每有是症，病自情志中生。所以清之攻之，均属无益。议仲景妇人篇，参脏躁悲伤之旨，用药自有准绳。但王道未能速效。

阿胶三钱，牡蛎三钱，磁石二钱，淮小麦一钱五分，炙草五分，大枣三钱，茯神二钱。

按：老年妇女，肾阴亏耗于下，肝阳亢逆于上而致脏躁，治当以肝肾兼顾，法遵仲圣之"妇人脏躁，喜悲伤欲哭，象如神灵所作，数欠伸，甘麦大枣汤主之"。并在此基础之上酌加血肉有情之阿胶以养血息风潜阳，同时运用磁石以重镇安神，牡蛎潜阳息风，并用茯神养心安神。

——裘庆元. 医学丛书——也是山人医案［M］. 北京：中国中医药出版社，2012.

【案二】脏躁（阴虚燥热证）

徐某，女，30岁，工人。因家庭不和，工作不顺，郁闷日久。近月复受外感，身热头痛，躁扰不宁。某医院诊断为精神分裂症。诊见：烦躁易怒，精神不宁，继则沉默少言，不能睡眠，行动懒乏，似热无热，似寒无寒，衣裳不整，夜不合目，小便黄赤。口苦苔腻，脉微数。

辨证：阴虚燥热，心神不宁。

治法：滋阴清热，安神清心。

处方：百合15g，生地黄18g，炙甘草9g，淮小麦30g，红枣20g，淡豆豉9g，焦山栀9g。5剂，水煎服。

药后烦躁减轻，夜寐渐安。治疗1月后，症状基本消失。

按：百合地黄汤、甘麦大枣汤和栀子豉汤三方治疗神志疾病，是何师应用经方的宝贵经验。只要有阴血不足，心火较旺，心神不宁见症，所有神志病都可用之。三方合用目的是滋阴养心宁神。

——陈永灿. 国医大师何任治疗神志病经验拾零［J］. 中医药通报，2011，10（1）：15-16.

【案三】脏躁（肾阴亏虚证）

张某，女，49岁，绝经4年。诊见：精神疲惫，烘热阵作，汗出频频，心悸健忘，烦躁易怒，夜寐不宁，甚则彻夜难眠，悲喜欲哭，忧思寡欢，屡经中西医治疗无效。苔薄腻，质偏红，脉细弦数。

辨证：肾阴亏虚，心火上炎。

治法：滋水益肾，清心降火。

处方：生地黄12g，黄连2g，柏子仁9g，朱茯苓12g，朱远志5g，九节菖蒲5g，龙齿12g，天冬9g，麦冬9g，淮小麦30g，生甘草3g，五味子3g，柴胡5g，广郁金10g。7剂。另：琥珀粉2g，睡前1小时吞服。

1周后再诊，诸症大减。随症加减3周后症渐平。诊治3个月后，自谓前后判若两人。

按：《医宗必读》李中梓谓："心不下交于肾，浊火乱其神明；肾不上交于心，精气伏而灵。火居上则搏而为痰，水居下则因而生躁。"故补肾而使之济上，养心而使之交下，则神气清明，志意常治。药用生地黄、天冬、麦冬养阴益精以滋肾水；《黄帝内经》谓"心病宜食麦"，《千金要方》谓"小麦养心气"，五味子能上敛心气，下滋肾水；朱远志能通肾水、上达于心、远志益智；茯苓能交心气，下及于肾，养心宁神，用朱砂拌炒以镇摄离火、下交坎水；菖蒲舒心气而畅心神、祛痰开窍；龙齿镇惊安神、固精养心；黄连清心泻火，配龙齿、朱砂则能使离火下降于坎水，坎离既济、神志安宁；加柴胡、广郁金疏肝；琥珀粉临睡前吞服，宁心安神。

——周翠珍．蔡小苏辨治妇科杂病的经验［J］．辽宁中医杂志，2004，31（7）：536.

【案四】脏躁（阴虚阳亢证）

蒋某，女，23 岁，1980 年 10 月 14 日初诊。患者近月来善悲欲哭、多疑、少寐多梦近月余。1 个月前因生气，见悲伤哭泣、多疑善惑，认为他人的举止言行都是针对自己，性情易急躁，少寐多梦，纳呆，口苦，小便短赤。在当地给予液体疗法、中药安神定志之品和疏肝理气、豁痰清热之药均无效果，遂前来我院诊治。诊见：神清语利，神疲乏力，走路有欲倒之势，欲食不能食，欲卧不能卧，发作严重时，则烦躁不安，悲苦不已。舌质红，舌尖赤，苔微黄，脉沉细而数。

辨证：阴虚阳亢。

治法：滋阴清热，养心安神。

处方：百合地黄汤合甘麦大枣汤化裁。

百合 30g，生地黄 15g，生甘草 10g，小麦 20g，茯苓 15g，炒枣仁 20g。

二诊：服药 3 剂后，诸症减其大半，悲伤欲哭已除，小便通畅，口中和，能进饮食但量少，能入睡，舌苔已退。药已应证，继用前方加生牡蛎 24g 助阴潜阳。

三诊：又服 6 剂后，诸症基本消失，精神已恢复正常，饮食增加，睡眠安适，精神稍有恍惚。改用自制百合丸，每早 1 丸；知柏地黄丸，每晚服 1 丸，住院外观察治疗。

四诊来查，诸症消失，已上班 1 周。随访 2 年未见复发。

按：脏躁病多为邪少虚多之证，既不能攻，又不能补，正如《灵枢·终始》所谓："阴阳俱不足，补阳则阴竭，滋阴则阳脱。如是者，可将以甘药，不可饮以至剂。"本案患者肝郁化热，灼伤心肺，以致阴虚生内热，扰动心神而见诸症，故以百合、地黄、甘草、小麦等滋养甘润之品投施，方为适宜。

——李清福，刘渡舟．中医精神病学［M］．天津：天津科学技术出版社，1989.

【案五】脏躁（痰热郁结证）

董某，女，41 岁，工人，已婚，河南新乡市人，于 1976 年 4 月 8 日首诊。患者近 3 个月来心中憋闷，烦恼欲哭，哭则病减。三个月前患者因和家人怄气，致夜不能眠，心中憋闷，烦恼欲哭，每遇哭后，自感舒服，病有减轻。每月发作 2 至 3 次，颇为痛苦，虽多服甘麦大枣汤、镇肝熄风汤、舒肝丸等药，但一直未愈，故来求治。诊见：喜静恶动，喜太息，易惊善惕，不时啼哭，舌淡苔黄而腻，脉象弦滑。

辨证：痰热郁结。

治法：理气解郁，化痰开窍。

处方：温胆汤加减。

陈皮 10g，半夏 12g，云茯苓 15g，生甘草 3g，竹茹 15g，枳实 10g，黄芩 12g，天竺黄 12g，瓜蒌皮 18g，川贝母 10g，炒枣仁 25g，代赭石 18g，石菖蒲 6g，甘松 9g。

二诊：服药 12 剂，心中憋闷、烦恼悲泣减轻，饮食较前增加，惟大便偏干。守原法，前方加大黄 7g。

三诊：又进 6 剂，大便条畅，舌苔白而兼黄，脉微弦而滑。上药即见效果，仍以前方加减续进。

处方：陈皮 10g，半夏 10g，云茯苓 12g，竹茹 13g，枳实 12g，生甘草 6g，川贝母 10g，炒枣仁 25g，石菖蒲 6g，远志 6g，川郁金 10g。

上方连服 30 余剂，诸症相继告愈。后随访一直未反复，已上班工作。

按：本例患者遇事不遂，郁久化热，热灼津液成痰，痰热上饶心窍，气机不畅，故病脏躁。此乃由气郁生痰，痰热内扰，以致心胆肺胃气机失调。故选温胆汤加味，以理气解郁、清热化痰开窍、调理气机而得愈。又按"上焦清阳欲结，治肺以展气化"及"肺者，在声为哭"之理，予温胆汤中加川贝母、瓜蒌以化痰快膈、利肺气而疏肝。一药两用，可云为巧。

第十七章 百合病

一、概念、沿革及临床特点

百合病，中医病名，是一种以神志恍惚、精神不定为主要表现的情志病。其症状有精神恍惚、欲卧不能卧、欲行不能行、食欲时好时差及口苦、尿黄、脉象微数等。因其治疗以百合为主药，故名百合病；或谓百脉一宗，其病举身皆痛，无复经络传次，而名百合。

情志病是中医学特有的病名，是内科杂病中重要的一类，相当于西医学的神经症、癔症、焦虑症、更年期综合征等。在竞争日趋激烈的今天，人们的身心饱受着前所未有的冲击，情志病的发病呈逐年增高趋势。中医对情感障碍性疾病的认识和治疗积累了丰富的经验。张仲景提出了"百合病"等情志病的具体名称，而且谨守辨证论治精髓，灵活选方用药，为后世情志相关疾病的治疗奠定了基础。

百合病，最早载于张仲景《金匮要略·百合狐惑阴阳毒病脉证并治》一书。东晋·陈延之《小品方》将百合病列入热病门，并把仲景治百合诸方归为疗伤寒百合病方。隋·巢元方《诸病源候论·卷之八·五十一伤寒百合病》认为："百合病者，谓无经络，百脉一宗，悉致其病也。"对百合病含义作了不分经络、百脉一宗悉病的病机解释。宋·庞安时在《伤寒总病论》中，直改其语为"治汗后百合病，治吐后百合病，治下后百合病。"此种说法不合仲景原意，仲景所提的汗吐下误治，意指先有百合病，后被误治而出现其他症状，非指因误治才致百合病。明·赵以德在《金匮论衍义》中指出，该病多因"情志不遂，或因离绝苑结，或忧惶煎迫"所致。张璐在《张氏医通》记载了他为内翰孟瑞士尊堂太夫人诊病，认为夫人之病"本平时思虑伤脾，脾阴受困，而厥阳之火尽归于心，扰其百脉所致，病名百合。"但他在专论百合病时，则认为："百合病即痿证之暴者，伤寒后得此病为百合病，肺病日久而得此为痿。"至清代，许多注家继承前人对百合病的病因认识，甚至直将本病纳入《伤寒论》注书中，如沈金鳌的《伤寒论纲目》，将百合病列在"伤寒所诸病"条目下；吴坤安则将其列于《伤寒指掌·伤寒变证》中。这一时期，随着温病学派的兴盛，很多医家又将百合病纳入温病范畴，如王孟英在《温热经纬》中说"百合病皆缘时疫新愈""凡温暑湿热诸病皆有之"。

二、病因与病机

1. 发于外感热病之后

隋代巢元方在《诸病源候论》中认为："百合病者……多因伤寒虚劳大病之后不平复变成斯疾矣。"其后，孙思邈、王怀隐、朱肱及王肯堂等也持此说。近代陆渊雷在《金匮要略今释》中认为，百合病是"伤寒热病后神经衰弱者"等。病机为热病之后，或余热未尽，阴液被热耗损所致，或伤寒邪热失治，致热伏血脉损耗阴液而成。总之，外感伤寒是百合病始因，之后由实致虚，变生百合病。

2. 情志内伤

明代赵以德在《金匮方论衍义》中指出，该病多因"情志不遂，或因离绝菀结，或忧惶煎迫"所致，明确提出了情志致病是百合病的重要病因。张璐在《张氏医通》中记载了内翰孟瑞士尊堂太夫人之病是"平时思虑伤脾，脾阴受困，而厥阳之火尽归于心，扰其百脉所致，病名百合"，通过此医案亦可看出情志内伤是导致百合病的重要因素。病机为情志不遂，日久郁结化火消灼阴液。

3. 房劳所致

日本饭田鼎认为，百合病乃房劳过度所致，其在《金匮要略方论考证》中说："按百合，乃房事过度之谓，取其因以名其病，与其药名相合者，偶然耳。"病机为房事不节，耗伤阴液，此仅从地黄的功效来阐述病因，论述不够有力。

4. 体质因素

原本肝旺，或体质素弱，复加情志刺激，肝郁抑脾，饮食失常，生化乏源，日久必气血不足，心脾失养；或郁火暗耗营血，阴虚火旺，心病及肾，而致心肾阴虚。

三、诊断与鉴别诊断

【诊断】

1. 多见于成人。常有急性热病或其他重病病史，或有长期情志失调的病史。

2. 精神恍惚，神情不安，默默不语，欲食不能食，欲卧不能卧，欲行不能行，寝食不安，如热无热，如寒无寒，诸般不适，莫可名状，并有口苦、尿黄、脉细数等症。

3. 可有原发病的某些症状和检查的相应改变。

【鉴别诊断】

1. 郁证

郁证乃情志怫郁、气机郁滞所引起的疾病的总称。两者相似之处在于：在病因方面，百合病亦有因情志所伤者；在症状上，郁证之郁郁寡欢、精神不振、不思饮食、神呆不寐等表现与百合病的常默默、意欲食不能食、欲卧不能卧、欲行不能行也有相近之处。但百合病与郁证无论是病理本质，还是主要临床表现均有不同，百合病多由心肺阴虚内热所致，以精神模糊、语言、行动、饮食似若不能自主，证象变换无定为临床特点；郁证则属气机郁滞所生。另外，郁证治疗常以行气开郁为主，而百合病则以滋阴清热为主。

2. 不寐

百合病患者也可出现不寐，但主要为欲卧不能卧，与不寐的经常不能得到正常的睡眠或不易入睡或睡而易醒有所不同；再者，不寐以睡眠障碍为主要临床表现，而百合病的睡眠障碍只是可有可无的次症之一。

3. 脏躁

脏躁患者主要表现为悲伤欲哭，与百合病之精神模糊不安，虽同属莫可名状之症，而表现各有不同；而且百合病以口苦、小便赤等为特征性症状，脏躁则无此类特征性表现。

4. 狐惑病

狐惑病虽也可出现精神模糊不安，但它主要是因感受湿热毒气或虚火内扰而引起的以口腔、眼、外阴溃烂为主要表现的疾病，而百合病没有这些部位的溃烂症状，可资鉴别。

四、辨证要点与治疗原则

【辨证要点】

1. 抓特征

百合病临床表现复杂，症状百出，临床上颇难辨识。辨证时应掌握本病恍惚迷离、不能自主的特点，结合口苦、小便赤、脉微数等征象，于无定中求一定，始能临变不惑，抓住重点。

2. 辨虚实

虚证多因热病后期，耗伤阴津，常表现为心肺阴虚之征象，治疗上或滋阴，或益气，佐以安神；实证多由气郁而生，或合并痰湿，或化火或生痰，治疗多以理气为主，兼祛痰、泻火、化瘀等。

【治疗原则】

百合病是阴虚内热，特点为正虚夹实，且虚多邪少。因此，治疗既不能一味滋补，亦不可单纯祛邪，正当以甘润、甘平、甘淡为治疗大法。临床常用百合地黄汤，发挥百合、地黄等药物的双向调节作用，寓消于补，寓攻于守。对此，现代名医赵锡武教授有较深体会，他曾说："百合病虚实交杂，既不能补，又不可泻……《金匮要略》首选百合，并随其临床中所现之症，配合各药而用之，既能补正，亦不助邪；既能攻邪，又不伤正。"

百合病之病位重在心与肾，阴虚火旺以致精神恍惚不定、口苦、尿赤、脉微数等。因此，在临床上凡遇有心火亢盛、肾阴亏虚之精神疾患者，均可按《金匮要略》中百合病的诊治方法进行辨证论治，于临证加减用药。火旺明显者，宜加清心药物；阴虚突出者，可配伍滋肾之品。广为应用治疗百合病的百合地黄汤既能清心火、滋肾阴，又具活血之功，那么本方就不仅应用于治疗百合病，凡阴虚火旺之证，均可选用或配伍该方治疗。

五、辨证论治

1. 阴虚内热型

【症状】精神、饮食、行动异于常人，如沉默少言，欲睡不能眠，欲行不能走，饮食不能吃，寒热似有似无，精神恍惚心烦，或自言自语，口苦，尿赤。舌红，脉微数。

【治法】清心润肺。

【处方】百合地黄汤加味。

百合30g，生地黄30g，生牡蛎20g，花粉15g，石斛15g，糯稻根15g，知母12g，浮小麦30g，甘草6g。

单方验方：甘百栀地汤。

处方：炙甘草9g，浮小麦30g，大枣7枚，炙百合12g，生地黄15g，首乌藤18g，鸡子黄2个（分冲），栀子6g，淡豆豉12g，莲子心3g，郁金12g，石菖蒲9g。

2. 痰热内扰型

【症状】精神、行动、饮食皆失常态，头痛而胀，心中懊憹，卧寝不安，面红。舌尖红，苔薄黄微腻，脉滑数。

【治法】清化痰热。

【处方】黄连温胆汤。

黄连10g，法半夏12g，陈皮6g，竹茹2g，枳实9g，茯苓12g，知母10g，瓜蒌仁10g，甘草6g。头痛者，加菊花12g；热盛伤阴者，加百合20g，生地黄20g。

单方验方：除痰安寐汤。

处方：北柴胡10g，法半夏10g，炙青皮10g，枳实10g，龙胆10g，栀子10g，淡黄芩12g，竹茹12g，制南星6g，珍珠母60g（先煎），礞石30g（先煎），合欢皮15g，夜交藤30g，葛根30g。

3. 心肺气虚型

【症状】精神、行动、饮食皆若不能自主，自汗，头昏，短气，乏力，少寐或多寐而睡不解乏。舌淡边有齿印，脉细弱。

【治法】益气安神。

【处方】甘麦大枣汤合生脉散加减。

浮小麦30g，大枣5枚，党参15g，麦冬12g，五味子6g，百合20g，茯神15g，酸枣仁12g，龙齿30g（先煎），甘草6g。

单方验方：

①明志汤（许成吉等《中国当代名医名方精选》）处方：石决明30g，

草决明 30g，远志 15g，蝉蜕 15g，生牡蛎 15g，川芎 15g，蒺藜 15g，菊花 25g，荷叶 10g。

②柔意汤（许成吉等《中国中医秘书大全》）处方：炙甘草 6g，大枣 6g，白芍 6g，淮小麦 30g，牡蛎 30g，百合 12g，生地黄 12g，龙齿 12g（先煎），黑芝麻 12g，麦冬 9g，柏子仁 9g，竹茹 9g，合欢皮 9g。

▓▓▓六、名医经验精粹▓▓▓

1. 张仲景

《金匮要略·百合狐惑阴阳毒病脉证并治》曰："百合病者，百脉一宗，悉致其病也。意欲食，复不能食，常默然，欲卧不能卧，欲行不能行；饮食或有美时，或有不用闻食臭时；如寒无寒，如热无热；口苦，小便赤；诸药不能治，得药则剧吐利。如有神灵者，而身形如和，其脉微微。"

2. 孙思邈

《千金要方》以三焦释病机，云："其状恶寒而呕者，病在上焦也，二十三日当愈；其状腹满微喘，大便坚，三四日一大便，时复小溏者，病在中焦也，六十三日愈；其状小便淋沥难者，病在下焦也，二十三日愈。"

3. 吴谦

《医宗金鉴·订正仲景全书金匮要略注》中，依据《金匮要略·百合狐惑阴阳毒病》篇原文第 1 条，云"其证或未病而预见"，提出百合病乃由"伤寒大病之后，余热未解，百脉未和；或平素多思不解，情志不遂；或偶触惊疑，因而形神俱病，故有如是之现证也"。

4. 何任

何任教授系浙江中医药大学主任医师，获首届"国医大师"荣誉称号。他治疗神志病的经验非常丰富，重视经方的运用，喜用《金匮要略》和《伤寒论》方，如百合地黄汤、甘麦大枣汤、栀子豉汤等，认为只要证候需要，辨证准确，均可投之。

百合地黄汤针对百合病。百合病为七情郁结，或热病之后，心肺阴虚而生内热所致。患者阴不足，阳有余，则神情不宁、沉默少言、不行、不寐、饮食或有美时或有不欲闻食臭者，似热无热，似寒无寒，均为恍惚来去不可为凭之象。而惟口苦、小便赤、脉微数为其可据之征象。此为热病以后，心肺阴伤，亦可因于情志所伤，液耗而热。

5. 田玉美

田玉美教授认为，百合病多与情志相关。平素忧思不断，抑郁寡欢，以至暗耗阴血，虚热内生，熏灼心肺，扰及百脉而致病；同时思虑伤脾，气血生化之源受阻，神气失于依附，百脉失养而发病。久病阴虚内热，炼津为痰，痰热扰于心肺而心神不安，故病性属虚实夹杂。治疗上以百合地黄汤和温胆汤化裁，佐以养心安神之品，全过程紧扣病机辨证施治，故收良效。

七、名方应用精析

1. 百合地黄汤

[来源]《金匮要略·百合狐惑阴阳毒病》第5条曰："百合病，不经吐下发汗，病形如初者，百合地黄汤主之。"

[药物组成] 百合七枚（擘），生地黄汁一升。

[煎服方法与服用宜忌] 上以水洗百合，渍一宿，当白沫出，去其水，更以泉水二升，煎取一升，去滓，内地黄汁，煎取一升五合，分温再服。中病，勿更服。大便当如漆。

[主治病证] 滋阴清热：治百合病，阴虚内热，神志恍惚，沉默寡言，如寒无寒，如热无热，时而欲食，时而恶食，口苦，小便赤。

[方义阐释]

①《千金方衍义》：百合病若不经发汗、吐、下，而血热自汗，用百合为君，安心补神，能去中热，利大小便，导涤痰积；但佐生地黄汁以凉血，血凉则热毒解而蕴结自行，故大便当去恶沫也。

②《金匮要略心典》：百合色白入肺，而清气中之热，地黄色黑入肾，而除血中之热，气血即治，百脉俱清，虽有邪气，亦必自下。服后大便如漆，则热除之验也。

③本方百合色白入肺，养阴而清气分邪热，生地黄色黑入肾，益营而清血分邪热。二药合用，使气血得治，热退阴复，则百脉调和，病自痊愈。泉水下热气，利小便，以其煎百合，更能加强泄热救阴之功。

2. 百合知母汤

［来源］《金匮要略·百合狐惑阴阳毒病证治》云："百合病，发汗后者，百合知母汤主之。"

［药物组成］百合七枚（擘），知母三两（切）。

［煎服方法与服用宜忌］上先以水洗百合，渍一宿，当白沫出，去其水，更以泉水二升，煎取一升，去滓；别以泉水二升煎知母，取一升去滓，后合和煎，取一升五合，分温再服。

［主治病证］百合病，发汗后者。

［方义阐释］

①《古方选注》：君以百合，甘凉清肺；佐以知母，救肺之阴，使膀胱水脏知有母气，救肺即所以救膀胱，是阳病救阴之法也。

②《金匮方歌括》元犀按：百脉俱朝于肺。百脉俱病，病形错杂，不能悉治，只于肺治之。肺主气，气之为病，非实而不顺，即虚而不足。百合能治邪气之实，而补正气之虚；知母入肺金，益其水源，下通膀胱，使天水之气合，而所伤之阴转，则其邪从小便出矣。若误汗伤阴者，汗为阴液，阴液伤故以此汤维其阳，即所以救阴也。

3. 百合鸡子汤

［来源］《金匮要略·百合狐惑阴阳毒病证治》曰："百合病，吐之后者，用后方主之。"

［药物组成］百合七枚（擘），鸡子黄一枚。

［煎服方法与服用宜忌］先以水洗百合，渍一宿，当白沫出，去其水，更以泉水二升，煎取一升，去滓，内鸡子黄，搅匀，煎五分，温服。

［主治病证］百合病，吐之后者。

［方义阐释］

①《古方选注》：君以百合，甘凉清肺；佐以鸡子黄救厥阴之阴，安胃气，救厥明即所以奠阳明，救肺之母气，亦阳病救阴之法也。

②《金匮方歌括》元犀按：吐后伤中者，病在阴也，阴伤，故用鸡子黄养心胃之阴，百合滋肺气下润其燥，胃为肺母，胃安则肺气和而令行，此亦用阴和阳，无犯攻阳之戒。

4. 滑石代赭汤

［来源］《金匮要略·百合狐惑阴阳毒病证治》曰："百合病，下之后

者，滑石代赭汤主之。"

[药物组成] 百合七枚（擘），滑石三两（碎，绵裹），代赭石（如弹丸大）一枚（碎，绵裹）。

[煎服方法与服用宜忌] 先以水洗百合，渍一宿，当白沫出，去其水，更以泉水二升，煎取一升，去滓；别以泉水二升煎滑石、代赭，取一升，去滓；后合和重煎，取一升五合，分温服。

[主治病证] 百合病下之后者。

[方义阐释]

①《金匮玉函经二注》：百合安心定胆、益志五脏，为能补阴也；用滑石、代赭佐以救之，滑石开结利窍，代赭除脉中风痹瘀血。

②《金匮要略心典》：百合病不可下而下之，必伤其里。百合味甘平微苦，色白入肺，治邪气，补虚清热；复以滑石、代赭者，盖欲因下药之势，而抑之使下，导之使出，也在下者引而竭之之意也。

③《金匮要略释义》：以百合润肺而养阴，滑石清热而利小便，赭石重镇而降逆气。

██║║八、名医医案精选 ████

【案一】百合病（郁证）

李某，男，60 岁，农民，2012 年 7 月 23 日初诊。1 年前因琐事与家人争吵，遇车祸惊吓（未受外伤）后，出现情绪低落，悲伤欲哭，心中懊恼，头痛而胀，卧寝不安，每天睡眠少于 5 小时。西医拟诊神经官能症，给予多赛平、谷维素口服治疗，症状稍有改善。近 2 月症状加重，并出现行为异常，伴乏力、动则汗出，求诊于中医。诊见：患者情绪低落，饥不欲食，口渴，小便赤，大便干燥，舌红，少苔，脉滑数。

辨证：肝郁血虚，心神不安。

治法：安神定志，清解郁热。

处方：柴胡 12g，白芍 12g，淡竹叶 15g，车前草 15g，麦冬 15g，黄芪 15g，白术 15g，酸枣仁 15g，合欢皮 15g，夜交藤 15g，栀子 15g，神曲 15g，龙胆 15g，黄连 10g，远志 6g，川楝子 6g，甘草 6g，炒麦芽 20g，水牛角 30g（另包）。10 剂，水煎，每天 1 剂，分早晚 2 次温服。

二诊：患者服用后纳增，乏力症状改善，汗出减轻，但心中懊恢，头痛而胀依旧，夜寐不安，遇事加重，喜叹息。考虑为百合病，治以养阴补虚、清热润燥、养心安神。方选百合地黄汤加减，药用：野百合30g，浮小麦30g，生地黄15g，钩藤15g（后下），合欢皮15g，竹茹15g，莲子15g，麦冬15g，石菖蒲15g，郁金15g，知母10g，酸枣仁10g，茯神10g，牛膝10g，柴胡12g，白芍12g，川楝子6g，琥珀6g（冲服另包），栀子9g，煅龙骨20g（先煎），女贞子20g，墨旱莲20g，炙甘草20g，珍珠母20g（先煎），大枣5枚。30剂，水煎，每天1剂，分早晚2次温服。

药后诸症皆除，睡眠质量好转，睡眠时间每日6~7小时。

按：百合病，始见于东汉张仲景所著的《金匮要略》，临床症状较为复杂，辨证时较难把握，百合病或由外感热病后期余邪未尽，余热内扰，复由阴血不足，心神失养所致；或由七情内伤，五志化火，灼伤心阴，神不守舍等引起。《金匮要略》中所载百合地黄汤为治疗百合病的专方，故选此方加减治疗。方中百合色白入肺，养阴而清气分邪热，润肺清心、益气安神，生地黄色黑入肾，益营而清血分邪热，二药合用，使气血得治、热退阴复，则百脉调和；知母、麦冬养阴清热，与百合配伍，除烦解渴、益气养阴；珍珠母与琥珀配伍安神定惊；牛膝引热下行；酸枣仁、茯神、莲子、大枣，养心安神、宁心助眠；石菖蒲舒心气、畅心神、益心志；郁金、柴胡、川楝子，行气解郁、清心凉血；白芍养血柔肝、敛阴收汗、缓肝之急；钩藤平肝风、除心热；合欢皮解郁、和血、宁心，与栀子、竹茹清心除烦；麦冬养阴润肺；女贞子补肾滋阴，与墨旱莲配伍为二至丸，补益肝肾、滋阴止血；浮小麦除热敛汗；煅龙骨镇摄；炙甘草滋阴补虚。全方共奏养阴补虚、疏肝解郁、养心安神之功，故可使阴血得补，神魄入舍而自安。

——董海城，朱世峰．百合病治验一得［J］．浙江中医杂志，2013，05：342．

【案二】百合病（焦虑症）

樊某，男，46岁，2012年9月29日初诊。患者形体清瘦，素有乙型肝炎、前列腺钙化病史，并患顽固性失眠3年余，平素心神涣散，情绪低落，烦躁易怒，寝寐不安，倦怠乏力。近3月工作压力较大，失眠更加严重，每晚半睡半醒，辗转不宁，甚者彻夜难眠，必服劳拉西泮3片方能勉强入睡 2 小时；白昼心烦焦急，坐卧不宁，纳食显减，精神疲惫。西医诊断：焦虑症。虽经用西药镇静剂，中药甘麦大枣汤、酸枣仁汤等治疗均无效果。患者近 20 天来闻药闻食即想呕吐，故慕名求诊。诊见：沉默无语，心烦焦虑，全身燥热，口苦口渴，全身疲惫，少气乏力，小便黄赤，大便干燥。舌质鲜红，少苔，脉细数。

辨证：心肺阴虚，虚热扰神。

治法：养心润肺，清热安神。

处方：鲜百合 120g（水洗），炒枣仁 60g，捣生地黄 30g，滑石 15g（纱布包），明知母 15g，西洋参 10g，代赭石 20g（先煎）。2 剂。煎服法：将鲜百合瓣掰开洗净，用泉水浸泡 1 宿，然后去其上浮之白沫水，另将生地黄与诸药浸泡 1 小时，合入浸泡之鲜百合共同煎煮 1 小时，过滤取汁，并榨干药内余汁。头煎在傍晚 8 点频服，二煎共煮 50 分钟，次晨 10 时频服。

二诊（10 月 1 日）：服药 1 剂后当晚即有睡意，未服安眠药能熟睡 3 小时，闻食欲吐、食后必吐已缓；2 剂药后全身燥热、心烦减轻，体力稍复，闻食知馨，可以少量进食，口苦减轻，尚有口渴，小便转黄，但夜尿较频，大便正常，舌质鲜红但已润，脉象同前。遂以上方去滑石、代赭石，加麦冬 15g，天花粉 15g，覆盆子 15g，夜交藤 30g，鸡内金 12g。2 剂，每日 1 剂，煎服法同前。

三诊（10 月 3 日）：2 剂药后，患者在不服任何安眠药的情况下，每晚已能安睡 5 小时，全身燥热、心情烦躁已除，精神好转，已能规律作息，闻食知馨，纳食稍多，口苦减轻，尚有口渴，小便转黄细频，夜尿尚多，大便正常，舌鲜红，苔薄少，脉细。继以百合地黄汤加味：鲜百合 120g，炒枣仁 60g（捣），生地黄 30g，夜交藤 30g，生山药 30g，天花粉 30g，瞿麦 15g，覆盆子 15g，西洋参 10g，鸡内金 12g（捣）。2 剂，煎服法同前。

四诊（10 月 5 日）：睡眠每晚保持 5 小时，燥热尽除，心境平和，精神爽朗，体力恢复，诸症悉除，饮食、二便正常，已恢复规律作息和正常工作。续以百合地黄汤化裁为食疗方，长期服食，以固疗效。疏方：鲜百合 120g（水洗，法同前），生地黄 30g，鲜山药 60g，鸡内金粉 10g。食服法：生地黄浸泡 4 小时，煎煮 1 小时，去渣，内入百合、鲜山药同煮 1 小时，成粥状，再加入鸡内金粉，作为早餐食服。

1月后随访，患者精神、睡眠、饮食、二便悉正常。遂停服食疗方，嘱其饮食勿过辛辣香燥，偏于甘寒滋润，并注意按时作息，保持精神愉悦。

按：本案西医诊断为焦虑症，中医诊断为百合病。柴瑞霭老师认为，患者身体清瘦，为多火之体，且火邪伤阴，阴虚生热，热扰心神，故致不寐，其素体阴虚内热为本。诊时沉默无语，心烦焦虑，全身燥热，彻夜失眠；闻食欲吐、食后必吐等临床表现符合《金匮要略·百合狐惑阴阳毒病证治》云："百合病者，百脉一宗，悉致其病也。意欲食，复不能食，常默默，欲卧不能卧，欲行不能行，欲饮食或有美时，或有不用闻食臭时，如寒无寒，如热无热，口苦，小便赤；诸药不能治，得药则剧吐、利；如有神灵者，身行如和，其脉微数。"辨证其病因为心肺阴虚、虚热扰神。故遵"百合病，不经吐下发汗，病形如初者，百合地黄汤主之"。再根据临床烦热口渴，小便赤黄，口苦脉数明显，虽无百合病误汗，然本例属百合病重症，阴虚内热较重，故合入百合知母汤加强清肺热、养肺阴的作用；又患者闻食欲吐，食后必吐，其胃气上逆之象明显，故合滑石代赭汤清热而利小便、降逆气；加枣仁强安神之效；加西洋参益气养阴。因辨证准确，故3次诊治6剂药后病获痊愈。继续以百合食疗方以图根治。

——柴崑，柴瑞霭．柴瑞霭治疗百合病、脏躁病验案举隅［J］．山西中医，2014，12：8－9．

【案三】百合病（中气亏乏证）

石顽治内翰孟端士尊堂，因久不见其子，兼闻有病，遂虚火上升，自汗不止，心神恍惚，欲食不能食，欲卧不能卧，口苦，小便难，溺则洒淅头晕，已及一岁。历更诸医，每用一药辄增一病，用白术则窒塞胀满，用橘皮则喘息怔忡，用远志则烦扰烘热，用木香则腹热咽干，用枳壳则喘咳气乏，用天门冬则小便不禁，用肉桂则颅胀咳逆，用补骨脂则后重燥急，用知、柏则小腹枯瘪，用芩、栀则脐下引急，用香薷则耳鸣目眩，时时欲人扶掖而走，用大黄则脐下筑筑，少腹愈觉收引，遂致畏药如蝎。惟日用人参钱许，入粥饮和服，聊藉支撑。交春虚火倍剧，火气一升，则周身大汗，神气欲脱，惟倦极少寐，则汗不出而神思稍宁，觉后少顷，火气复升，汗亦随至，较之盗汗迥殊。直至仲春，邀石顽诊之，其脉微数，而左尺与左寸倍于他部，气口按之似有似无。诊后款述从前所患，并用药转剧之由，曾遍省吴下诸名医，无一能识其为何病者。石顽曰，此本平时思虑伤脾，脾阴受困而厥阳之火，尽归于心，扰其百脉致病，病名百合。此证惟仲景金匮要略言之甚详，本文原云诸药不能治，所以每服一药辄增一病，惟百合地黄汤为之专药，奈病久中气亏乏逮尽。复经药误而成坏病，姑先用生脉散加百合、茯神、龙齿以安其神，稍兼萸、连以折其势，数剂稍安，即令勿药以养胃气，但令日用鲜百合煮汤服之，交秋天气下降，火气渐伏，可保无虞。迨后仲秋，端士请假归省，欣然勿药而康，后因劳心思虑，其火复有升动之意，或令服左金丸而安，嗣后稍觉火炎，即服前丸。第苦燥之性，苦先入心，兼之辛燥入肝，久服不无反从火化之虞，平治权衡之要，可不预为顾虑乎。

按：百合病载于金匮，原云百脉一宗，悉致其病，钱塘李臣归重心肺二经，以心主血脉，肺朝百脉也，此言与百合地黄汤恰合。今观孟夫人案，实由思子郁结，病在心肝，大半似百合病形，石顽遂附会之耳，然不用金匮成方，可云老手，若曰饮百合汤，何关得失耶。

【案四】百合病（肝气郁滞犯胃证）

张某，女，49岁，2010年10月23日初诊。患者胃脘部胀满疼痛1年。初起由于情绪波动引起，杵服香砂养胃丸、木香顺气丸可缓解，但症状反复，转多处诊治未愈。诊见：胃脘胀痛，嘈杂不适，压痛不显，夜间较甚，烦渴饮冷，悲伤欲哭，恶闻食味，夜寐欠安，大便干燥，小便短黄。舌红，少苔，脉弦细。

辨证：肝气郁滞犯胃，日久灼阴化热。

治法：益阴养胃，理气健脾。

处方：百合30g，生地黄15g，柴胡15g，白芍15g，石斛15g，麦冬15g，陈皮10g，苏梗10g，木香10g，甘草6g。7剂，每日1剂，水煎早晚分服。

二诊：药后，患者胃脘胀痛减轻，自觉情绪好转，可进食，仍感口干，大便亦较干。上方加沙参12g，天花粉12g，服14剂，以增强滋养胃阴之力。

药后随访病愈。

按：本患者年龄正值绝经前后，肾气日衰，天癸将竭，肾阴渐虚，加之平素肝气郁滞，以致肝肾阴虚，木横乘土，则见本虚标实之证。方中百合清胃热、养胃阴；生地黄滋阴降火、清热凉血；柴胡、白芍，疏肝气、养肝阴；陈皮理气和胃；石斛、麦冬滋养肝阴；苏梗、木香通调全身气机。二诊津液未尽复，故加沙参、天花粉以增强滋养肝阴之效。津复热清，药中病机，故药尽病除。

——吴静雅，周正华. 百合地黄汤验案 1 则 ［J］. 山西中医，2011，9：6.

第十八章 癫 病

一、概念、沿革及临床特点

癫病是指因情志内伤，脏腑功能失调，使痰气郁结，蒙蔽心窍而致的以沉默痴呆、表情淡漠、喃喃自语，或语无伦次、静而少动为主症的一种常见多发的精神病。属于中医学"郁证"的范畴。其病位在心，与肝胆脾有关。癫病患者多有精神抑郁、多疑多虑、焦急胆怯、自言自语而少动、悲郁善哭、呆痴叹息等不正常表现，多由情志刺激、意欲不遂等诱发因素，或有家族史。初发病时常见喜怒无常、喃喃自语、语无伦次、舌苔白腻，此为痰结不深，证情尚轻，多为实证；若病情迁延日久，则见呆若木鸡、目瞪如愚、灵机混乱，舌苔渐变为白厚而腻，乃痰结日深，病情转重；久则正气日耗，脉由弦滑变为滑缓，终至沉细无力，使病情演变为气血两虚，而症见神思恍惚、思维贫乏、意志减退者，则病深难复。其诊断在遗传生物学、生物化学等实验室检查尚未发现有特异性变化以前，主要根据病史及临床症状，即建立在临床观察和精神病理学的基础上。本病多见于青少年，相当于西医学的精神分裂症、忧郁症、强迫症等。

癫证，自古即有的典型精神疾病，它严重威胁着人类的身心健康，在患者痛苦的同时，也对患者的家庭及社会造成极大的负担。中医学在其数千年的历史发展长河中，从未停止与癫证的斗争，并积累了丰富的实践经验。癫证作为中医文献中典型的精神疾病，古人对其探索和治疗，从先秦开始就一直不断的发展和进步，每个时代的医学家都在继承前人理论思想的同时，结合自己的临证经验，提出更为有效的治疗方法。秦汉以来，两千多年的理论与实践的积累，已经形成了今天我们对癫证治疗的系统全面的认识。

　　古代对癫证之称大致有"癫病""癫疾""癫""风癫""风眩""心风"等多种，其中称"癫疾"者较多。自《黄帝内经》《难经》至明清，诸多医家对癫证多无固定称谓。癫疾的名称在我国现存最早的医学典籍《黄帝内经》中，就有了相关记载，但写法不一，如《灵枢·癫狂》写为"癫疾"；《素问·脉要精微论》《素问·宣明五气》及《素问·阴阳类论》写作"巅疾"；《素问·奇病论》及《素问·脉解》中又写作"颠疾"。早在《黄帝内经》即对本病的临床表现、病因病机及治疗均有比较系统的描述。如《灵枢·癫狂》有"得之忧饥""大怒""有所大喜"等记载，明确了情志因素致病，描述其症状："癫疾始生，先不乐，头重痛，视举，目赤甚，作极已而烦心""癫疾始作，而引口啼呼喘悸者""癫疾始作，先反僵""脉癫疾者，暴仆……呕多沃沫"，《素问·长刺节论》云"病初发岁一发，不治月一发，不治月四五发，名曰癫病"，《素问·厥论》亦云"癫疾欲走呼"。为了观察病情变化，首创"治癫疾者常与之居"的护理方法，至今也有实际意义。《素问·脉解》又说"阳尽在上而阴气从下，下虚上实，故狂颠疾也"，指出了火邪扰心和阴阳失调而发生癫病、狂病。战国以前众医家对癫、狂、痫三者之间并无明显的界线区分，因此，具体内容也互为渗透，或者是寓癫于狂，或以痫为癫，或言癫涉痫，其内容混淆不清，尤其是癫证和痫证始终未能明确区分，往往癫痫并称。《难经·二十难》提出"重阴者癫，重阳者狂"，使癫与狂相鉴别，之后《金匮要略》谓之"癫眩"，《诸病源候论》用"风癫""风邪"之名，《备急千金要方》称"风眩""癫邪"。金元诸家以后，癫、狂、痫三者逐渐区分开来。明代孙一奎在《医旨绪余·癫狂痫辨》中对癫证、狂证、痫证进行了准确的描述，王肯堂对癫、狂、痫三证从症状上进行明确的鉴别，《证治准绳·癫狂痫总论》曰"癫者或狂或愚，或歌或笑，或悲或泣，如醉如痴，言语有头无尾，秽洁不知，积年累月不愈""狂者病之发时猖狂刚暴，如伤寒阳明大实发狂，骂詈不避亲疏，甚则登高而歌，弃衣而走""痫病发则昏不知人，眩仆倒地，不省高下，甚而瘛瘛疭抽掣，目上视，或口眼㖞斜，或口作六畜之声"，至此癫、狂、痫三证截然分开，癫证才作为一个相对独立的疾病被承认，也为后世医者的辨证论治指明了正确的方向。《医林改错·癫狂梦醒汤》指出"癫狂……乃气血凝滞脑气"，从而开创了以活血化瘀法治疗癫病及狂病的先河。

二、病因与病机

1. 阴阳失调，神明失用

机体阴阳平衡失调，以致阴虚于下，阳亢于上，心神被扰而发癫病。《素问·宣明五气》云"重阴则癫"，《金匮要略·五脏风寒积聚病脉证并治》曰"阴气衰者为癫"，二者从邪正两方面阐释了阴阳失调、偏盛偏衰是癫病的基本病机。

2. 痰火内炽，上扰脑神

所愿不遂，肝气郁结，疏泄失职，横逆犯脾，脾失健运，湿痰内结，痰热上扰脑神，则魂不守舍，语无伦次。如《景岳全书·癫狂》云："癫病多由痰气，凡气有所逆，痰有所滞，皆能壅闭经络，格塞心窍。"

3. 思虑伤脾，脑神失养

思虑太过，脾气受损，清阳不升，浊阴不降，酿生痰浊，阻闭气机，脑神失养，故见表情淡漠、目光散乱无神、喃喃自语。

4. 肝肾亏虚，脑海空虚

久病或年老体虚，肝肾精血亏虚，髓海不充，脑失所养，则见目光呆滞，反应迟钝，自言自语，不知所云，行为退缩等。

5. 气虚血瘀，脑神失用

禀赋薄弱，或久病气虚，无力行血，血脉瘀阻，气血不能上荣，脑神失用，则见情感淡漠、意志活动低下、时有妄见妄闻、唇舌紫暗、脉沉细涩等。

总之，本病多由七情内伤，致使气滞、痰结、血瘀或先天遗传致虚与脑神异常所致，以脏气不平，阴阳失调，神机逆乱为病机关键。其病位在心、脑，与肝脾肾关系密切。因心为五脏六腑之大主，主神明，统领魂魄意志，扰动于心则肺应，思动于心则脾应，怒动于心则肝应，恐动于心则肾应；脑为元神之府，神机之源。

三、诊断与鉴别诊断

【诊断】

1. 以精神抑郁、表情淡漠、沉默痴呆、喃喃自语或出言无序、静而少动为主要临床特征。

2. 起病可急、可缓，反复发作，时轻时重，病势缠绵。

3. 患者大多有性急易怒，或忧愁、悲哀、焦虑、恐惧，甚至愤恨等情志内伤诱因，或有类似疾病家族史。

4. 本病多发于青年女性或平素性情内向抑郁者。

5. 发病不是由于中毒、发热，或其他器质性疾病引起。

6. 头颅 CT 或其他辅助检查无阳性发现。

【鉴别诊断】

1. 郁病

郁病的心神惑乱型表现以精神恍惚、心神不宁、悲忧善哭为特征，与癫病表现相似，但郁病心神惑乱型常因精神刺激而诱发，表现多种多样，同一患者每次发作多为同样几种症状的重复，不发作时一如常人。

2. 痴呆

癫病与痴呆症状表现亦有相似之处，但痴呆以智能低下为突出表现，以神情呆滞、愚笨迟钝为症状特征，其部分症状可自制，其基本病机是髓减脑消、神机失用，或痰浊瘀血、阻痹脑脉。

四、辨证要点与治疗原则

【辨证要点】

1. 辨病位

病位在神机，涉及心、脾、肝、肾。

2. 辨虚实

初起，症见兴奋、烦躁等精神失常的表现，多为实证；久病，症见悲愁、痴呆等精神抑郁的表现，多为虚证。

3. 辨病性

气滞，表现为哭笑无常、多喜太息、胸胁胀闷；痰阻，表现为神情呆滞、沉默痴呆、胸闷痞满；气虚，表现为情感淡漠、气短少动、善悲欲哭；血虚，表现为神思恍惚、多疑善忘、心悸易惊。

【治疗原则】

本病以理气解郁、畅达神机为其治疗原则。此外，移情易性不但是防病治病的需要，也是防止反复与发生意外不可忽视的措施。

五、辨证论治

1. 肝郁气滞

【症状】精神抑郁，情绪不宁，沉默不语，善怒易哭，时时太息，胸胁胀闷。舌质淡，舌苔薄白，脉弦。

【治法】疏肝解郁，行气导滞。

【方药】柴胡疏肝散加减。

陈皮，柴胡，川芎，枳壳（麸炒），芍药，炙甘草，香附。

【临床应用】若肝失疏泄，气滞而致血瘀，出现胁下胀痛明显，舌有瘀点、瘀斑，可加川楝子、姜黄、丹参行气活血止痛；若兼有肝木太旺，克伐脾土，出现纳差食少、腹胀等症状时，当加用党参、白术、山药、茯苓等以健脾益气；若肝气犯胃，出现嗳气频作、胸脘满闷者，加旋覆花、代赭石、苏梗以平肝和胃降逆。

2. 痰气郁结

【症状】精神抑郁，表情淡漠，沉默痴呆，语无伦次，或喃喃自语，喜怒无常，秽洁不分，不思饮食。舌红苔白腻，脉弦滑。

【治法】理气解郁，化痰醒神。

【方药】顺气导痰汤。

橘红，茯苓，半夏（姜制），甘草，胆南星，木香，香附，枳实。

【临床应用】若痰浊壅盛、胸膈瞀闷、口多痰涎、脉洪大有力、形体壮实者，可暂用三圣散取吐，劫夺痰涎，因药性猛悍，自当慎用。若吐后形神俱乏，宜以饮食调养。若神思迷惘、表情呆钝、言语错乱、目瞪不瞬、舌苔白腻，为痰迷心窍，治宜理气豁痰、开窍散结。先以苏合香丸，芳香开窍，继以四七汤加胆南星、郁金、石菖蒲之类，以行气化痰。若不寐易惊、烦躁不安、舌红苔黄、脉滑数者，此痰郁化热、痰热交蒸、干扰心神所致，宜清化痰热，可用温胆汤合白金丸加黄连。取黄连清心火，为手少阴药；白矾酸咸能软顽痰；郁金苦辛，能去恶血，痰血去则心窍开而病已。若神昏意乱，动手毁物，为火盛欲狂之证，当从狂论治。

3. 心脾两虚

【症状】神思恍惚，魂梦颠倒，心悸易惊，善悲欲哭，肢体困乏，饮食锐减。舌淡苔腻，脉沉细无力。

【治法】健脾养心，调气安神。

【方药】养心汤加减。

当归身，生地黄，熟地黄，茯神，人参，麦冬，酸枣仁，柏子仁，五味子。

【临床应用】见畏寒蜷缩、卧姿如弓、小便清长、下利清谷者，属肾阳不足，应加入温补肾阳之品，如补骨脂、巴戟天、肉苁蓉等。治疗癫病悲伤欲哭、精神恍惚，亦可与甘麦大枣汤合用，方中甘草以缓急，淮小麦、大枣养心润燥，每可获良效。

4. 气阴两虚

【症状】神志恍惚，多言善惊，心烦易怒，躁扰不寐，面红形瘦，口干舌燥。舌红少苔或无苔，脉沉细而数。

【治法】益气养阴，安神定志。

【方药】四君子汤送服大补阴丸。

人参，白术，茯苓，甘草，熟地黄，龟甲，黄柏，知母。

【临床应用】若兼痰热未清、口臭苔腻者，予瓜蒌、胆南星、竹茹等加减；若兼舌质暗有瘀斑者，加香附、桃仁、郁金。

癫病由气分入血分，病久多瘀，常夹有瘀血之证，除癫病外，尚有面色晦滞、舌质紫暗、舌下络脉瘀阻、脉沉涩等瘀血见证，重则血府逐瘀汤、癫狂梦醒汤诸方均可选用，轻则加入桃仁、红花、当归尾、赤芍等活血化瘀之品。

除上述治疗外，单味药如桑寄生、洋金花、马钱子、黄芫花、大戟、水牛角、地龙治疗精神病进行临床观察，亦取得一定疗效，也可用针灸疗法，均有一定效果。但对单味剧毒药如洋金花、马钱子等应慎用为宜。

此外，移情易性等精神疗法也不失为治疗癫病的有效方法。如防止环境的恶性刺激，这对保持患者智力、活跃情绪、增加社会接触和消除被隔离感均有益。

▊‖‖六、名医经验精粹 ▊▊▊▊▊▊▊

1. 张仲景

《金匮要略·五脏风寒积聚病脉证并治》云："邪哭，使魂魄不安者，血气少也，血气少者，属于心，心气虚者，其人则畏，合目欲眠，梦远行而精神离散，魂魄妄行，阴气衰者为癫。"

——张仲景.金匮要略［M］.北京：人民卫生出版社，2005.

2. 华佗

《中藏经·附录药方三卷》云："补心丹，治因惊失心，或思虑过度，心气不宁，狂言妄语，叫呼奔走。常服一粒，能安魂魄，补心气，镇神灵。"

《中藏经·卷下·疗诸病药方六十八道》云："浴肠汤，虚实与之，大泻为度。如喜水，即以浇之。畏水者，勿与吃，大忌。"

——陈振相，宋贵美.中医十大经典全录［M］.北京：学苑出版社，1995.

3. 葛洪

《肘后备急方·卷三·治卒得惊邪恍惚方》中提到"治女人与邪物交通，独言独笑，悲思恍惚者。雄黄一两，人参一两，防风一两，五味子一升。捣筛，清旦以井水服方寸匕，三服瘥""若男女喜梦与鬼通致恍惚者，锯截鹿角屑，酒服三指撮，日三"。

——葛洪.王均宁点校.肘后备急方［M］.天津：天津科学技术出版社，2011.

4. 孙思邈

《备急千金要方·卷第八·诸风》曰"大续命散，治八风十二痹，风入五脏，甚者恐怖，见鬼来收摄；或与鬼神交通，悲愁哭泣，忽忽欲走方""排风汤，治狂言妄语，精神错乱，恍惚多忘等"。此方在《严氏济生方·诸风门·中风论治》中也有记载："大八风汤，治风入五脏，恍恍惚惚，多语善忘，有时恐怖等。""八风散，治猝起目眩，失心恍惚，妄言倒错等。""小八风散，治迷惑如醉，狂言妄语，惊悸恐怖，恍惚见鬼等。"

《备急千金要方·贼风》曰："半夏汤，温中下气治脾寒，语声忧惧，慎喜无度，悟闷恍惚胀满方。"

《备急千金要方·风眩》曰："防己黄芪汤，治语错乱，眼目霍霍，或言见鬼，精神昏乱。""薯蓣丸，治头目眩冒心中烦郁，惊悸狂癫方。""人参丸，治心中恍惚不定方。"

《备急千金要方·卷十四小肠腑方·风癫》曰："续命风引汤，治中风癫眩不知人，狂言舌肿出方。""九物牛黄丸，治男子沾鬼魅欲死，所见惊怖欲走，时有休止，皆邪气所为不自绝方。"

《备急千金要方·风虚惊悸》曰："小镇心散，治心气不足，虚悸恐畏，悲思恍惚，心神不定惕惕然惊者。"

《翼方》云"凡邪病当服五邪汤，九精丸瘥""十黄散，治五脏六腑血气少，亡魂失魄，五脏觉不安，忽忽喜悲，心中善恐怖，如有鬼物，此皆发于大惊及当风从高坠下落水所致悉主之方""五邪汤，治邪气啼泣或歌或哭方""茯神汤，主五邪气入人体中，见鬼妄语，有所见闻，心悸跳动，恍惚不定方""治狐狸诸色精魅作种种恶怪，令人恐怖，狂癫风邪方：雄黄（六斤）油（一斗二升）上二味，破雄黄如棋子并油纳大挡中，以盆合头作灶，微火煎九日九夜，不得少时火绝，亦不是火冷须火热，微微不绝，辟诸精魅神验"。

——孙思邈. 魏启亮，郭瑞华点校. 备急千金要方［M］. 北京：中医古籍出版社，1999.

5. 朱丹溪

《丹溪手镜·卷之下·癫狂》云："盖因痰者，乃血气亏虚，痰客中焦，妨碍升降，视听言语皆有虚妄，宜吐之，方用三圣散。因火者，乃火入于肺气主鼓舞，火传于肝，循衣撮空，胃中大热，治宜降火，方用承气汤。因惊者，惊则心血不宁，积痰郁热随动而迷乱心神，有似鬼邪，治宜先吐之，而后以安神丸主之，佐以平肝之药。"

《丹溪心法·卷四·癫狂六十》云："癫狂多因痰结于心胸间，治当镇心神、开痰结。"

"治癫风，麻仁四升，水六升，猛火煮至两升，去滓煎取七合。空心服，或发或不发，或多言语，勿怪之，但人摩手足须自定，凡进三剂，愈。""癫证春治之，入夏自安，宜助心气之药。"

——朱震亨. 丹溪医集［M］. 北京：人民卫生出版社，2001.

6. 王肯堂

《证治准绳·神志门·癫》云："宜星香散加石菖蒲、人参各半钱，和竹沥、姜汁，下寿星丸。或以涌剂，涌去痰涎后，服宁神之剂，因惊而得者，抱胆丸。思虑伤心而得者，酒调天冬地黄膏，多服取效。四川真蝉肚郁金七两，明矾三两，细末，薄荷丸如桐子大，每服五六十丸，汤水任下。"

——王肯堂. 证治准绳［M］. 北京：人民卫生出版社，1991.

▣▥ 七、名方应用精析 ▤▤▥▥

1. 柴胡疏肝散

［来源］本方最早载于《医学统旨》，见于《证治准绳》卷四。张介宾将本方收入《景岳全书》，见于《景岳全书》卷二十五、卷五十六。《景岳全书》卷五十六云："柴胡疏肝散治胁肋疼痛，寒热往来。"

［药物组成］陈皮（醋炒）、柴胡各二钱，川芎、枳壳（麸炒）、芍药各一钱半，甘草（炙）五分，香附一钱半。

［煎服方法与服用宜忌］水一盅半，煎八分，食前服。宜清淡饮食，忌食生冷、辛热、油腻、腥膻、有刺激性的食物。

［主治病证］外感证，邪在少阳，身发寒热而胁痛不止者，宜小柴胡汤、三柴胡饮，或河间葛根汤之类酌宜用之；若外邪未解而兼气逆胁痛者，宜柴胡疏肝散主之；若元气本虚，阴寒外闭，邪不能解而胁痛畏寒者，非大温中饮不可。

［方义阐释］柴胡苦辛微寒，归肝胆经，善于调畅肝气，兼疏郁结，在方中为君药；香附微苦辛平，入肝经，长于舒肝行气止痛；川芎味辛气温，入肝胆经，能行气活血、开郁止痛，香附、川芎同为臣药，助柴胡疏肝解郁、行气止痛；陈皮理气行滞和胃，醋炒以入肝行气；枳壳行气止痛；芍药、甘草养血柔肝、缓急止痛，共为佐使药，甘草调和诸药，兼为使药。本方为四逆散易枳实为枳壳，加川芎、香附、陈皮而成，与四逆散相比疏肝理气作用较强。其中舒肝药与养血柔肝药相配，既养肝之体，又利肝之用，但整体以疏解肝郁为主，为治疗肝气郁结证之代表方。

2. 顺气导痰汤

［来源］《李氏医鉴》卷二。

［药物组成］橘红、茯苓各一钱，半夏（姜制）二钱，甘草、胆南星、木香、香附、枳实各五分。

［煎服方法与服用宜忌］每服四钱，加生姜，水煎服。

［主治病证］痰结胸满，喘咳上气。

［方义阐释］本方取二陈汤健脾化痰利湿；加入胆南星、枳实化痰行

滞，而成冲墙倒壁之功，以去胶固之顽痰；又以香附、木香顺气解郁；可加郁金、石菖蒲、苍术以加强理气解郁醒神之力，苍术与香附相合使气机通畅、痰气自消、窍宣神复而病愈。

3. 养心汤

[来源]《证治准绳》。

[药物组成] 黄芪（炙）、白茯苓、茯神、半夏曲、当归、川芎各15g，远志（取肉，姜汁淹，焙）、辣桂、柏子仁、酸枣仁（浸，去皮，隔纸炒香）、北五味子、人参各7.5g，甘草12g（炙）。

[煎服方法与服用宜忌] 上药为粗末，每服9g。加生姜5片，大枣2枚，水煎，空腹时服。

[主治病证] 适用于心血亏虚所致的心神不宁证。体质素弱，或思虑过度，心虚惊悸不眠。

[方义阐释] 养心汤出自《证治准绳》，用以健脾养心安神。方以人参、黄芪、甘草补脾益气；川芎、当归养血行血；白茯苓、远志、柏子仁、茯神、酸枣仁、北五味子宁心安神；半夏曲燥湿化痰；更有肉桂引诸药入心经，以奏养心安神之功；再以越鞠丸调节气机，使气畅血通，郁解神复，取其"气血流通即是补"之义。亦可以越鞠丸畅气机，合温胆汤调心胆，以平衡阴阳，气血流畅，即虚得补而病向愈。

4. 大补阴丸

[来源]《丹溪心法》卷三曰："大补阴丸降阴火，补肾水。"

[药物组成] 熟地黄（酒蒸）、龟甲（酥炙）各六两，黄柏（炒褐色）、知母（酒浸，炒）各四两。

[煎服方法与服用宜忌] 上为细末，猪脊髓蒸熟，炼蜜为丸。每服七十丸，空心盐白汤送下；或作汤剂，水煎服，用量按原方比例酌减。

[主治病证] 阴虚火旺证：骨蒸潮热，盗汗遗精，咳嗽咯血，心烦易怒，足膝疼热，舌红少苔，尺脉数而有力。

[方义阐释] 大补阴丸以盐黄柏、盐知母、酒蒸熟地黄、龟甲、猪脊髓和蜜为丸，盐汤送下，此足少阴药。前四味皆滋阴补肾之药，滋补元阴，盐为引经药，引药入肾；加猪脊髓，取其能通肾命，阳生阴长，使阴平阳秘，神机自复而病向愈。

【案一】癫病案（心阳虚衰证）

患者孙某，女，35 岁，2010 年 3 月 3 日就诊。患者神志恍惚，言语错乱，心悸易惊，善笑欲哭，夜不能寐，食少倦怠，张口即有清水吐出，舌淡胖、少苔，脉细弱。家属称无癫病病史，此次发病亦无明显诱因。

辨证：心阳虚衰，心神被扰。

治法：温补心阳，安神宁志。

处方：补坎益离丹加味。

黑附片 30g，桂枝 30g，海蛤粉 15g，炙甘草 15g，生姜 15g，石菖蒲 10g。3 剂，每剂药以 1500mL 水煎取药液约 500mL，分 3 次温服，嘱每 4 小时服药 1 次，3 剂药 2 天内服完。忌食一切生冷水果。

二诊：患者神情大为安定，言语、举止较前日大为改善，仍夜不能寐，张口已无清水吐出，舌淡胖，少苔，脉细弱。继续原方 3 剂，嘱每 4 小时服药 1 次。

三诊：患者夜睡 4~5 小时，症情改善。继服原方 3 剂，嘱每日服药 3 次。

四诊：患者睡眠、语言、举止、神情已基本正常，舌淡，苔薄，脉弱。后以补坎益离丹加减调理 3 次而愈。

按：癫病临床治疗甚为棘手，其病位虽在神机，然心神关乎五脏阴阳虚实，故病机复杂难辨。尽管先贤对此病发生原理早有论述，如"阳尽在上而阴气从下，下虚上实，故狂癫疾也"（《素问·脉解》），"重阴者癫"（《难经·二十难》），但临床所见者多求法于情志、痰滞、寒凝、阴盛等所致脏气不平、神机逆乱之由，而于阳虚中求治者鲜有矣。此案所见，患者神志恍惚、言语错乱、心悸易惊、善笑欲哭等，因由肾中相火衰而见君火势弱，不能化生中土，中气湿寒，痰浊湿邪泛溢上逆，隔拒上焦，蒙蔽心窍所致；君火不降，故夜不能寐；君相二火衰而致中土衰无以制水，故见张口即有清水吐出。方用补坎益离丹补真火以化生君火，加石菖蒲以芳香化浊，引药入心，是为方证合拍。至于煎药频服之法亦为临床重病所常用，目的是保持药物的持续作用以加强疗效。

——俞晓劲，杨闻州，呼兴华．补坎益离丹治疗癫病1例［J］．江苏中医药，2012，03：65.

【案二】癫病案（心阳虚衰证）

患者，男，51岁，患精神分裂症33年，因反复停药曾先后22次住院治疗。诊见：消瘦，面色黧黑，肌肤干燥，孤僻懒散，安静少语，自笑，行为怪异。舌质暗红，无苔，脉细涩。

辨证：癫证，久病多瘀型。

治法：益气活血，通窍定志。

处方：四物汤加味。

当归12g，白芍15g，川芎12g，熟地黄12g，黄芪15g，炒白术20g，茯苓15g，郁金12g，红花9g，丹参25g，炙甘草6g。

以上方加减，服药80余剂，患者精神症状明显减轻，面润体健，在家能干一些农活。

按：久病多虚，患者病程较长，病情反复发作，损伤人体正气，故导致气虚，表现疲乏无力、生活懒散、被动少语，故以四物汤加味以补益气血；久病多瘀，表现为消瘦、面色黧黑、肌肤干燥、舌质暗红、无苔、脉细涩，治当加红花、丹参、郁金以理血活血。气血旺且气血运行通畅，神有所依，故神志正常。

——汪金涛，郝秀梅．精神分裂症可从"痰瘀"论治［J］．世界中西医结合杂志，2016，7：1011－1013.

【案三】癫证案（痰火内扰证）

巫某，男，40岁，干部。患者经常忧思郁闷不乐，于1975年12月25日晚突然发病。初则辗转叹息，难以入寐，继则启门而出，街上游走，漫无目的，当晚即护送来本院急诊。诊断为精神分裂症，暂在观察室留医。翌日动员其家属转送精神病院，因家属不同意而要求转中医治疗。现症见：形体丰腴，精神呆滞，两眼直视，表情淡漠，沉默寡言，问之不答，口臭纳呆，大便4天未解。舌质红，苔黄厚腻，脉弦滑数。

辨证：痰火内扰证。

治法：清肝泻火，理气化痰，安神定志。

处方：龙胆泻肝汤合大承气汤加减。

龙胆10g，木通10g，北柴胡6g，大黄10g（后下），芒硝6g（冲），生地黄12g，栀子10g，郁金10g，川菖蒲10g，远志15g。2剂，水煎服。

二诊：服上药后泻下2次，排出黄褐色大便，量多，臭秽难闻，已能自叙病情，睡眠转佳，口苦，并要求回家治疗。仍守上法去硝、黄，加酸枣仁15g，云苓10g，炙甘草6g。7剂。

上方出入，又服旬余，病情基本向愈。为巩固疗效，乃以理气化痰、安神定志之剂制成丸药久服，以善其后。至今已逾年，未见复发。

按：此病案为思虑气结，气郁化火，火气上迫，痰火内扰心神所致。火热痰浊，上扰神明，心神昏乱而出现神志障碍症状。方用龙胆泻肝汤合大承气汤加减，以清肝泻火、理气化痰，使神志清而病愈。

——吴烈钊．癫证验案［J］．上海中医药杂志，1993，4：7-8.

【案四】癫证（心阴不足证）

患者，女，19岁，学生。1982年秋，患者因情志不遂，曾失眠三昼夜，继则语无伦次，喜笑不休，某院诊断：精神分裂症，青春型。服用奋乃静等西药，症状虽有所控制，但不稳定，于1984年12月9日来我院就诊。现证：语无伦次，情绪不稳，时而急躁，时而郁闷，表情淡漠，多笑，心烦，失眠，纳呆，食后腹胀，肠鸣，大便干，小便黄。舌质淡红，苔薄白，脉弦细。

辨证：心阴不足，神志不宁。

治法：养心安神，补肾健脑。

处方：黄连5g，黄芩9g，黄柏9g，白芍18g，生地黄15g，阿胶珠9g，百合12g，鸡子黄2枚（分冲），浮小麦30g，大枣7枚，郁金12g，炙甘草9g。

二诊：患者连服7剂，纳食增，精神稍好转，余症均见好转。仍遵前法，兼以疏肝理气，原方去黄柏，加陈皮9g，再进7剂。

三诊：患者药后情绪稳定，精神亦趋平和，唯偶有心烦郁闷、口干不欲饮。治以解郁除烦、养心安神。

处方：郁金12g，菖蒲9g，栀子6g，炒枣仁15g，柏子仁15g，煅龙齿24g（先煎），黄连5g，黄芩9g，浮小麦30g，白芍18g，阿胶珠9g，鸡子黄2枚（分冲），五味子9g，炙甘草9g。

服药20剂，病情好转，精神情志俱佳，余无不适。

按：癫证是以沉默痴呆，语无伦次，静而多喜为特征的精神失常证。

可由多种因素引起，如阴阳偏盛，痰气上扰，气血郁滞，情志抑郁等。此病例系情志所伤而致，病人积忧久郁，损及心脾，气滞不通，肝失条达，兼病人素体阴虚，故治以养心安神、补肾健脑、解郁除烦。用药以甘麦大枣汤、黄连阿胶汤、百合地黄汤为主进行加减，常加用炒枣仁、柏子仁养心安神，菖蒲、龙齿镇惊安神。

——谢海洲，王辉．癫证治验一例［J］．天津中医，1986，5：11.

【案五】癫病案（心肝脾三脏亏损、痰郁闭窍证）

患者，男，45 岁，澳大利亚华侨，原籍青岛，2005 年 3 月 14 日初诊。家属代述：病者 1 年前从澳大利亚探亲返家，因与家中亲人发生争吵，加之路途劳累，继而出现神志失常，喜笑少动，易怒，烦躁不安，饥饱不知，亲疏不分，口渴喜冷饮，并伴咳嗽、痰黄稠，舌质红、苔黄厚，脉滑数。在当地精神病医院治疗 1 年，未见好转。近来渐出现表情淡漠、精神抑郁、沉默痴呆、喃喃自语、语无伦次、静而多喜少动、不知秽洁、不知羞耻，伴有纳差、大便秘结 4 天，舌淡苔黄腻，脉弦滑。

辨证：痰郁闭窍。

治法：理化气痰、解郁醒神。

处方：钱氏醒脑通窍汤加胆南星、天竺黄、郁金、远志、生地黄、玄参。

二诊：上药 7 剂后病情大有好转，服药后排出黑褐色稀水样便，每日行 4～5 次，自述心烦、睡眠转佳，夜间可睡 4～5 小时，有时喃喃自语，亲疏能分，舌质淡，苔略黄，脉弦数。守上方减去大黄、黄连，加服香附 15g，瓜蒌 30g，续服 20 剂。

三诊：服药后日解大便 2 次，成形，质软色黄，饮食正常，睡眠达 9～10 小时左右，自语消失，情绪良好，自知力恢复，自诉如醉初醒。继服上剂巩固治疗 2 月余。

患者返回澳大利亚后至今未发。

按：原发症状辨证应属癫狂症，乃暴怒伤肝，火气上逆，煎熬成痰，痰火内结，蒙蔽清窍为患。治宜降火逐痰为主佐以平肝，以礞石涤痰汤加减治疗应获良效。但经西药治疗 1 年，服用多种抗精神病药物均未获效，导致病情逐渐加重，继而转为阴证，致心肝脾三脏亏损，痰郁闭窍。治宜理化气痰、解郁醒神。自拟钱氏醒脑通窍汤加胆南星、天竺黄、郁金、远志、生地黄、玄参。

——钱成光. 癫病临床治验［J］. 中国民间疗法，2008，2：44.

【案六】癫病案（痰气郁结证）

某患者，男，15 岁，1999 年 12 月 6 日初诊。其父代诉：患者由于身体肥胖，在读初一时，怕同学们讥笑，整天郁郁寡欢，少言懒语，时好时坏，病情逐渐加重，以致不肯出门，目不视人，语无伦次，夜寐不佳。经头颅 MR 扫描未见明显异常，胸透、心电图正常。动态脑电图检查：白天描记见低至 40 微伏的 10CPS 的 a 节律，少量低幅快波夹入，少量低幅 θ 活动散见，未见慢活动阵发及痫样波发放，睡眠脑电图小睡眠周期变化存在。在 00：46：25 时见低至 80 微伏棘慢波散发，以右侧明显，右顶部呈可见位相侧置；在 00：46：38 时，左顶部见波幅低至 50 微伏慢活动呈出现。诊见：表情呆板，双目呆滞，答非所问，怕见生人，身体肥胖，体重 120kg。舌质紫暗，苔厚黄腻，脉细弦滑。

辨证：痰气郁结，蒙蔽心窍，扰乱心神。

治法：清心泻火，化痰开窍，养心安神。

处方：顺气导痰汤加减。

香附 10g，木香 10g，陈皮 6g，半夏 12g，胆南星 10g，枳实 10g，合欢皮 10g，茯苓 10g，川楝子 10g，郁金 10g，夜交藤 30g，川芎 5g，柴胡 10g，浙贝母 10g，青皮 4g，生白芍 12g。每日 1 剂，分 3 次服，连服 10 剂。

二诊：患者服药后症状明显改善，夜寐好转，能与家人谈思想，病人能诉说自己的某些症状，体重下降 3.5kg，仍神疲，舌苔薄腻，脉细。拟前法出入。

处方：生地黄 15g，百合 10g，合欢皮 10g，黄连 5g，枳壳 10g，车前草 12g，茯苓 10g，玉竹 10g，郁金 10g，川楝子 10g，白蒺藜 10g，青皮 10g，柴胡 10g，当归 10g。每日 1 剂，分 3 次服。

连服 30 剂后，临床症状基本消失。随访 2 年，患者一直在校读书，情绪稳定，体重也逐渐减轻，与同学能和睦相处。脑电图复查正常。

按：患者由于身体肥胖，因外界的压力而产生自卑感，思虑太过而伤心脾，思则气结，心气受抑，脾气不发，则痰气郁结，痰入心包，扰乱心神，困扰大脑而致病。方中以黄连、柴胡、川楝子、青皮、郁金，疏肝解郁、清心开窍；白芍、白蒺藜、玉竹，养阴祛风；夜交藤、茯苓、百合、合欢皮养心安神；浙贝母、枳壳理气化痰。诸药合用，起到清心泻火、化痰开窍、养心安神醒脑的功效，其病自愈。

——吴国英．顺气导痰汤加减治疗精神分裂症［J］．浙江中医学院学报，2002（4）：27-28.

第十九章　狂　病

一、概念、沿革及临床特点

狂病多因五志过极，或先天遗传所致，是以痰火瘀血、闭塞心窍、神机错乱为基本病机，临床以精神亢奋、狂躁不安、骂詈毁物、动而多怒，甚至持刀杀人为特征的一种常见多发的精神病，以青壮年罹患者为多。

"狂"作为病，始于先秦。"狂"字在《诗经》中多处可见，除"痴"义外，另有狂妄、轻狂之义，可能包括了"狂病"之义，但不明确。"狂"具有明确的病的含义，始见于《老子》第十二章"驰骋畋猎，令人心发狂"。《汉语大词典》释为"风癫"，即神志异常之病。《韩非子·解老》对"狂"的认识是"思虑过度，则智识乱……智识乱，则心不能审得失之地……心不能审得失之地，则谓之狂……（故）忧则疾生，疾生而智慧衰，智慧衰则失度量，失度量则妄举动"。《黄帝内经》对本病的论述已较深入，《素问·至真要大论》云："诸躁狂越，皆属于火。"《素问·病能论》云："有病怒狂者，此病安生？岐伯曰：生于阳也。帝曰：阳何以使人狂？岐伯曰：阳气者，因暴折而难决，故善怒也……治之奈何？岐伯曰：夺其食即已。使之服以生铁洛为饮。"《素问·宣明五气》曰："五邪所乱：邪入于阳则狂。"《素问·阳明脉解》指出："病甚则弃衣而走，登高而歌，或至不食数日，逾垣上屋。"《灵枢·本神》曰："肺喜乐无极则伤魄，魄伤则狂，狂者意不存人。"由此可见，《黄帝内经》对本病的病因病机、临床表现、治法、方药均做了详细描述。《灵枢·癫狂》设专篇论癫狂病的表现与鉴别诊断，尤在针灸治疗上为详，首创"于背腧以手按之立快"点穴法治狂病。此后《难经》不但总结了"重阳者狂"，并对癫病与狂病的不同表现加以鉴别。《难经·二十难》云："重阴者癫，重阳者狂。"又《难经·五十九难》辨别"癫"与"狂":"狂之始发,少卧而不饥,自高贤也,自辨智也,自贵倨也,妄笑好歌乐,妄行不休是也。癫疾始发,意不乐,直视,僵仆。"《难经》中属阴之"癫"指癫痫病,并非今日之癫病。至金元,多是癫、狂、痫并提,混而不清。明代王肯堂始将其详辨,恢复了《黄帝内经》论癫狂痫之区别。明代张景岳《景岳全书·杂证谟》谓狂病多因于火,治以清火为主,方用抽薪饮、黄连解毒汤、三补丸等。清代王清任首创"气血凝滞说",且创制癫狂梦醒汤用以治疗癫病、狂病。近代张锡纯在《医学衷中参西录·医方》治癫狂方中说:"人之神明,原在心脑两处……心与脑,原彻上彻下,共为神明之府,一处神明伤,则两处神俱伤。脑中之神明伤,可累及脑气筋,且脑气筋伤可使神明颠倒狂乱。心有所伤,亦可使神明颠倒狂乱也。"

狂病的临床特点以动而多怒、兴奋性精神失常为证候特征。本病常以喧扰不宁,躁妄骂詈,不避亲疏;或多食,或不食不眠,妄见妄闻,妄走不止,日夜无休;或登高而歌,弃衣而走,逾垣上屋,力大倍常,甚至持刀杀人等凶狂之象为主。脉多弦滑,或弦数大滑,舌红,苔黄腻。西医学的精神分裂症与情感障碍中的躁狂症等,出现与本病类似的临床表现时,可参考本节辨证论治。

二、病因与病机

狂病的发生多与七情内伤密切相关,《灵枢·癫狂》有"得之忧饥""得之大恐""得之有所大喜"等记载,明确指出情志因素可导致癫狂的发生。自金元时代朱丹溪提出痰与癫狂发病有直接关系后,后世医家均宗其说,以痰为癫狂发病之主要病理因素,并有所发挥与提高。狂病主要病因病机为阴阳失调,情志抑郁,饮食失节,禀赋不足,痰气上扰,气血凝滞,损及心、脾、肝、胆、肾,导致脏腑功能失调和阴阳失于平秘,进而产生气滞、痰结、郁火、瘀血等,蒙蔽心窍或心神被扰,神明逆乱,而引起精神失常。气郁、痰火、血瘀为引发狂病之实邪;脏腑失调、阴阳失于平秘为引发狂病之虚邪。

1. 情志内伤

情志过激,尤其是勃然大怒,引动肝胆木火上升,冲心犯脑,神明失其主宰;或突遭惊恐,触动心火,上扰清灵,神明无由自主,神志逆乱,躁扰不宁而发为本病；或肝火内盛，灼血为瘀，瘀血痹阻神明之主（心）、元神之府（脑），则神机失用，而发为本病。《证治汇补·癫狂》中云"二症之因，或大怒而动肝火，或大惊而动心火，或痰为火升，升而不降，壅塞心窍，神明不得出入，主宰失其号令，心反为痰火所役"，《证治要诀·癫狂》云"癫狂由七情所郁"，《临证指南医案·癫痫》亦云"狂由大惊大恐……癫由积忧积郁"。

2. 饮食不节

过食肥甘、膏粱厚味之品，酿成痰浊，复因心火暴张，痰随火升，蒙蔽心窍，神明无主；或贪杯好饮，里湿素盛，郁而化热，充斥胃肠，腑热上冲，扰动元神而发病。

3. 先天遗传

母腹中受惊而致虚，则神机紊乱；或禀赋不足和家族遗传，出生后突受刺激则阴阳失调，精神逆乱而引发本病。

4. 气虚血少也可致狂

汉代张仲景《金匮要略·五脏风寒积聚病脉证并治》云："邪哭使魂魄不安者，血气少也，血气少者属于心，心气虚者其人则畏，合目欲眠，梦远行而精神离散，魂魄妄行。阴气衰者为癫，阳气衰者为狂。"明代《诸证辨疑》云："古方治法，风火癫狂皆谓有余，每以祛风泻火金石之剂从而治之，效者有之，因而绵延者亦有之。予考其痰，未有不因脏神先虚，风邪得入，实者邪气盛，虚者正气虚，不可偏执一见。当审人虚实冷热，然后清火降痰，安神养血，获效者多矣。"

总之，七情内伤、饮食不节、先天遗传等是本病主要致病因素，而痰火瘀血闭塞心脑、阴阳失调、形神失控是其病机所在。其病位在心脑，与肝胆脾有密切关系。其病性初起多以实证为主，如痰火扰心；继则火热灼血为瘀，炼液为痰而多见痰结血瘀、瘀血阻窍；日久而多本虚标实，如火盛伤阴耗气，心肾不交等。

三、诊断与鉴别诊断

【诊断】

1. 患者多有明显的七情内伤史。

2. 本病以精神错乱，哭笑无常，动而多怒，喧扰不宁，躁妄骂詈，不避亲疏，逾垣上屋，登高而歌，弃衣而走，甚至持刀杀人为其临床证候特征。

3. 多有家族史。

4. 不同年龄、不同性别均可发病，但以青壮年女性为多。

【鉴别诊断】

1. 癫病

癫病以静而多喜为主，表现为精神抑郁，表情淡漠，沉默痴呆，语无伦次，或喃喃自语为特征，以资鉴别。

2. 蓄血发狂

蓄血发狂为瘀热交阻所致，多见于伤寒热病，具有少腹硬满、小便自利、大便黑亮如漆等特征，不同于狂病之因人事怫意，突然喜怒无常、狂乱奔走为主症。

四、辨证要点与治疗原则

【辨证要点】

辨别新久虚实。狂证初起多以狂暴无知、情绪高涨为主要表现，临床多属心肝火炽、痰火或腑实内扰证，病性以实为主；治不得法或迁延日久，邪热伤阴，瘀血阻络，可致心神昏乱日重，而见水火失济、阴虚火旺证，或瘀血阻窍兼气阴两虚等证，病性以虚或虚中夹实为主。

【治疗原则】

狂病以降（泄）火、豁痰、活血、开窍治其标，调整阴阳、恢复神机治其本为基本原则。同时，加强护理、防止意外也是不可忽视的原则。

五、辨证论治

1. 痰火扰神

【症状】素有性急易怒，头痛失眠，两目怒视，面红目赤，烦躁，遇较大精神刺激，突然狂乱无知，骂詈号叫，不避亲疏，逾垣上屋，或毁物伤人，气力逾常，不食不眠，小便黄，大便干。舌质红绛，苔多黄燥而垢，脉弦大或滑数。

【治法】清泄肝火，涤痰醒神。

【方药】程氏生铁落饮。

生铁落，钩藤，胆南星，贝母，橘红，茯苓，石菖蒲，远志，茯神，朱砂，天冬，麦冬，玄参，连翘，丹参。

【临床应用】方以生铁落平肝重镇、降逆泻火；钩藤除心热平肝风而泻火；胆南星、贝母、橘红、茯苓涤痰化浊；石菖蒲、远志、茯神、朱砂开窍宁心复神；天冬、麦冬、玄参、连翘养阴清热解毒；丹参活血化瘀。若大便秘结者，加大黄、枳实泄热通腑；若痰火壅盛而舌苔黄腻垢者，用礞石滚痰丸逐痰泻火，再用安宫牛黄丸（水牛角 3 倍量易犀角）清心开窍；若神较清，可用温胆汤合朱砂安神丸主之，清热化痰、养阴清热、镇心安神。

2. 痰结血瘀

【症状】狂病经久不愈，面色暗滞而秽，躁扰不安，多言，恼怒不休，甚至登高而歌，弃衣而走，妄见妄闻，妄思离奇，头痛，心悸而烦。舌质紫暗有瘀斑，少苔或薄黄苔干，脉弦或细涩。

【治法】豁痰化瘀开窍。

【方药】癫狂梦醒汤。

桃仁，赤芍，柴胡，香附，青皮，陈皮，半夏，苏子，桑白皮，大腹皮，木通，甘草。

【临床应用】方以桃仁、赤芍活血化瘀；柴胡、香附、青皮，疏肝理气、气行则血行；陈皮、半夏燥湿化痰；苏子、桑白皮、大腹皮降气化痰宽中；木通降心火、清肺热、通利九窍血脉关节；甘草调和诸药。诸药相合，共奏豁痰化瘀利窍之功。若痰涎、瘀血较盛者，可加服白金丸，以白矾消痰涎，郁金行气解郁、凉血破瘀；若头痛明显者，加川芎、延胡索，活血化瘀、通络止痛。

3. 瘀血阻窍

【症状】狂病日久，少寐易惊，疑虑丛生，妄见妄闻，言语支离，面色晦暗。舌青紫，或有瘀斑，苔薄滑，脉小弦或细涩。

【治法】活血化瘀，通络开窍。

【方药】通窍活血汤加味。

川芎，赤芍，桃仁，红花，麝香，大枣，鲜姜，老葱，琥珀粉，大黄，石菖蒲，郁金，柴胡，香附。

【临床应用】方中以川芎、赤芍、桃仁、红花活血化瘀；麝香（0.3g，研末，另包吞服）其性走窜，开窍辟秽、通络散瘀；大枣、鲜姜、老葱散达升腾，使行血之品能上达于颠顶、外彻于皮肤。临床可加琥珀粉、大黄活血化瘀通络；石菖蒲、郁金开通机窍；柴胡、郁金、香附疏肝解郁。若尚有痰涎夹杂者，则须化瘀与涤痰并进，方中可加入胆南星、天竺黄、川贝母等；善惊、不眠多梦者，加酸枣仁、夜交藤养心安神。

4. 火盛伤阴

【症状】狂病日久，其势较戢，呼之能自止，但有疲惫之象，多言善惊，时而烦躁，形瘦面红而秽，大便干结。舌红少苔或无苔，脉细数。

【治法】滋阴降火，安神定志。

【方药】二阴煎。

生地黄，麦冬，玄参，黄连，木通，竹叶，茯神，酸枣仁，甘草。

【临床应用】方中以生地黄、麦冬、玄参养阴清热；黄连、木通、竹叶清心泻火安神；茯神、酸枣仁、甘草养心安神定志。亦可合《千金》定志丸以资调理，方中党参、甘草益气健脾；茯神、远志、石菖蒲养心安神开窍。

5. 心肾失调

【症状】狂病久延，时作时止，势已较轻，妄言妄为，呼之已能自制，寝不安寐，烦惋焦躁，口干便难。舌尖红无苔有剥裂，脉细数。

【治法】育阴潜阳，交通心肾。

【方药】黄连阿胶汤合琥珀养心丹。

黄连，牛黄，黄芩，生地黄，阿胶，当归，白芍，鸡子黄，人参，茯神，酸枣仁，柏子仁，远志，生龙齿，琥珀，朱砂，石菖蒲。

【临床应用】方中黄连、牛黄、黄芩清心泻火，生地黄、阿胶、当归、白芍、鸡子黄滋阴养血，两组药共呈清心火、滋肾水，以交通心肾；人参、茯神、酸枣仁、柏子仁、远志益气养心安神；生龙齿、琥珀、朱砂镇心安神；石菖蒲开窍豁痰、理气活血。

六、名医经验精粹

1. 岐伯

《素问·病能论》曰："帝曰：有病怒狂者，此病安生？岐伯曰：生于阳也。帝曰：阳何以使人狂？岐伯曰：阳气者，因暴折而难决，故善怒也，病名曰阳厥。帝曰：何以知之？岐伯曰：阳明者常动，巨阳少阳不动，不动而动大疾，此其候也。帝曰：治之奈何？岐伯曰：夺其食即已。夫食入于阴，长气于阳，故夺其食即已。使之服以生铁洛为饮，夫生铁洛者，下气疾也。"此言怒狂之病，因阳气暴折难决，暴折者，过激而致郁逆也，难决者，如水之壅遏，不能决之使流也，故病怒狂而名阳厥也。

——郭霭春.黄帝内经素问校注语译［M］.贵阳：贵州教育出版社，2010.

2. 朱震亨

心气虚怯之人，怔忡或烦乱，或健忘，或失心后，神痴不清，辰砂安神丸。心风气热痰盛者，滚痰丸。心病，郁金、猪牙皂角、白矾、蜈蚣。人壮气实、火盛癫狂者，可用正治，或朴硝冰水饮之。虚火盛狂者，以姜汤与之，若投冰水，立死。火急甚者，生甘草缓之能泻火，参术亦可。凡气有余，是火；不足，是气虚。一人年壮肥实，心风痴，吐后与此：贝母、瓜蒌、南星、黄连（各一两）、郁金、天麻、青子、生甘草、枳实、连翘、苦参（各半两）、白矾、皂角（各二钱），上作丸，服后用蜈蚣黄、赤（各一条，香油炙黄）、芎、防、南星、白附、白矾、牙皂（各一两）、郁金（半两）上丸，朱砂为衣。癫狂病，癫属阴，多喜；狂属阳，多怒。脉实，死；虚者，可治，大概多因痰结心胸间，治当镇心神、开痰结。亦有中邪而为此疾者，则以治邪法治之。然《原病式》所论尤精，盖世以重阴为癫，重阳为狂，误也，大概皆是热耳。

小儿痫狂，用甘遂末一钱，猪心血和煨熟，加朱砂末一钱捣为丸，麻子大，每服十数粒。小儿多热狂言欲作惊，以竹沥饮之，大人亦然。小儿蓦然无故大叫作声者，必死。是火大发，其气虚甚故也。

——朱震亨.丹溪治法心要［M］.北京：人民卫生出版社，1983.

3. 张璐

经云：狂始生，先自悲也，喜忘苦怒善恐者，得之忧饥，狂始发，少

第十九章 狂病

卧不饥，自高贤也，自辩智也，自尊贵也，善骂詈，日夜不休，狂言，惊善笑，好歌乐，妄行不休者，得之大恐，狂，目妄见，耳妄闻，善呼者，少气之所生也，狂者，多食善见鬼神，善卑而不发于外者，得之有所大喜。足阳明之脉病，恶人与火，闻木音则惕然而惊，病其则弃衣而走，登高而歌，甚至不食数日，垣上屋，四肢者诸阳之本，阳盛则四肢实，实则能登高也，热盛于身，故弃衣欲走也，阳盛则妄言，骂詈不避亲疏，而不欲食，不欲食故妄走也。有怒狂者，生于阳也，阳者因暴折而难决，故善怒也，病名阳厥，阳明者常动，巨阳少阳不动，不动而动大疾，此其候也，夺其食则已，夫食入于阴，长气于阳，故夺其食则已，使之服以生铁洛为饮，夫生铁洛者，下气疾也。

此阳气怫郁，不得疏越，少阳胆木挟三焦相火，太阳阴火上逆，故使人易怒如狂，夺其食者，不使火助邪也，饮以生铁洛者，金以制木，木平则火降，故曰下气疾也。

狂之为病，皆由阻物过极，故猖狂刚暴，若有邪附，妄为不避水火，骂詈不避亲疏，或言未尝见之事，非力所能，病反能也，上焦实者，从高仰之，生铁洛饮。阳明实则脉伏，大承气汤去厚朴加当归、铁洛饮，以大利为度，在上者，因而越之，来苏膏，或戴人三圣散涌吐，其病立安，后用洗心散、凉膈散调之。形证脉气俱实，当涌吐兼利，胜金丹一服神效，虽数年狂痴，无不克应，但不可误施于癫痫之证。经云：悲哀动中，则伤魂，魂伤则狂妄不精，不精则不正，当以喜胜之，以温药补魂之阳，龙齿清魂散。经云：喜乐无极则伤魄，魄伤则狂，狂者意不存，当以恐胜之，以凉药补魄之阴，清神汤，肺虚喘乏，加沙参，胃虚少食，加人参，肝虚惊恐，加羚羊角。热入血室，发狂不识人，小柴胡加犀角、生地黄，挟血如见崇状，当归活血汤加酒大黄微下之，肝盛多怒狂者妄者，大敦，在足大指上，屡验。

——张璐．张氏医通 [M]．北京：人民卫生出版社，2006.

4. 李用粹

一时发越，逾垣上屋，持刀杀人，裸体骂詈，不避亲疏，飞奔疾走，涉水如陆，此肝气太旺，木来乘心，名之曰狂，又谓之大癫。法当抑肝镇心，降龙丹主之。若抚掌大笑，言出不伦，左顾右盼，如见神灵，片时正性复明，深为报悔，少顷态状如故者。此膈上顽痰，泛滥洋溢，塞其通路，心为之碍。痰少降则正性复明，痰复升则又举发，名之曰癫。法当利肺安心，安神滚痰丸主之。

——李用粹. 证治汇补［M］. 北京：中国中医药出版社，2008.

5. 郭传铃

痰火夹攻则狂也。（《癫狂条辨·癫狂总论》）

狂则忧郁之气结于脏，瘴疬之气复入于腑，内邪与外邪交战于脏腑之间，即欲浮越于表而不能，所以身无寒热而怪证反出，及阴阳混杂也……治狂，则以理痰为先，清火次之。盖理痰以治其内，清火以治其外，标本兼治而治备矣。其辨证下方条理井然，学者诚当奉为矩镬。（《癫狂条辨·原序》）

邪传肝经，则泣，以清风饮子主之，或羚羊角散、犀角地黄汤加柴、苓亦可。邪传心经，则血旺，故多言多笑，以天黄散主之，或导赤散亦可。邪传于脾，气不能舒则罢，以柴陈汤主之，或二石滚痰丸、涤痰汤、越鞠丸亦可。邪传于肺，则壅塞肺窍，必歌，必喊叫，以润肺饮主之。邪传于胃，则血蓄下焦，故阐怒，以桃仁承气汤主之。邪传于胃，则病将愈。然有男女之分，在妇必称神，佛之尊，在男必称帝，位之尊，急宜下之，以导痰承气汤主之。（《癫狂条辨·五脏分治法》）

凡翻坛打庙、逾墙上屋、弃衣弃履、狂走倒退、行径拜揖等症，该五脏合病，五行混杂，宜调和营卫，清热化痰，以五脏饮主之，或八味逍遥散亦可。若仰观、俯观、左顾右盼而面色又相克，此亦五行混杂，病必纠缠，亦以五脏饮加减调养可也。（《癫狂条辨·五脏合病治法》）

——朱传湘. 郭传铃《癫狂条辨》论治癫狂病的学术特色［J］. 中医药导报，2009，15（1）：69 – 70.

▓▓▓七、名方应用精析 ▓▓▓

1. 生铁落饮

［来源］本方载于清·程国彭《医学心悟》。《素问·病能论》治狂病曰："故夺其食则已，使之服以生铁落为饮，夫生铁落者，下气疾也。"铁落的作用始被历代医家重视和应用。张景岳曰："其性寒而重，最能坠热开结。"李时珍曰："平肝去怯，治善怒发狂。"后世医家纷纷对"生铁落

饮"进行加味，其临床应用进一步扩大。

[药物组成] 天冬（去心）、麦冬（去心）、贝母各三钱，胆南星、橘红、远志、石菖蒲、连翘、茯苓、茯神各一钱，玄参、钩藤、丹参各一钱五分，辰砂三分。

[煎服方法与服用宜忌] 用生铁落，煎熬三炷线香，取此水煎药，服后安神静睡，不可惊骇叫醒，犯之则病复作，难乎为力。凡狂症，服此药二十余剂而愈者多矣；若大便闭结，或先用滚痰丸下之。

[主治病证] 治痰火上扰之癫狂。

[方义阐释] 狂者，发作刚暴，骂詈不避亲疏，甚则登高而歌，弃衣而走，逾垣上屋，此痰火结聚所致，或伤寒阳明邪热所发。痰火，生铁落饮主之。本方天冬、麦冬清心化痰；贝母、胆南星、橘红清热化痰；远志、石菖蒲、茯苓、茯神安神定志；玄参、连翘、钩藤、丹参养阴散风；辰砂镇痉。总之本方有安神定志、息风化痰之效。（《历代名医良方注释》）

2. 礞石滚痰丸

[来源] 又名滚痰丸，源于元代医家朱震亨的《丹溪心法》。

[药物组成] 大黄240g（酒蒸），黄芩240g（酒洗），青礞石30g（与硝石同煅），沉香15g。

[煎服方法与服用宜忌] 上述诸药共研细末，水泛为丸，每服6～9g，临卧、食后温开水或姜汤送下。滚痰丸只可投之于形气壮实、痰积胶固为病者，若气体虚弱之人、孕妇等绝不可轻用。

[主治病证] 用于实热顽痰者：发为癫狂惊悸，或咳喘痰稠，大便秘结。

[方义阐释] 此方可逐痰散结，降火通便，对实热顽痰胶固引起的各种怪症，且正气不虚者极为适宜。方中大黄涤荡胃中有形之质，黄芩清胃中无形之气，青礞石燥悍重坠，可除其湿之本，扫其胃肠曲折之处，使秽浊不得腻滞而少留，攻逐陈积伏匿之老痰。治痰先顺气，故以沉香纳气归肾，又能疏通肠胃之滞，肾气流通，则水垢不留，而痰不再作，且使青礞石不黏着于肠，二黄不伤及胃，举而三得，共奏泻火逐痰、顺气通便之功。

3. 至宝丹

[来源]《苏沈良方》卷五引《灵苑方》。

［药物组成］生乌犀、生玳瑁、琥珀、朱砂、雄黄各 30g，牛黄、龙脑、麝香各 7.5g，安息香 45g（酒浸，重汤煮令化，滤去滓，约得净末 30g），金银箔各 50 张。

［煎服方法与服用宜忌］将生犀、玳瑁研为细末，入余药研匀，和为丸，如梧桐子大。每服 3～5 丸，入参汤下；或用童便 1 合，入生姜汁3～5 滴送服。小儿以 2 岁服 2 丸为准，视年龄大小加减。本方芳香辛燥之药较多，有耗阴劫液之弊，凡中风昏厥属肝阳上亢者禁用。

［主治病证］卒中急风不语，中恶气绝；中诸物毒、暗风；中热疫毒、阴阳二毒、山岚瘴气毒、蛊毒、水毒等所致昏厥，痰盛气粗，舌红苔黄垢腻，脉滑数；产后血晕，口鼻血出，恶血攻心，烦躁气喘，吐逆，难产闷乱，死胎不下（以上诸证以童便送服）；并心肺积热，伏热呕吐；邪气攻心，大肠风秘，神魂恍惚，头目昏眩，睡眠不安，唇口干燥，伤寒狂语；儿科用于心热癫痫，急惊，卒中客忤，不得眠睡，烦躁、风涎、搐搦等。至宝丹现用于脑血管意外、肝性脑病、乙脑、癫痫等属痰迷心窍者。

［方义阐释］本方所治，属热邪内盛、痰闭心包所致，治当逐瘀开窍、清热解毒。方中麝香、安息香，辟秽化浊、豁痰开窍，共为君药；生乌犀、牛黄、生玳瑁清热解毒、下降心火，雄黄劫痰解毒，用以醒神开窍，为臣药；朱砂、琥珀、金箔、银箔重镇安神，共为佐使。本方药物多为珍稀难求之动物、矿物和树脂类药材，价格昂贵，而功效卓著，故名为"至宝"。

4. 胜金丹

［来源］清·张璐《张氏医通·狂门》。

［药物组成］白砒一钱，绿豆（水浸去壳，同白砒研如泥，阴干）三百六十粒，肥栀子（去壳晒干，勿见火为末）四十枚，雄黄、雌黄（俱水飞）各一钱，急性子（即白凤仙子，去皮研）二钱。

［煎服方法与服用宜忌］上为极细末，和匀，瓷罐收藏。每服七八分，强人至一钱。临服入西牛黄五七厘、冰片三五厘，细细研匀，入糕饼内食之。一方，加珍珠（腐内煮，研）、琥珀、狗宝各一钱，分作二十服，临服亦如上方。入西牛黄五厘、冰片三厘，上好白面一两五钱，将面匀作二分。先将一半，入白糖霜一钱半，拌药为馅，一半再入白糖钱半。裹外作饼，熟与食，食后姜汤过口。少顷即上吐下泻而愈；不吐，以肥皂肉一

钱，擂水灌吐，吐后锈钉磨水，频进六七次以镇其神，永不复发。但药中有砒，大忌烧酒，又须在团饼内以搜顽痰，方始得力。然有一服即应者，有服二三服应者，胃气浓薄不同故也。

[主治病证] 治痴病狂怒叫号。远年近日皆效。但失心风癫、悲愁不语、元气虚人禁用。

[方义阐释] 本方涌吐兼利，搜顽痰力甚强。方中白砒劫痰，截疟除呬，膈上风痰可吐，溃坚磨积，腹内宿食能消，毒性剧，但畏绿豆、冷水；绿豆味甘性寒，能下气清热解毒；栀子苦寒，归心、肺、三焦经，能泻火除烦、清热利湿、凉血解毒；雄黄辛温，能解毒杀虫、燥湿祛痰；雌黄为八石之一，古代炼制外丹常用的矿物原料；急性子微苦、辛温，归肺、肝经，能破血软坚消积；西牛黄入心、肝二经，能清心开窍、豁痰定惊、清热解毒、凉肝息风；冰片开窍醒神、清热止痛；另加珍珠安神定惊解毒、降逆气；琥珀镇惊安神散瘀；狗宝解毒开郁结消积。

■||||八、名医医案精选

【案一】狂病案（风痰扰神证）

一妇人狂言叫骂，歌笑非常，似崇凭根据，一边眼与口角吊起。或作痫治，或作心风治，皆不效。乃是旧有头风之疾，风痰作之使然。用芎辛汤加防风，数服顿愈。

——张璐. 张氏医通 [M]. 北京：人民卫生出版社，2006.

【案二】狂病案（神不守舍证）

妇科郑青山，因治病不顺，沉思彻夜，兼受他医讽言，心甚怀愤。天明，病者霍然，愤喜交集，病家设酌酬之，而讽者已遁，愤无从泄，忽然大叫发狂，（即是观之，业医者亦可怜哉。有志之士，慎勿为此。彼云：不可不知医者非圣人之言也。）同道治之罔效。一日，目科王道来往候，索已服未服等方视之，一并毁弃。曰：此神不守舍之虚症，岂豁痰理气清火药所克效哉？遂令觅上好人参二两，一味煎汤服之顿安，三啜而病如失。更与归脾汤调理而愈。

——张璐. 张氏医通 [M]. 北京：人民卫生出版社，2006.

【案三】狂病案（心肝火旺、痰火扰神证）

毛某，女，25 岁，1974 年 4 月 16 日初诊。患者年初由于受惊，彻夜不眠，继而言无伦次，哭笑无常，捶胸号叫，坐立不安。诊断为精神分裂症。治疗 2 个多月无效，前来门诊。脉弦细数，舌质红，边尖起刺。

辨证：肝胆之火上扰心神，日久损及心阴。

治法：重镇安神，兼清心肝邪火。

处方：生铁落饮合百合地黄汤加减。

生铁落 60g，生地黄 12g，麦冬 9g，远志肉 6g，淮小麦 30g，百合 12g，甘草 6g，熟枣仁 9g，陈胆星 9g，合欢皮 15g，首乌藤 30g，辰灯心 0.5g，白金丸 9g（分吞）。7 剂，水煎服。嘱西药全部停服。

二诊：夜能入睡，神志较清，舌红见减，脉细数。原方去辰灯心，续服 7 剂。

三诊：神清气爽，谈笑自如，自诉胸闷、叹气较适，脉细，舌尖红。以后守原方用丹参、黄连、太子参、萱草等加减调理，随访至 1978 年 5 月未发。

——上海市卫生局．上海老中医经验选编［M］．上海：上海科学技术出版社，1980.

【案四】狂病案（肝胃火盛、痰邪闭阻证）

尹某，女，76 岁，1986 年 8 月 9 日诊。患者四日前因家事与其大媳发生口角，争吵中大媳有意伤其公婆隐痛之处，遂使患者气恼至极，愤怒不止，暴躁异常。三昼夜不食不眠，无休无止地干活。至第三日晚上，患者精神行为明显反常。次日，患者走路犹如跳高，且不时用脚踢踏墙壁及门窗，被其毁坏的门窗已达二间。虽四日水食未进，然其力却数倍于寻常，能将七十余斤的石头轻易举过头顶，其家属急急邀我出诊。诊见：形体壮实，面目红赤，语音高亢，神志错乱，喜怒无常，舌红绛，苔黄腻，脉弦滑。追询病因，方知患者平素个性极强，心胸尤为狭窄，稍拂其意，则情志抑郁，忧思恼怒，数日不进水食，但无本病类似发作。

辨证：肝气抑郁化火，灼液为痰，痰热内伏，闭塞清窍。

治法：急则治其标，以豁痰逐痰为治。

处方：冰矾煎。

冰糖 120g，白矾 120g，加水 600mL，9 日晚 9 时顿服。

患者服药后约半分钟，自感胃内难受之极，如翻江倒海一般，旋即呈喷射状呕吐，先为药汁，次为痰涎约 800mL，再次为少量清水，后为黄苦之水少许。吐尽之后，患者倦怠之极，随即安静入睡。

二诊：脉和缓有神，无虚脱征象，任其安卧。次日下午 3 时，患者觉醒，醒后言语行为正常。询问病中一切，概不记得，惟觉头昏乏力，以糜粥调养，旬日而愈。

随访至今，病无复发。

按：用冰矾煎治疗狂躁型精神分裂症，国内杂志已有临床报道。经笔者使用证实，疗效确切。该方为涌吐重剂。考白矾酸涩气寒，其性燥急，酸苦涌泄为其长，能化一切痰涎，重用本品治疗狂证，则其药性更为猛烈燥急，使胃中痰涎迅速涌吐而出，为方中主药；冰糖用途有二：一为矫味剂，使患者乐于服用，二可顾护脾胃，以防白矾过吐伤正，为方中辅药。二药相伍，一急一缓，一燥一润，攻邪而不伤正，扶正而不碍邪，实寓攻中于补，有相辅相成之妙。笔者以为，由于本方药重效猛，常可引起剧烈呕吐，故非形体壮实、痰热实证之狂证者不可轻服。在服用本方过程中必须有医护人员监护，以防发生意外；吐尽之后，患者安静入睡，脉象和缓者，可任其安卧，有利于患者神志的恢复；觉醒后应糜粥调养，辅以安神定志的药物调节，还应避免精神情志刺激，这对患者病情的巩固、防止复发具有重要意义。

——岳富熊．冰矾煎治疗狂证 [J]．四川中医，1990（9）：22.

第二十章 痫 病

一、概念、沿革及临床特点

痫病是由先天或后天因素使脏腑功能失调、气机逆乱、元神失控所导致的一种发作性神志异常性疾病,以突然意识丧失,甚则仆倒,不省人事,两目上视,口吐涎沫,强直抽搐,或口中怪叫,移时苏醒,醒后一如常人为主要临床表现。又称为"痫证""癫痫""羊痫风"等。发作前可有眩晕、胸闷等先兆,发作后常有疲倦乏力等症状。自新生儿至老年均可发病。

"痫"字为"癎"字简体。从"病"从"间",间者,即指其病发作有时,间隔而作。痫病首见于《黄帝内经》,如《素问·奇病论》曰:"人生而有病癫疾者……病名为胎病。此得之在母腹中时,其母有所大惊,气上而不下,精气并居,故令子发为癫疾也。"不仅提出"胎病""癫疾"的病名,而且指出了发病与先天因素有关。治疗则以针刺为主。隋·巢元方《诸病源候论·小儿杂病诸候·痫候》对本病的临床特点有较详细的描述,如"其发之状或口眼相引而目睛上摇,或手足瘛纵,或背脊强直,或颈项反折",书中对本病反复发作的特点、护理、先兆症及风痫、惊痫、食痫病因分类等均有论述。

宋金时代对本病的病因病机有较深刻的认识,如宋·陈言《三因极一病证方论·癫痫叙论》指出:"夫癫痫病,皆由惊动,使脏气不平,郁而生涎,闭塞诸经,厥而乃成。或在母胎中受惊,或少小感风寒暑湿,或饮食不节,逆于脏气。"其指出,惊恐、痰涎、外感、饮食不节等多种因素导致脏气不平,阴阳失调,神乱而病。元·朱丹溪《丹溪心法·痫》认为"无非痰涎壅塞,迷闷孔窍"而成,对后世影响深远。明清时期对该病理法方药的认识逐渐完善。如明·王肯堂《证治准绳·癫狂痫总论》云："要之癫痫狂，大相径庭，非名殊而实一之谓也。"对癫狂痫加以区别，是痫病认识上的一大飞跃。明·龚信《古今医鉴·五痫》指出本病发病特点为"发则猝然倒仆，口眼相引，手足搐搦，背脊强直，口吐涎沫，声类畜叫，食顷乃苏"，并指出其多由七情郁结、感受外邪、惊恐等因素致痰迷心窍而发病，治宜豁痰顺气、清火平肝。

清·程国彭《医学心悟》创制定痫丸，至今仍为痫病治疗的代表方剂。清·李用粹《证治汇补·痫病》提出阳痫、阴痫的分证方法及相应治则治法。清·叶天士《临证指南医案·癫痫》龚商年按语云："痫之实者，用五痫丸以攻风，控涎丸以劫痰，龙荟丸以泻火；虚者当补助气血，调摄阴阳，养营汤、河车丸之类主之。"主张从虚实论治本病。清·程文囿《医述·癫狂痫》引《临证指南》，云："天地一阴阳也，阴阳和则天清地凝，一有偏性，遂有非常之变。人身亦一阴阳也，阴阳和则神清志宁，一有偏胜，则有不测之疴……古人集癫、狂、痫，辨以为阳并于阴，阴并于阳……医者惟调其阴阳，不使有所偏胜，则郁逆自消，而神气得反其常矣。"又引李东垣，曰："皆阳跷、阴跷、督、冲四脉之邪上行而为病。"清·王清任《医林改错》则认为，痫病的发生与"元气虚"和"脑髓瘀血"有关，并创龙马自来丹、黄芪赤风汤治疗本病证属气虚血瘀者，为痫病的治疗开辟了新的途径。

对于痫病的分类，古有五痫之别，又有风痫、惊痫、食痫之分，对其理论和实践意义，亦应采取学习与研究的态度。西医学的癫痫包括原发性癫痫和继发性癫痫，出现大发作、小发作、局限性发作、精神运动性发作等不同类型，均可参考本节内容辨证论治。

二、病因与病机

痫病的病因可分为先天因素和后天因素。先天因素主要为先天禀赋不足或禀赋异常；后天因素包括七情失调、饮食不节、跌仆外伤或患他病至脑窍损伤等。先天或后天因素均可造成脏腑功能失调，偶遇诱因触动，则气机逆乱、元神失控而发病。

1. 先天因素

痫病之始于幼年者多见，与先天因素有密切关系，所谓"病从胎气而得之"。前人多责之于胎儿"在母腹中时，其母有所大惊"所致。若母亲突受惊恐，一则导致气机逆乱，二则导致精伤肾亏，所谓"恐则精却"。若妊娠期间母体多病、过度劳累、服药不当可损及胎儿，使胎气受损，胎儿出生后发育异常，亦发为本病。此外，父母体质虚弱致胎儿先天禀赋不足，或父母本患痫病而脏气不平，胎儿先天禀赋异常，后天亦容易发生痫病。

2. 七情失调

七情失调主要责之于惊恐。如《素问·举痛论》说"恐则气下""惊则气乱"。由于突受大惊大恐，致气机逆乱，痰浊随气上逆，蒙蔽清窍；或五志过极化火生风，或肝郁日久化火生风，风火夹痰上犯清窍，元神失控，发为本病。小儿脏腑娇嫩，元气未充，神气怯弱，更易因惊恐而发生本病。

3. 饮食不节

过食肥甘厚味，损伤脾胃，脾失健运，聚湿生痰，痰浊内蕴，或气郁化火，火邪炼津成痰，积痰内伏，一遇诱因，痰浊或随气逆、或随火炎、或随风动，蒙蔽心神清窍，是以痫证做矣。

4. 脑部外伤

由于跌仆撞击，或出生时难产，均可致颅脑受伤，使神志逆乱，昏不知人，气血瘀阻，则脉络不和，肢体抽搐，遂发痫证。

此外，因外感六淫之邪干扰脏腑之气的平衡，轻者邪退而脏气渐平，重者素来脏腑之气偏颇者，则邪虽退而气机不能和顺。肝失条达，脾失健运，痰浊遂生，肝郁则化火、生风，风火痰相结，侵犯心脑而成本病。

综上所述，先天遗传与后天所伤为两大致病因素，多由痰、火、瘀为内风触动，致气血逆乱，蒙蔽清窍而发病。以心脑神机受损为本，脏腑功能失调为标，其脏气不平，阴阳偏胜，心脑所主之神明失用，神机失灵，元神失控是病机的关键所在。其病位在心脑，与肝脾肾关系密切。

三、诊断与鉴别诊断

【诊断】

1. 起病多骤急，发作前常有眩晕、胸闷、叹息等先兆症状。典型病例发则突然仆倒、不省人事、两目上视、口吐涎沫、四肢抽搐，或口中怪叫、移时苏醒，除疲乏无力外，一如常人，此为大发作的证候特征；也有动作中断，手中物件落地，或头突然向前倾下而后迅速抬起，或两目上吊在数秒至数分钟即可恢复，对上述症状发作后全然不知等，此为小发作。

2. 多有先天因素或家族史。尤其病发于幼年者与此关系密切。每因惊恐、劳累、情志过极、饮食不节或不洁，或头部外伤，或劳欲过度等诱发。

3. 脑电图检查有阳性表现，必要时做颅脑 CT、MRI 检查有助于诊断。

【鉴别诊断】

1. 中风

痫病重证应与中风相鉴别。两者均有突然仆倒、昏不知人的主症，但痫病无半身不遂、口舌歪斜等症；而中风亦无口吐涎沫，两目上视，或病作怪叫等症，以资区别。

2. 厥证

厥证除见突然仆倒、昏不知人的主症外，还有面色苍白、四肢厥冷之症，而无口吐涎沫、两目上视、四肢抽搐和病作怪叫之见症，临床上不难区别。

四、辨证要点与治疗原则

【辨证要点】

1. 辨病情轻重

判断本病之轻重决定于两个方面，一是病发持续时间之长短，一般持续时间长则病重，短则病轻；二是发作间隔时间之久暂，即间隔时间久则病轻，短暂则病重。其临床表现的轻重与痰结之浅深和正气之盛衰密切相关。

2. 辨证候虚实

痫病之风痰闭阻、痰火扰神属实，而心脾两虚、肝肾阴虚属虚。发作期多实或实中夹虚，休止期多虚或虚中夹实。阳痫发作多实，阴痫发作多虚。

【治疗原则】

病发即急，以开窍醒神治其标；平时病缓则去邪补虚以治其本，是谓本病之大法。临证时前者多以豁痰息风、开窍定痫法，后者宜健脾化痰、补益肝肾、养心安神法治之，而调养精神、注意饮食、劳逸适度实属重要。

五、辨证论治

（一）发作期

1. 阳痫

【症状】病发前多有眩晕、头痛而胀、胸闷乏力、喜伸欠等先兆症状，或无明显症状，旋即仆倒，不省人事，面色潮红，紫红，继之转为青紫或苍白，口唇青紫，牙关紧闭，两目上视，项背强直，四肢抽搐，口吐涎沫，或喉中痰鸣，或发怪叫，甚则二便自遗。移时苏醒，除感疲乏、头痛外，一如常人。舌质红，苔多白腻或黄腻，脉弦数或弦滑。

【治法】急以开窍醒神，继以泄热涤痰息风。

【方药】黄连解毒汤合服定痫丸加减。

黄芩，黄连，黄柏，栀子，竹沥，贝母，胆南星，半夏，茯苓，橘皮，生姜，天麻，全蝎，僵蚕，麦冬，丹参，茯神，朱砂，琥珀，石菖蒲，甘草。

【临床运用】发作时急以针刺水沟、十宣、合谷等穴以醒神开窍；或以清开灵注射液静脉滴注；或灌服黄连解毒汤，方以黄芩、黄连、黄柏、栀子泻上中下三焦之火；或以此汤送服定痫丸，有豁痰开窍、息风止痉之功。方中竹沥、贝母、胆南星苦凉性降，用以清化热痰，其中贝母甘润，使苦燥而不伤阴；半夏、茯苓、橘皮、生姜相合，用以燥湿化痰，兼以健脾开胃，以助祛痰之力；天麻、全蝎、僵蚕相合偏温，功善息风止痉，且得天麻之甘平质柔而使诸药不燥；麦冬、丹参、茯神偏凉清心，朱砂、琥珀偏凉质重而镇心，上五味相合，以奏安神之功；石菖蒲辛温芳香，同长于通心气而祛痰之远志相合，则能化痰浊、开心窍，一则可以加强方中化痰之力，二则能加强方中开窍之功；甘草调和诸药。诸药相配寒热相宜，燥中有润。

热甚者可选用安宫牛黄丸清热化痰、开窍醒神，或紫雪丹清热息风止痉；大便秘结加生大黄、芒硝、枳实、厚朴等泻下通便。

2. 阴痫

【症状】发病则面色晦暗青灰而黄，手足清冷，双眼半开半合，昏愦，偃卧，拘急，或抽搐时作，口吐涎沫，一般口不啼叫，或声音微小，醒后周身疲乏，或如常人；或仅表现为一过性呆木无知，不闻不见，不动不语，数秒至数分钟即可恢复，恢复后对上述症状全然不知，多一日数次或十数次频作。平素多见神疲乏力、恶心泛呕、胸闷咳痰、纳差便溏等症。舌质淡，苔白腻，脉多沉细或沉迟。

【治法】急以开窍醒神，继以温化痰涎，顺气定痫。

【方药】五生饮合二陈汤加减。

生南星，生半夏，生白附子，川乌，黑豆。

【临床运用】昏仆者急以针刺水沟、十宣穴开窍醒神，继用参附注射液静脉滴注；或灌服五生饮，方以生南星、生半夏、生白附子辛温祛痰，半夏又能降逆散结；川乌大辛大热，散寒除积滞；黑豆补肾利湿，可合二陈汤健脾除痰。诸药共奏温化除痰定痫之功。

（二）发作期

1. 痰火扰神

【症状】急躁易怒，心烦失眠，咳痰不爽，口苦咽干，便秘溲黄。病发后，症情加重，甚则彻夜难眠，目赤，舌红，苔黄腻，脉多沉弦滑而数。

【治法】清肝泻火，化痰宁神。

【方药】龙胆泻肝汤合涤痰汤加减。

龙胆，黄芩，栀子，贝母，瓜蒌，竹茹，胆南星，茯苓，橘红，枳实，石菖蒲，远志，石决明，牡蛎。

【临床应用】有肝火动风之势者，加天麻、钩藤、地龙、全蝎以平肝息风；大便秘结者，加大黄、芒硝泻下通便；彻夜难寐者，加酸枣仁、柏子仁、五味子以养心安神。

2. 肝肾阴虚

【症状】痫病频作，神思恍惚，面色晦暗，头晕目眩，两目干涩，耳轮焦枯不泽，健忘失眠，腰膝酸软，大便干燥。舌红苔薄黄，脉沉细而数。

【治法】滋养肝肾，填精益髓。

【方药】大补元煎加减。

熟地黄，枸杞子，山茱萸，杜仲，人参，炙甘草，山药，大枣，鹿角胶，龟甲胶，牡蛎，鳖甲，石菖蒲，远志。

【临床应用】若神思恍惚，持续时间长者，可合酸枣仁汤加阿胶、龙眼肉养心安神；恐惧、焦虑、忧郁者，可合甘麦大枣汤以缓急安神；若水不制火，心肾不交者，合交泰丸加减以清心除烦；大便干燥者，加玄参、肉苁蓉、火麻仁以养阴润肠通便。

3. 脾虚痰盛

【症状】平素神疲乏力，少气懒言，胸脘痞闷，纳差便溏。发作时面色晦暗或㿠白，四肢不温，蜷卧拘急，呕吐涎沫，叫声低怯。舌质淡，苔白腻，脉濡滑或弦细滑。

【治法】健脾化痰。

【方药】六君子汤加减。

党参，茯苓，白术，炙甘草，陈皮，半夏，竹茹，白豆蔻，砂仁，石菖蒲，远志，琥珀。

【临床应用】痰浊盛而恶心呕吐痰涎者，加胆南星、瓜蒌、旋覆花化痰降浊；便溏者，加薏苡仁、炒扁豆、炮姜等健脾止泻；脘腹饱胀、饮食难下者，加神曲、谷芽、麦芽以消食和胃；兼见心脾气血两虚者，合归脾汤加减；若精神不振，久而不复，当大补精血，益气养神，宜常服紫河车大造丸。

4. 瘀阻脑络

【症状】平素头晕头痛，痛有定处，常伴单侧肢体抽搐，或一侧面部抽动，颜面口唇青紫。舌质暗红或有瘀斑，舌苔薄白，脉涩或弦。多继发于中风、颅脑外伤、产伤、颅内感染性疾患后。

【治法】活血化瘀，息风通络。

【方药】通窍活血汤加减。

石菖蒲，远志，老葱，赤芍，川芎，桃仁，红花，地龙，天麻，僵蚕，全蝎，龙骨，牡蛎。

【临床应用】肝阳上亢者，加钩藤、石决明、白芍以平肝潜阳；痰涎偏盛者，加半夏、胆南星、竹茹以化痰泻浊；纳差乏力、少气懒言、肢体瘫软者，加黄芪、党参、白术以补中益气。

■‖‖六、名医经验精粹‖‖■

1. 龚信

《古今医鉴·五痫》曰："痫者有五等，而类五畜，以应五脏。发则猝然倒仆，口眼相引，手足抽搐搦，背脊强直，口吐涎沫，声类畜叫，食倾乃苏。原其所由，或因七情之气郁结，或为六淫之邪所干，或因受大惊恐，神气不舍，或自幼受惊，感触而成，皆是痰迷神窍，如痴如愚。治之不需分五，俱宜豁痰顺气，清火平肝。"

——龚信. 古今医鉴［M］. 北京：中国中医药出版社，1997.

2. 朱丹溪

《丹溪心法·痫》曰："痫症有五，马、牛、鸡、猪、羊……以其病状偶类之耳，无非痰涎壅塞，迷闷孔窍，发则头旋颠倒，手足搐搦，口眼相引，胸背强直，叫吼吐沫，食顷乃苏，宜星香散加全蝎三个。"

——朱丹溪. 丹溪心法［M］. 北京：中国中医药出版社，2008.

3. 龚廷贤

《寿世保元·痫症》云："盖痫疾之原，得之惊，或在母腹之时，或在有生之后，必因惊恐而致疾。盖恐则气下，惊则气乱，恐气归肾，惊气归心。并于心肾，则肝脾独虚，肝虚则生风，脾虚则生痰。蓄极而通，其发也暴，故令风痰上涌而痫作矣。"

——龚廷贤. 寿世保元［M］. 2版. 北京：人民卫生出版社，2005.

4. 王肯堂

《证治准绳·癫狂痫总论》曰："痫病发则昏不知人，眩仆倒地，不省高下，甚至瘛疭抽掣，目上视，或口眼㖞斜，或口作六畜之声。"《证治准绳·痫》："痫病与卒中痉病相同，但病仆时口中作声，将醒时吐涎沫，醒后又复发，有连日发者，有一日三五发者。中风中寒中暑之类则仆时无声，醒时无涎沫，醒后不再复发。痉病虽亦时发时止，然身强直反张如弓，不如痫之身软，或口猪犬牛羊之鸣也。"

——王肯堂. 证治准绳［M］. 2版. 北京：人民卫生出版社，2005.

5. 叶天士

《临证指南医案·癫痫》曰："痫病或由惊恐，或由饮食不节，或由母腹中受惊，以致脏气不平，经久失调，一触积痰，厥气内风，猝然暴逆，莫能禁止，待其气反然后已。"

——叶天士.临证指南医案［M］.北京：民卫生出版社，2006.

▮▮七、名方应用精析 ▮▮

1. 定痫丸

[来源]《医学心悟》第四卷，云"痫者，忽然发作，眩仆倒地，不省高下，甚则瘛疭抽掣，目斜口㖞，痰涎直流，叫喊作畜声，医家听其五声，分为五脏。如犬吠声，肺也；羊嘶者，肝也；马鸣者，心也；牛吼者，脾也；猪叫者，肾也。虽有五脏之殊，而为痰涎则一，定痫丸主之。既愈之后，则用河车丸以断其根。"

[药物组成] 明天麻一两，川贝母一两，胆南星（九制者）五钱，半夏（姜汁炒）一两，陈皮（洗去白）七钱，茯苓（蒸）一两，茯神（去木蒸）一两，丹参（酒蒸）二两，麦冬（去心）二两，石菖蒲（石杵碎，取粉）五钱，远志（去心，甘草水泡）七钱，全蝎（去尾，甘草水洗）五钱，僵蚕（甘草水洗，去嘴炒）五钱，真琥珀（腐煮灯草研）五钱，辰砂（细研，水飞）三钱。

[煎服方法与服用宜忌] 用竹沥一小碗，姜汁一杯，再用甘草四两熬膏，和药为丸，如弹子大，辰砂为衣。每服一丸，照五痫分饮下。犬痫，杏仁乌梅煎汤化下；羊痫，薄荷三分煎汤化下；马痫，麦冬二钱煎汤化下；牛痫，大枣二枚煎汤化下；猪痫，黑料豆三钱煎汤化下。日再服。本方内加人参三钱尤佳。现代用法：共为细末，用甘草120g熬膏，加竹沥100mL、姜汁50mL，和匀调药为小丸，每服6g，早晚各一次，温开水送下。本方涤痰息风重在治标，待其痫证缓解，则须化痰与培本兼顾，并应注意饮食，调摄精神，避免过劳，扶其正气，以收全功。

[主治病证] 痰热痫证。忽然发作，眩仆倒地，不省高下，目斜口歪，甚则抽搐，痰涎直流，叫喊作声，舌苔白腻微黄，脉弦滑略数。男妇小儿痫证，并皆治之。凡癫狂证，亦有服此药而愈者。

[方义阐释] 本方证由风痰蕴热，上蒙脑窍所致。每因惊恐恚怒，气机逆乱，阳亢化风，触动积痰，痰随风动，上蒙脑窍而猝然眩仆倒地；肝

风内动，故见目睛上视，甚或手足抽搐；痰涎壅盛则口吐白沫，喉中痰鸣；舌脉为风痰蕴热之象。急当涤痰息风，开窍安神为治。方中竹沥、贝母、胆南星苦凉性降，清热化痰，其中竹沥尚能镇惊利窍，贝母功擅开郁散结，胆南星兼具息风解痉；半夏、陈皮、茯苓相合，温燥化痰、理气和中，是取二陈汤之义；全蝎、僵蚕、天麻功专平肝息风而止痉。以上为本方涤痰息风的主要组成部分。又伍石菖蒲、远志、茯神，祛痰开窍、宁心安神；丹参、麦冬偏凉清心，麦冬甘润又能养阴润燥，合贝母可防半夏、陈皮、全蝎、僵蚕辛烈伤阴；琥珀、辰砂镇心安神；甘草调和诸药。加入姜汁者，意在温开以助化痰利窍，并防竹沥、胆南星、贝母寒凉，有碍湿痰之消散。

2. 六君子汤

[来源]《医学正传》卷之三。

[药物组成] 陈皮一钱，半夏一钱半，茯苓一钱，甘草五分，人参一钱，白术一钱半。

[煎服方法与服用宜忌] 上细切，作一服，加大枣二枚，生姜三片，新汲水煎服。

[主治病证] 脾胃气虚兼痰湿证：食少便溏，胸脘痞闷，呕逆等。

[方义阐释] 此方益气健脾、燥湿化痰。丹溪云：凡伤寒发呃，有四证，不可不辨。有中气不足，脉虚微，气不相续而发呃者，宜用补中益气汤加生脉散、黄柏以降虚火，或少加附子，服之立愈；有阳明内实，失下而发呃者，宜大承气汤下之而愈；有渴而饮水太过，成水结胸，而又发呃者，宜小陷胸汤，或用小青龙汤去麻黄，加附子治水寒相搏发呃，大妙；有传经伤寒热证，医者误用姜桂等热药，助起火邪，痰火相搏而为咳逆者，宜用黄连解毒、白虎汤及竹沥之类治疗。

3. 大补元煎

[来源]《景岳全书》卷五十。

[药物组成] 人参补气补阳，以此为主，少则用一二钱，多则用一二两；山药炒，二钱；熟地补精补阴，以此为主，少则用二三钱，多则用二三两；杜仲二钱；当归二三钱，若泄泻者去之；山茱萸一钱，如畏酸吞酸者去之；枸杞二三钱；炙甘草一二钱。

[煎服方法与服用宜忌] 水二盅，煎七分，食远温服。现代服用方法：

用水 400mL，煎至 280mL，空腹时温服。

[主治病证] 治男妇气血大坏，精神失守危剧等证。

[方义阐释] 此方回天赞化、救本培元第一要方。如元阳不足多寒者，于本方加附子、肉桂、炮姜之类，随宜用之；如气分偏虚者，加黄芪、白术；如胃口多滞者不必用；如血滞者，加川芎，去山茱萸；如滑泄者，加五味、故纸之类。

▰▰▰ 八、名医医案精选 ▰▰▰

【案一】癫痫案（火郁血滞证）

叶氏每遇经来紫黑，痫疾必发。暮则惊呼声震，昼则神呆，面青多笑。火风由肝而至。泄胆热以清神，再商后法。

牡丹皮，丹参，细生地，黑山栀，茺蔚子，胡黄连。调入琥珀末。

按：此证乃肝郁化火，灼血为瘀，故经来紫黑；瘀热攻心扰神，发为痫疾。又"胆络通心"，按"实则泻其腑"原则，治以泄胆热以清神。药以牡丹皮、丹参、细生地、茺蔚子凉血活血化瘀；黑山栀、胡黄连清热泻火；琥珀安神，并导瘀热下行。热清瘀去，神安，痫疾平。

——叶天士．临证指南医案．[M]．北京：中国中医药出版社．2008.

【案二】痫证案（疟邪不彻、痰瘀互结证）

徐某，女，40 岁。去年 4 月患疟疾之后，时时发作抽筋，同时神志昏迷，半日始醒，平时头昏。脉右弦滑数，左细数带滑。

辨证：疟邪不彻，痰瘀互结，上扰清空，发为痫症。

治法：祛疟劫痰，开窍定痫。

处方：何人饮合温胆汤加减。

制首乌9g，当归9g，党参9g，生白芍12g，生甘草4.5g，陈皮9g，半夏曲9g（包煎），茯苓9g，生苡仁12g，炒枳壳9g，白金丸15g（包煎），大枣五枚。7剂，水煎服。

二诊：服药后抽筋未发，但晚上失眠。脉右滑数，左细数带滑，苔净。治用十味温胆出入。

处方：生白术9g，朱茯苓9g，陈皮4.5g，炒枳壳4.5g，党参9g，炒枣仁9g，远志3g，炙甘草3g，全当归9g。7剂，水煎服。

三诊：患者抽筋迄今未发，时有头昏，睡眠已安。脉沉细，舌红。据云服初诊方药时月经先期而至（距上次月经只有半月余），拖延至今已有半月未净。此郁热得泄，原属佳象，但亦不可使其血去过多。

处方：女贞子9g，墨旱莲9g，制首乌9g，全当归9g，牡丹皮4.5g，朱茯苓9g，生甘草3g，淮小麦9g，赤芍15g，白芍4.5g，生牡蛎15g（先煎）。7剂，水煎服。

1977年10月随访，患者以后未发作。

按：本案首方用何人饮（何首乌、当归、人参、陈皮、煨姜）合温胆汤加减，一治其疟邪之不彻，一散其痰瘀之互结，药后中病，月经早期而至，郁热得有去路。但在三诊时脉由滑数转为沉细，经未止而舌红，阴虚端倪已见，故转方为凉血清热、和营润燥。虽不重用镇痫之药而痫自止，盖由"伏其所主而先其所因"，故能奏效。

——夏翔，王庆其. 历代名医医案精选. ［M］. 上海：上海人民出版社. 2004.

【案三】痫证案（风痰上扰证）

高某，女，43岁。患者自7岁即患癫痫，13岁服单方而获愈，至23岁产育时又骤然复发。于是每在月经前后发病，先神情呆滞，继而惊叫，昏晕跌仆，四肢抽搐，口吐白沫，舌体咬破，迨苏醒则剧烈头痛，伴有泛呕。脑电图检查确诊为癫痫。近年症情加重，甚或一日二发，平时头晕胀痛、胸闷心悸、夜寐不宁，长期病假。癫痫经久不瘳，恒在经期而作，愈发愈频。发作时惊叫昏仆，口流涎沫，手足抽搐，醒后头疼，泛呕，胸闷心慌，夜不安寐。脉细滑，舌苔薄腻，质胖。

辨证：肝阳不潜，风痰上扰清窍。

治法：平肝潜阳，息风化痰。

处方：导痰汤合白金丸。

炒白芍9g，生石决15g（先煎），珍珠母30g（先煎），景天三七15g，徐长卿15g，钩藤9g（后下），白蒺藜9g，炙远志3g，生白术9g，陈胆星3g，制半夏5g，炒陈皮5g，炒枳壳5g，炒竹茹5g，白金丸5g（分吞）。

二诊：癫痫发作次数已减，症情亦见缓和，平时头晕心悸之象均平，脉细滑，舌苔薄腻，仍守前法增删。

处方：水牛角30g（先煎），白蒺藜9g，钩藤9g（后下），生石决30g

（先煎），珍珠母 30g（先煎），徐长卿 15g，景天三七 15g，陈胆星 3g，生香附 9g，赤芍 15g，白芍 9g，制半夏 5g，炒陈皮 5g，炒枳壳 5g，炒竹茹 5g，香谷芽 12g，白金丸 6g（分吞）。

患者停止其他治疗，坚持服用中药。近 2 年中，平均每年小发作一二次，且均有诱因，如连续劳累、情绪紧张、惊吓恼怒等。病发前略感头晕、神志瞬间迷蒙，但不昏倒，醒后一如常人。平时精神振奋，已重返工作岗位，能完成教学任务。

按：痫证，总由肝血不足，阳越风旋，触及积痰，壅滞气机，蒙扰清窍，因而昏晕跌仆，口吐涎沫，四肢抽搐，迨风定阳潜，气顺痰伏，则霍然回苏。妇女经期血室空虚，风阳每多升动，更易引发。治疗宜平肝以制风阳之鼓荡，化痰以截痰病之根株。平肝非介类莫属，二陈化痰，犹嫌其力逊，常用导痰汤合白金丸，取胆星助半夏，枳实助陈皮，共奏开导之功；再藉矾郁之涤痰理气，气行则痰无所隐，风息则痫自得已，法固无能善于斯者矣。然服药必持之以恒，日久当可获效。

——张镜人. 中华名中医治病囊秘（张镜人卷）［M］. 上海：文汇出版社. 1998.

【案四】痫证案（风阳扰动、痰瘀阻络证）

朱某，女，16 岁。患者 4 年前于上课时，突然神志不清，四肢抽搐，口吐白沫，持续 4 分钟后自行苏醒，醒后头痛明显，对发作不能记忆，外院行头颅 CT 检查无异常，脑电图示左中央痫性放电。因恐惧西药副作用而未服药治疗，半月后再次类似发作。平素精神紧张，夜寐梦语，纳呆，二便尚调。舌质红，苔薄腻，脉细弦。

辨证：风阳扰动，痰瘀阻络。

治法：平肝息风，活血通络，化痰定痫。

处方：明天麻 6g，嫩钩藤 15g（后下），炙僵蚕 9g，炙地龙 6g，菖蒲 9g，远志 4.5g，白芍 30g，丹参 15g，炙甘草 9g，淮小麦 30g，大枣 5 枚，陈皮 6g，生南星 9g。

另，蝎蜈胶囊 5 粒，每日 2 次口服。

二诊：上方续服 1 年余，癫痫每隔半年发作一次，程度明显减轻，四肢抽搐不明显，醒后也无头痛感。诉平素易惊恐，胃纳增。舌淡红，苔薄白，脉细弦。再守原意增减。

处方：明天麻 6g，嫩钩藤 15g（后下），炙僵蚕 9g，炙甘草 9g，淮小麦 30g，大枣 9g，菖蒲 9g，炙远志 4.5g，白芍 30g，黄芪 12g，生南星 9g，铁落 60g（先煎）。

另，蝎蜈胶囊 5 粒，每日 2 次口服。

患者此方连服 3 年，其间未有癫痫发作，脑电图复查正常，精神振作，纳佳便调，学习成绩亦有提高，嘱渐停药。

按：癫痫之为病，病因不离"惊""风""痰""瘀"，治疗法则不外镇静、息风、豁痰、化瘀，然遣方选药精细与否、权衡功效是否得当将直接影响疗效。先生以为，癫痫之治疗无须分发作期以攻邪为主、间隙期以补虚为主，只要虚象显著，即可使用补益法，但不宜滋腻。祛邪药物之使用，除选用天麻、钩藤以平肝息风，菖蒲、远志化痰定志外，常用全蝎、蜈蚣、僵蚕、地龙四虫相配，具有镇静、息风、豁痰、化瘀之全能，力专效宏。其中全蝎、蜈蚣宜研粉吞服。生南星具有息风、豁痰、定痫作用，白芍酸入肝，养血柔肝以平肝息风，能息风止痉，配伍使用均可提高疗效。本案首诊即采用以上方法，因患者尚具有情志紧张、夜寐梦语等症，故加用甘麦大枣汤甘以缓急，养心安神。用药 1 年，癫痫发作明显减少，二诊时再守原意，因病久气虚，而加用黄芪，同时加用生铁落重镇安神，连用三年均未发作，即告痊愈。

——夏翔，王庆其．历代名医医案精选．[M]．上海：上海人民出版社．2004.

【案五】痫病案（肝肾阴虚证）

患者，女，20 岁，1979 年 3 月 4 日初诊。患者十余年来反复发作昏厥抽搐，多发于黎明，发时突然昏仆，伴有肢体抽搐、口吐白沫、咬破舌肌等症，发后昏睡，醒如常人。多家医院诊断为癫痫，但服苯妥英钠等抗癫痫药不能控制。平素常苦头角昏痛，口干喜饮，纳可，二便正常。舌苔薄，舌质红，脉细弦兼数。

辨证：风痰内闭，心肝火盛，肝肾阴伤。

治法：化痰息风，清心平肝，滋养肝肾。

处方：钩藤 15g，紫贝齿 30g（先煎），蝉蜕 5g，僵蚕 10g，胆南星 5g，生地 15g，白芍 12g，炒黄芩 10g，阿胶 10g（烊冲），丹参 12g。7 剂，常法煎服。

另，定痫丸，每次 5g，每日 2 次，口服。

二诊（3 月 16 日）：患者药后昏厥抽搐发作减少，仅于 3 月 10 日卧时发作一次，自觉心慌，内热，舌苔薄，舌质偏红，脉细滑。药已中的，原意再进，佐清虚火。原方加白薇 12g，7 剂。继续口服定痫丸，每次 5g，每日 2 次。

其后，患者未再来复诊。2000 年 11 月 2 日，因介绍其他患癫痫病亲友前来求诊，其家属将以前所诊病历带来，转诉服上药后至今二十余年癫痫未作。

按：本例辨证以风痰内闭为标，肝肾阴虚为本，以致风火上炎，痰因火动。故治以钩藤、紫贝齿平肝息风；蝉蜕、僵蚕、胆南星息风化痰；炒黄芩清泻肝火；火郁阴伤，用生地黄、白芍、阿胶养阴息风；久病络瘀，佐以一味丹参活血化瘀通络，并能安神宁心。诸药合用，共奏息风化痰、清心平肝、养阴活血之功。《医学心悟》定痫丸一方，能息风化痰，宁心安神。汤丸并进，相得益彰，协同奏效。故一诊即已见效，二诊又加入清热凉血的白薇，陶弘景云白薇"疗惊邪、风狂、痉病"。药服 14 剂，十年顽疾竟能蠲除，历二十多年亦不复发。

——周仲瑛. 周仲瑛临床经验辑要［M］. 北京：中国医药科技出版社. 1998.

第二十一章 痴 呆

一、概念、沿革及临床特点

痴呆，多由七情内伤、久病年老等病因，导致髓减脑消、神机失用而致，是以呆傻愚笨为主要临床表现的一种神志疾病。其轻者可见寡言少语、反应迟钝、善忘等症；重则表现为神情淡漠、终日不语、哭笑无常、分辨不清昼夜、外出不知归途、不欲食、不知饥、二便失禁等，生活不能自理。本病在心脑病证中较为常见，可发于各个年龄阶段，但以老年阶段最常见。据国外资料，在 65 岁以上老人中，明显痴呆者占 2%～5%，80岁以上者增加 15%～20%，如以轻中度痴呆合并估计，则要超过上述数字2～3 倍之多。近年来我国人民平均寿命明显延长，老年人在人口构成中所占比例逐渐增高，今后本病的发生率必将增高。本病属疑难之症，中医药治疗具有一定疗效，尤其是近几年来，对本病开展了前瞻性多途径临床研究，疗效有较大提高。

古医籍中有关痴呆的专论较少，与本病有关的症状、病因病机、治疗预后等认识散见于历代医籍的其他篇章中。《黄帝内经》中有类似痴呆症状的描述，如《灵枢·天年》云："六十岁，心气始衰，苦忧悲，血气懈惰，故好卧……八十岁，肺气衰，魄离，故言善误。"唐·孙思邈在《华佗神医秘传》中首倡"痴呆"病名。明·张景岳《景岳全书·杂证谟》有"癫狂痴呆"篇，指出该病由郁结、不遂、思虑、惊恐等多种病因积渐而成，临床表现变化多端，并指出病机为"逆气在心或肝胆二经，气有不清而然"，至于其预后则有"有可愈者，有不可愈者，亦在乎胃气、元气之强弱"之说，至今仍对临床有指导意义。清·陈士铎《辨证录》立有"呆病门"，对呆病症状描述甚详，认为其主要病机在于肝郁乘脾、痰积胸中、弥漫心窍，使神明不清而发病，治疗应以开郁逐痰、健胃通气为主要方法，立有洗心汤、转呆丹、还神至圣汤等方，对临床治疗有一定参考价值。清·王清任《医林改错·脑髓说》曰："小儿无记性者，脑髓未满；高年无记性者，脑髓渐空。"说明年老肝肾亏损，脑髓失充是本病的主要原因。清·叶天士《临症指南医案·中风》云"（中风）初起神呆遗弱，老人厥中显然"；及清·沈金鳌《杂病源流犀烛·中风源流》曰"中风后善忘"等，是中医学关于血管性痴呆的记载。

西医学的痴呆综合征，包括阿尔茨海默病、血管性痴呆、混合性痴呆及脑叶萎缩症、正压性脑积水、脑淀粉样血管病、代谢性脑病、中毒性脑病等可参考本节进行辨证论治。

二、病因与病机

本病的形成以内因为主，由于七情内伤、久病不复、年迈体虚等，致气血不足、肾精亏虚、痰瘀阻痹，渐使脑髓空虚、脑髓失养。其基本病机为髓减脑消，神机失用。其病位在脑，与心肝脾肾功能失调密切相关。其证候特征以气血、肾精亏虚为本，以痰浊、瘀血之实邪为标，临床多见虚实夹杂之证。

1. 脑髓空虚

脑为元神之府，神机之源，一身之主。由于年老肾衰，久病不复等，导致脑髓空虚，则神机失用，而使智能、思维活动减退，甚至失常。

2. 气血不足

心为君主之官而主神明。多因年迈久病，耗伤气血，或脾胃虚衰，气血生化乏源，导致心之气血虚衰，神明失养而心神涣散，呆滞善忘。

3. 肾精亏损

肾主骨生髓而通于脑，脑为髓海。年老久病致肾精亏损，脑髓失充，神机失控，阴阳失司而呆滞愚钝，动作笨拙。

4. 痰瘀痹阻

七情所伤，肝郁气滞，气机不畅则血涩不行，气滞血瘀，蒙蔽清窍，或肝郁气滞，横逆犯脾，脾胃功能失调，不能转输运化水湿，酿生痰湿，痰蒙清窍，痰郁久化火，扰动心神，均可使神明失用；或瘀血内阻，脑脉不通，脑气不得与脏气相接；或日久生热化火，神明被扰，则性情烦乱，忽哭忽笑，变化无常。

总之，本病的发生，不外乎虚、痰、瘀，并且三者互为影响。虚指气血亏虚，脑脉失养，阴精亏空，髓减脑消；痰指痰浊中阻，蒙蔽清窍，痰火互结，上扰心神；瘀指瘀血阻痹，脑脉不通，瘀血阻滞，蒙蔽清窍。

三、诊断与鉴别诊断

【诊断】

1. 智能缺损，其严重程度足以妨碍工作学习和日常生活。轻度，工作学习和社交能力下降，尚保持独立生活能力；中度，除进食、穿衣及大小便可自理外，其余生活靠他人帮助；重度，个人生活完全不能自理。

2. 记忆近事能力减弱，对新近发生的事件常有遗忘。

3. 抽象概括能力明显减退；或判断力明显减退；或失语、失用、失认，计算、构图困难等。

4. 性格改变，孤僻，表情淡漠，语言重复，自私狭隘，顽固固执；或无理由的欣快，易于激动或暴怒，道德伦理缺乏，不知羞耻等。

5. 起病隐袭，发展缓慢，渐进加重，病程一般较长。但也有少数病例起病较急。

6. 精神检查、颅脑 CT 等有助于诊断。

【鉴别诊断】

1. 郁病

痴呆的神志异常需与郁病中的脏躁一证相鉴别。脏躁多发于青中年女性，多在精神因素的刺激下呈间歇性发作，不发作时可如常人，且无智能、人格方面的变化；而痴呆可见于任何年龄，尤多见于中老年人，男女发病无明显差别，且病程迁延，其心神失常症状不能自行缓解，并伴有明显的智力、记忆力、计算力及人格情感的变化。

2. 癫病

癫病以沉默寡言、情感淡漠、语无伦次、静而多喜为特征，俗称"文痴"，以成年人多见；而痴呆则属智能活动障碍，是以神情呆滞、愚笨迟钝为主要临床表现的神志疾病，多发于老年人。另一方面，痴呆的部分症状可自制，治疗后有不同程度的恢复。重症痴呆患者与癫病在精神症状上有许多相似之处，临床难以区分。精神检查、CR、CT 检查等有助于鉴别。

3. 健忘

健忘是指记忆力差，遇事善忘的一种病证；而痴呆则以神情呆滞、反应迟钝、动作笨拙为主要表现，其不知前事或问事不知等表现，与健忘之"善忘前事"有根本区别。痴呆根本不知前事，而健忘则晓其事而易忘，且健忘不伴有神志障碍。健忘可以是痴呆的早期临床表现，这时可不予鉴别。由于外伤、药物所致健忘，一般经治疗后可以恢复。精神检查、CT、CR 检查有助于两者的鉴别。

四、辨证要点与治疗原则

【辨证要点】

辨明虚实与主病之脏腑。本虚者，辨明是气血亏虚，还是阴精衰少；标实者，辨明是痰浊或痰火为病，还是瘀血为患。本虚标实，虚实夹杂者，应分清主次。并注意结合脏腑辨证，详辨主要受病之脏腑。

【治疗原则】

虚者补之，实者泻之，因而补虚益损、解郁散结是其治疗大法。同时在用药上应重视血肉有情之品的应用，以填精补髓。此外，移情易性，智力和功能训练与锻炼有助于康复与延缓病情。对脾肾不足、髓海空虚之证，宜培补先天、后天，使脑髓得充、化源得滋。凡痰浊、瘀血阻滞者，当化痰活血，配以开窍通络，使气血流通，窍开神醒。

五、辨证论治

1. 髓海不足

【症状】智能减退，记忆力和计算力明显减退，头晕耳鸣，懒情思卧，齿枯发焦，腰酸骨软，步行艰难。舌瘦色淡，苔薄白，脉沉细弱。

【治法】补肾益髓，填精养神。

【方药】七福饮。

人参，熟地黄，当归，白术，炙甘草，枣仁，远志。

【临床应用】方中重用熟地黄以滋阴补肾，以补先天之本；人参、白术、炙甘草益气健脾，用以强壮后天之本；当归养血补肝；远志、枣仁宣窍化痰。本方填补脑髓之力尚嫌不足，可选加鹿角胶、龟甲胶、阿胶、紫河车等血肉有情之品，以填精补髓。还可以本方制蜜丸或膏滋以图缓治，也可用河车大造丸大补精血。

2. 脾肾两虚

【症状】表情呆滞，沉默寡言，记忆减退，失认失算，口齿含糊，词不达意，伴气短懒言、肌肉萎缩、食少纳呆、口涎外溢、腰膝酸软，或四肢不温、腹痛喜按、泄泻。舌质淡白，舌体胖大，苔白，或舌红，苔少或无苔，脉沉细弱。

【治法】补肾健脾，益气生精。

【方药】还少丹。

干山药，牛膝，山茱萸，白茯苓，五味子，肉苁蓉，石菖蒲，巴戟天，远志，杜仲，楮实子，舶上茴香，枸杞子，熟干地黄。

【临床应用】方中熟干地黄、枸杞子、山茱萸滋阴补肾；肉苁蓉、巴戟天、舶上茴香温补肾阳；杜仲、牛膝、楮实子补益肝肾；茯苓、白山药、大枣益气健脾而补后天；远志、五味子、石菖蒲养心安神开窍。如见气短乏力较著，甚至肌肉萎缩，可配伍紫河车、阿胶、川断、杜仲、鸡血藤、何首乌、黄芪等以益气养血。

若脾肾两虚，偏于阳虚者，出现四肢不温、形寒肢冷、五更泄泻等症，方用金匮肾气丸温补肾阳，再加紫河车、鹿角胶、龟甲胶等血肉有情之品，填精补髓；若伴有腰膝酸软、颧红盗汗、耳鸣如蝉、舌瘦质红、少苔、脉弦细数者，是为肝肾阴虚，可用知柏地黄丸滋养肝肾。

3. 痰浊蒙窍

【症状】表情呆钝，智力衰退，或哭笑无常，喃喃自语，或终日无语，伴不思饮食，脘腹胀痛，痞满不适，口多涎沫，头重如裹。舌质淡，苔白腻，脉滑。

【治法】健脾化浊，豁痰开窍。

【方药】洗心汤。

人参，茯神，半夏，陈皮，神曲，甘草，附子，石菖蒲，酸枣仁。

【临床应用】方中人参、甘草益气；半夏、陈皮健脾化痰；附子协助参、草以助阳气，俾正气健旺则痰浊可除；茯神、酸枣仁宁心安神；石菖蒲芳香开窍；神曲和胃。脾气亏虚明显者，可加党参、茯苓、黄芪、白术、山药、麦芽、砂仁等健脾益气之品，以截生痰之源；若头重如裹、哭笑无常、喃喃自语、口多涎沫者，痰浊壅塞较著，重用陈皮、半夏，配伍胆南星、莱菔子、佩兰、白豆蔻、全瓜蒌、贝母等豁痰理气之品；若痰郁久化火，蒙蔽清窍，扰动心神，症见心烦躁动，言语颠倒，歌笑不休，甚至反喜污秽等，宜用涤痰汤涤痰开窍，并加黄芩、黄连、竹沥以增强清化热痰之力。

4. 瘀血内阻

【症状】表情迟钝，言语不利，善忘，易惊恐，或思维异常，行为古怪，伴肌肤甲错、口干不欲饮、双目暗晦。舌质暗或有瘀点瘀斑，脉细涩。

【治法】活血化瘀，开窍醒脑。

【方药】通窍活血汤。

赤芍，川芎，桃仁（研泥），大枣，红花，葱白，生姜，麝香。

【临床应用】方中麝香芳香开窍，并活血散结通络；桃仁、红花、赤芍、川芎活血化瘀；大枣、葱白、生姜散达升腾，使行血之品能上达颠顶，外彻肌肤；常加石菖蒲、郁金开窍醒脑。如久病气血不足，加党参、黄芪、熟地黄、当归以补益气血；瘀血日久，瘀血不去，新血不生，血虚明显者，可加当归、鸡血藤、三七以养血活血；瘀血日久，郁而化热，症见头痛、呕恶，舌红苔黄等，加丹参、牡丹皮、夏枯草、竹茹等清热凉血、清肝和胃之品。

◼▥▥ 六、名医经验精粹 ▥▥◼

1. 王清任

王清任从病因学上提出了"瘀血辨治"这一论治思路。他认为，瘀血病因主要有气虚无力推动血液运行，血液停留而为瘀，"元气既虚，必不能达于血管，血管无力，必停留而瘀""凡有瘀血也令人善忘"。在治疗上，王清任提出了补气生血和活血化瘀开窍等治法，并且创制了很多相关名方。针对老年痴呆，辨病辨证多宜活血化瘀、通络开窍，可选用通窍活血汤、癫狂梦醒汤等方，验之临床常获奇效。

——周斌，张钟爱. 从《医林改错》谈老年性痴呆的中医治疗［J］.

2. 朱国营

对于本病的治疗，朱国营等常分型论治。肝肾虚亏，髓海不足者，治宜滋补肝肾、填精益髓；肝郁气滞、血瘀阻络者，治宜疏肝解郁、活血通络；心脾两虚、痰蒙清窍者，治宜补益心脾、化痰开窍。

——朱国营，李玉波. 老年性痴呆病的中医辨证论治［J］. 光明中医，2010，25（10）：1908.

3. 陆曦

陆曦常分三期治疗，初期多表现为记忆力减退，欲望淡漠，活动力减退、抑郁情绪等阴性症状，多属肾阳不足，治宜温补肾阳，方选右归丸加减；中期多智能低下、易激动、易兴奋、烦躁失眠、四肢抽搐等阳性症状，多属肾阴不足，治宜滋补肾阴、养血息风，方选左归丸加减；后期多表现为智能严重低下，无自主运动，嗜睡状态，卧床不起，二便失禁等，多属肾阴阳两虚证，治宜阴阳双补，方选地黄饮子加减。

——陈金雄，李智. 陆曦治疗老年痴呆的经验［J］. 光明中医，2012，25（7）：1140.

4. 宫洪涛

宫洪涛认为，痴呆的基本病机是肾虚。对痴呆的发病机制归纳为"虚、痰、瘀"三个方面，三者相互作用，互为结果。脑为精髓和神明汇集之处，又称元神之府。《素问·五脏生成》说："诸髓者皆属于脑。"《灵枢·经脉》说："人始生，先成精，精成而脑髓生。"《医林改错》说"灵机记性不在心而在脑""小儿无记性者，髓海未满；高年无记性者，髓海渐空"。痴呆的发生与肾精密切相关，肾精亏虚是痴呆发生的根本。《素问·逆调论》曰："肾不生则髓不能满。"唐代《千金要方》对痴呆进行了较具体的描述，云："人五十以上阳气始衰，损与日至，心力渐退，忘失前后，兴居怠惰。"由于痴呆的病程长，无论何种病因病机最终均可出现瘀滞，或因虚致瘀，或因实而瘀。导师宫洪涛教授在多年临床工作中，既不拘泥于常规，又不悖逆大法，用药精当，紧扣病机，别出心裁，疗效显著。

——宫洪涛. 谢海洲治疗老年性痴呆经验［J］. 中医临床研究，2014，6（1）：105－106.

5. 张琪

张琪大师调治本验案，审证抓住病位在脑，其本在肾，病邪为虚、痰、瘀，从平调阴阳、补益、涤痰、化瘀入手，以调平阴阳为纲，填精益髓为目，正邪兼顾，纲目并举。用药多而不乱，举重若轻，脉络清晰，配伍精辟。全方滋而不腻，补中寓活，静中有动，使阳化气、阴成形，气血旺而化精，精髓生而脑髓充，脑髓健而元神明，药中肯綮，故如此沉疴重疾，竟收其功。

——高尚社．国医大师张琪教授治疗痴呆验案赏析［J］．中国中医药现代远程教育，2013，11（21）：10－12.

▊▥▥七、名方应用精析 ▥▥▊

1. 七福饮

［来源］《景岳全书》卷五十一。

［药物组成］人参 6g，熟地黄 9g，当归 9g，白术 5g（炒），炙甘草 3g，枣仁 6g，远志 5g（制用）。

［煎服方法与服用宜忌］上药用水 400mL，煎取 280mL，空腹时温服。宜清淡饮食，忌食生冷、辛热、油腻、腥膻、有刺激性的食物。

［主治病证］治气血俱虚而心脾为甚者。智能减退，记忆力和计算力明显减退，头晕耳鸣，懒情思卧，齿枯发焦，腰酸骨软，步行艰难。舌瘦色淡，苔薄白，脉沉细弱。

［方义阐释］方中重用熟地黄以滋阴补肾，以补先天之本；人参、白术、炙甘草益气健脾，用以强壮后天之本；当归养血补肝；远志、杏仁宣窍化痰。本方填补脑髓之力尚嫌不足，可选加鹿角胶、龟甲胶、阿胶、紫河车等血肉有情之品，以填精补髓。还可以本方制蜜丸或膏滋以图缓治，也可用河车大造丸大补精血。

2. 还少丹

［来源］《洪氏集验方》卷一。

［药物组成］干山药、牛膝（酒浸一宿，焙干）各 45g，山茱萸、白茯苓（去皮）、五味子、肉苁蓉（酒浸一宿，焙干）、石菖蒲、巴戟（去心）、远志（去心）、杜仲（去粗皮，用生姜汁并酒合和，涂炙令热）、楮

实、舶上茴香各 30g，枸杞子、熟干地黄各 15g。

[煎服方法与服用宜忌] 上药捣罗为末，炼蜜入枣肉为丸，如梧桐子大。每服 30 丸，用温酒、盐汤送下，空腹，日进三服。宜清淡饮食，忌食生冷、辛热、油腻、腥膻、有刺激性的食物。

[主治病证] 表情呆滞，沉默寡言，记忆减退，失认失算，口齿含糊，词不达意，伴气短懒言，肌肉萎缩，食少纳呆，口涎外溢，腰膝酸软，或四肢不温，腹痛喜按，泄泻。舌质淡白，舌体胖大，苔白，或舌红，苔少或无苔，脉沉细弱。

[方义阐释] 方中巴戟、肉苁蓉补肾益精，入肾精血分；舶上茴香疏肝理气、温肾散寒，入肾经气分；杜仲强智健脑；牛膝活血壮腰膝；茯苓、山药渗湿补中；熟干地黄、枸杞子、山茱萸、五味子滋养肾水而固精，可使命门之火补益而不亢；石菖蒲辛温而归心胃经，芳香化湿、除秽祛痰、开窍宁神，既用于湿浊阻滞中焦之胸脘痞闷，更常用于痰浊蒙蔽之神志昏乱、健忘失语、耳鸣耳聋诸症。

3. 洗心汤

[来源]《辨证录》卷四。

[药物组成] 人参 30g，茯神 30g，半夏 15g，陈皮 9g，神曲 9g，甘草 3g，附子 3g，石菖蒲 3g，酸枣仁 30g。

[煎服方法与服用宜忌] 上九味，水煎，用 120mL 灌服。服药后必熟睡，听其自醒，切不可惊醒。

[主治病证] 表情呆钝，智力衰退，或哭笑无常、喃喃自语，或终日无语，伴不思饮食，脘腹胀痛，痞满不适，口多涎沫，头重如裹。舌质淡，苔白腻，脉滑。

[方义阐释] 方中人参、甘草益气；半夏、陈皮健脾化痰；附子协助参、草以助阳气，俾正气健旺则痰浊可除；茯神、酸枣仁宁心安神；石菖蒲芳香开窍；神曲和胃。脾气亏虚明显者，可加党参、茯苓、黄芪、白术、山药、麦芽、砂仁等健脾益气之品，以截生痰之源；若头重如裹、哭笑无常、喃喃自语、口多涎沫者，痰浊壅塞较著，重用陈皮、半夏，配伍胆南星、莱菔子、佩兰、白豆蔻、全瓜蒌、贝母等豁痰理气之品；若痰郁久化火，蒙蔽清窍、扰动心神，症见心烦躁动、言语颠倒、歌笑不休，甚至反喜污秽等，宜用涤痰汤涤痰开窍，并加黄芩、黄连、竹沥以增强清化

热痰之力。

4. 通窍活血汤

[来源]《弘医林改错》卷上。

[药物组成] 赤芍 3g，川芎 3g，桃仁 9g（研泥），红枣 7 枚（去核），红花 9g，葱白 3 根（切碎），生姜 9g（切碎），麝香 0.15g（绢包）。

[煎服方法与服用宜忌] 用黄酒 250mL，将前七味煎至 150mL，去滓，将麝香入酒内，再煎二沸，临卧服。宜清淡饮食，忌食生冷、辛热、油腻、腥膻、有刺激性的食物。

[主治病证] 表情迟钝，言语不利，善忘，易惊恐，或思维异常，行为古怪，伴肌肤甲错、口干不欲饮、双目暗晦。舌质暗或有瘀点瘀斑，脉细涩。

[方义阐释] 方中麝香芳香开窍，并活血散结通络；桃仁、红花、赤芍、川芎活血化瘀；大枣、葱白、生姜散达升腾，使行血之品能上达颠顶，外彻肌肤。常加石菖蒲、郁金开窍醒脑；如久病气血不足，加党参、黄芪、熟地黄、当归以补益气血；瘀血日久，瘀血不去，新血不生，血虚明显者，可加当归、鸡血藤、三七以养血活血；瘀血日久，郁而化热，症见头痛、呕恶、舌红苔黄等，加丹参、牡丹皮、夏枯草、竹茹等清热凉血、清肝和胃之品。

▓▓▓▓ 八、名医医案精选 ▓▓▓▓

【案一】痴呆案（脾肾阳虚证）

患者甲，女，67 岁，2012 年 6 月 14 日来诊。患者头晕伴记忆力减退 7 年余。患者 8 年前脑梗死后出现头晕，不伴视物旋转、耳鸣、听力减退等症状，后逐渐出现记忆力减退、思睡，表情呆滞，食少纳呆，咳吐少量清白痰，腰膝酸软，四肢不温，小便偶有失禁，大便每日 1 次，便溏。舌体胖大，苔白，脉沉细。血压 160/90mmHg。

辨证：脾肾阳虚证。

治法：补肾健脾，益气生精。

处方：制附子 12g（先煎半小时），炮姜 24g，补骨脂 30g，肉豆蔻 12g，茯苓 20g，白术 30g，益智仁 20g，生山药 12g，白扁豆 12g，远志

12g，石菖蒲 12g，党参 30g，炙甘草 12g，肉苁蓉 12g，锁阳 20g，仙茅 20g，炒当归 12g。10 剂，水煎服。

二诊：四肢温暖，记忆力有所改善，腰酸减轻，咳痰症状消失，仍有头晕、思睡、夜尿频多。守上方去远志、白扁豆、益智仁，加熟地黄 12g，黄精 30g（酒蒸），陈皮 12g，桑螵蛸 15g，黄芪 30g，10 剂，水煎服。

三诊：患者记忆力明显改善，精神明显好转，纳食可，头晕、思睡症状好转，小便夜 3 次。

处方：炮姜 24g，茯苓 20g，石菖蒲 12g，党参 30g，炙甘草 15g，黄精 30g，仙茅 20g，附子 12g，补骨脂 30g，陈皮 12g，山药 12g，白术 30g，黄芪 30g。

按：本例患者久病耗损，积损正伤，加上年迈体虚，使脾、肾、精、气、血亏损不足，脑髓失养，久病入络，脑脉痹阻。腰为肾之府，肾阳虚则出现腰膝酸软、四肢不温；脾阳不振，运化无力，清阳不升，气血津液不能上呈头脑故思睡、头晕；脾为后天之本，肾为先天之本，肾精有赖于脾气充养，脾阳根于肾阳温煦，肾失脾养而肾精亏虚，脑髓生成不足，记忆失灵；脾肾阳虚，不化阴精而化痰湿，不生气血而致郁瘀，皆可致脑脉不通，脑髓失养，蒙蔽清窍而呆。脾肾互用，共养脑髓，一方为病，均致痴呆。本例患者以脾肾阳虚为本，气滞血瘀为标。治疗以补肾健脾，益气生精为原则。方中制附子能上助心阳、中温脾阳、下补肾阳，有回阳救逆、补火助阳、散寒止痛之效；炮姜善走血分，温中止痛、温经止血；补骨脂补肾壮阳、温脾止泻、固精缩尿；远志安神益志、祛痰开窍，善宣泄通达，为交通心肾、益智强识之佳品；炒当归补血活血，补骨脂、远志与当归三药合用以达补而不滞、补中有通之妙；白扁豆补脾和中、化湿，药性温和，补而不滞，与党参等补气药共用为佳；石菖蒲开窍醒神、化湿和胃、宁神益志；益智仁暖肾固精缩尿、温脾开胃摄唾。

——彭科，宫洪涛，王文静，等．宫洪涛教授治疗痴呆验案举隅［J］．中医临床研究，2014，6（1）：105－106.

【案二】痴呆案（痰湿阻络证）

患者乙，男，78 岁，2012 年 5 月 12 日来诊。患者记忆力下降明显，面部表情呆板，动作笨拙，纳食少，口角流涎，乏力，气短，全身困重，头重如裹，痰多，小便正常，大便溏。舌体胖大，苔白腻，脉滑。MRI 显示：第 3 脑室和侧脑室扩大，脑沟变宽，脑回变窄。

辨证：痰湿阻络。

治法：开郁逐痰。

处方：干姜 30g，枳实 12g，党参 30g，薤白 12g，法半夏 12g，茯苓 30g，白术 20g，薏苡仁 30g，石菖蒲 12g，丹参 20g，天麻 12g，苍术 9g，羌活 9g，桂枝 12g，藿香 9g，瓜蒌皮 12g，黄芪 30g，僵蚕 9g，陈皮 24g。生姜 3 片为药引。10 剂，水煎服。

二诊（2012 年 5 月 24 日）：患者诉乏力，头重如裹感明显减轻，记忆力有所改善。方用补中益气汤与涤痰汤加减。

处方：党参 30g，茯苓 15g，白术 20g，黄芪 40g，升麻 6g，葛根 6g，柴胡 12g，炒当归 12g，桂枝 12g，香附 15g，陈皮 12g，胆南星 12g，石菖蒲 12g，炙甘草 12g，远志 12g，法半夏 12g。以生姜 3 片为药引，15 剂，水煎服。

调理 3 个月，患者记忆力明显好转，生活能自理。

按：本例患者随着年龄的增长，肾气渐亏，元阳不振，肾的气化功能减弱，津液失于蒸化而化生痰浊。痰浊停留体内，一则蒙蔽脑窍，使神明失用，如痴如呆；二则阻遏清阳，使脑髓失养，神智失主，发为痴呆。本例患者以痰湿为主，兼有正虚。治疗应以开郁逐痰、健胃通气为大法，祛痰湿不忘活血祛瘀。方中干姜温中散寒、回阳通脉、温肺化饮，主入脾胃而长于温中散寒、健运脾阳，为温暖中焦之主药；枳实破气行痰、化痰消积能消除中焦痞满、行气活血止痛；薤白通阳散结、行气导滞；桂枝温通经脉、助阳化气；半夏燥湿化痰、消痞散结，为温化寒痰之要药；僵蚕祛风定惊、化痰散结；陈皮理气健脾、燥湿化痰。半夏、僵蚕、陈皮三者同用，祛除痰湿效果更佳。《内经》曰"风胜湿"，配伍羌活祛风胜湿、解表散寒、止痛；苍术燥湿健脾、祛风散寒；石菖蒲开窍醒神、化湿和胃、宁神益志，其辛开苦燥温通、芳香走窜，长治痰湿秽浊之邪蒙清窍所致神志昏乱；藿香为芳香化湿要药；薏苡仁淡渗利湿兼以健脾补中；白术健脾益气、燥湿利尿，被前人誉为"脾脏补气健脾第一要药"；黄芪、天麻二药具有改善及恢复语言能力和改善呆滞面容表情作用，并有较强的促进脑细胞代谢的功能；丹参活血祛瘀。

——彭科，宫洪涛，王文静，等．宫洪涛教授治疗痴呆验案举隅［J］.

【案三】痴呆案（肝胆湿热、痰瘀互结证）

魏某，男，81岁。患者近年来头晕目眩，活动不利，行走需人搀扶。就诊时症见神情淡漠，反应迟钝，嗜睡，口干、口淡、口黏，纳差嗳气，大便干结，数日一行，血压84/60mmHg。苔厚腻色黄，舌质稍暗，脉弦滑。

辨证：肝胆湿热蕴遏，气火内郁，窍络痹阻，神明失司。

治法：清肝胆湿热，开窍通络，宣通气机。

处方：龙胆泻肝汤加减。

龙胆6g，柴胡15g，黑山栀12g，淡黄芩24g，石菖蒲15g，广郁金15g，琥珀屑3g（冲服），川黄连9g，桃仁泥15g，西红花1g，牡丹皮12g，陈胆星12g，白茯苓12g，枳壳15g。14剂，每日1剂，水煎服。

二诊：患者头晕稍减，苔腻渐化，能对答如流，余症同前。

处方：生黄芪35g，大蜈蚣2条，大川芎15g，石菖蒲12g，西红花1g，生地黄30g，桃仁泥15g，川黄连6g，淡吴萸9g，全当归18g，生牡蛎30g（先煎），川桂枝9g。14剂，每日1剂，水煎服。

三诊：患者血压120/75mmHg，眩晕明显好转，动作反应等已较敏捷，精神较佳，纳食有增，大便通畅，苔腻基本已化。再以原方略有增减继服数月，诸症日趋改善。

后随访患者，生活基本正常，行走自如，谈笑如常。

按：此病例以肝胆湿热为主，痰瘀互结为辅。病位主要在肝、胆、脑，即一脏二腑，且主要为湿热蕴结，故治宜清利湿热、化痰开窍、活血祛瘀、宣通气机。因此在方中用能清肝胆实火，泻下焦湿热的名方龙胆泻肝汤化裁以治其湿热为君药；用石菖蒲化痰开窍、安神醒脑，琥珀、西红花合用活血化瘀、安神宁心，以上三味共为臣药；郁金、枳壳合用宣通气机，化痰开郁为佐药。诸药合用，共奏清泻肝胆湿热、化痰祛瘀开窍之功。综观此验案，组方用药有三大特点：升降相宜、宣通气机；痰瘀同治、醒脑开窍；标本缓急、泾渭分明。

——李建颖，赵丹丹，杨建宇 . 国医大师验案良方——心脑卷 [M] . 北京：学苑出版社，2010：326.

【案四】痴呆案（心肝气虚、痰瘀互结证）

人有呆病终日闭户独居，口中喃喃，多不可解，将自己衣服用针线密缝，与之饮食，时用时不用，尝数日不食，而不呼饥，见炭最喜食之，谓是必死之症，尚有可生之机也。夫呆病而至于喜粪，尚为可救。岂呆病食炭，反忍弃之乎？盖喜粪乃胃气之衰，而食炭乃肝气之燥，凡饮食之类，必入于胃，而后化为糟粕，是粪乃糟粕之余也。糟粕宜为胃之所不喜，何以呆病而转喜之乎？不知胃病则气降而不升，于是不喜升而反喜降，糟粕正胃中所降之物也。见粪而喜者，喜其同类之物也。然而呆病见粪则喜，未尝见粪则食也。若至于食粪，则不可治矣，以其胃气太降而至极耳。夫炭乃木之烬也，呆病成于郁，郁病必伤肝木，肝木火焚以伤心，则木为心火所伤，肝中之血尽燥，而木为焦枯之木矣。见炭而喜食者，喜其同类而食之，思救其肝木之燥耳。然而可生之机，全在食炭。夫炭本无滋味，今食之而如饴，是胃气之未绝也。治其胃气，而祛其痰涎，则呆病可愈也。

方用转呆丹：人参一两，白芍三钱，当归一两，半夏一两，柴胡八钱，生枣仁一两，附子一钱。菖蒲水十碗，煎一碗，使强有力者，抱住其身，另用二人执拿其两手，以一人托住其下颌，一人将羊角去尖，插其口灌之。倘不肯服，不妨以杖击之，使动怒气，而后灌之，服后必然骂詈，少顷必倦而卧，听其自醒，切不可惊动，自醒则全愈，否则止可半愈也。

按：此方大补其心肝之气血，加之祛痰开窍之药，则肝中枯竭得滋润而自苏，心内寡弱，得补助而自旺，于是心气既清，肝气能运，力能祛逐痰涎，随十二经络而尽通之，何呆病而不可愈哉！倘或惊之使醒，则气血不得尽通，而经络不得尽转，所以止可半愈也。然能再服此汤，亦未有不全愈者矣。

——陈士铎. 辨证录［M］. 北京：中国中医药出版社，2007.

第二十二章 自 汗

一、概念、沿革及临床特点

自汗是指由于营卫不和、热炽阳明、暑伤气阴、气虚阳虚等原因导致肌表失去顾护，玄府不密，津液外泄而经常汗出，活动后尤甚的症状。常见兼有太阳表证，神疲乏力或少气、懒言、自汗等症状。可见于外感六淫或内伤杂病，前者多为实证，后者多为虚证。

大多数人在高温环境下和剧烈运动后都会出汗；但是有一些人，就算温度不高，静坐也会满头大汗；还有些人一紧张就会手脚汗出，并且伴有易疲劳、易紧张等症状，这就是自汗。中医学从整体观念出发，辨证论治、涩补合法、标本兼顾，使得该症已取得了良好的治疗效果。

"自汗"之名首见于宋代陈无择的《三因极一病证方论·自汗证治》，曰："夫自汗，多因伤风伤暑，及喜怒惊恐、房事虚劳，皆能致之。无问昏醒，浸浸自出者，名曰自汗。"《丹溪心法·自汗》云："自汗属气虚、血虚、湿、阳虚、痰。"《证治汇补》卷三曰："阳虚自汗，必恶寒；火热自汗，必燥热；伤湿自汗，困倦身重，天阴转甚，声如瓮出；伤风自汗，头疼身热，咳嗽烦闷，鼻塞流涕；伤暑自汗，身热口渴，烦躁面垢；痰证自汗，头眩呕逆，胸满吐痰；心虚自汗，怔忡恍惚；肝热自汗，口苦多眠；肾虚自汗，潮热咳嗽；脾虚自汗，倦怠少食。"又肺虚、伤寒、温病、柔痉、霍乱等多种病证均有自汗。张仲景在《伤寒论》中提出了"阳虚漏汗"的证治，"太阳病，发汗，遂漏不止，其人恶风，小便难，四支微急，难以屈伸者，桂枝加附子汤主之"，阳虚漏汗亦属于阳虚自汗。后代医家如元代危亦林《世医得效方》也曾用玉屏风散治疗表虚自汗证。

气阴两虚者，常自汗与盗汗并见。盗汗是指睡时汗出、醒则汗止的症状，多由阴虚所致。《景岳全书》认为："自汗、盗汗亦各有阴阳之证，不得谓自汗必属阳虚，盗汗必属阴虚也。"《临证指南医案》谓："阳虚自汗，治宜补气以卫外；阴虚盗汗，治当补阴以营内。"王清任《医林改错》补充了针对血瘀所致自汗、盗汗的治疗方药。

临床上以经常汗出、动则加重、气短、少气懒言为主要证候特征。气虚卫外不固，肌表不密，腠理疏松，故自汗；劳则耗气，故活动劳累后诸症加重。本病舌象、脉象表现多种多样，但因临床以气虚、阳虚、营卫不和的病机为多，故以相应的舌象、脉象多见。

二、病因与病机

1. 外感六淫邪气

（1）外感风邪

临床见头痛、发热、恶风、汗出、脉浮等症状。风邪袭表，伤人卫气，营卫不和，腠理开，营阴泄，故汗出。

（2）外感温热之邪或风寒之邪入里化热

临床见身热、微恶风寒、无汗或额有小汗、咽红而干、干咳无痰等症状，为温热之邪袭表，卫气郁阻，腠理开阖失常，故无汗或少汗不畅。

（3）外湿侵袭

《证治汇补》卷三云："伤湿自汗，困倦身痛，天阴转甚，声如瓮出。"治宜健脾化湿，用防己黄芪汤、术附汤。如属湿火熏蒸而致自汗，临床表现为阵阵热汗外出，出汗以头面为多，身热不扬，身体困重，口腻作渴，苔黄腻，脉濡数或滑数等，《丹溪心法》治以凉膈散；如见汗出身重、肢体倦怠、关节酸痛、小便不利、苔薄腻、脉浮缓等症状为风湿自汗，风为阳邪使腠理开泄而汗出，湿为阴邪滞着而阻碍气血运行，风湿相合侵袭人体，所以致周身关节肿胀酸痛。

（4）外感暑淫

暑季见遍体汗出、身热、心烦口渴、头晕胀痛等症状，是因暑为阳邪，其性开泄，最易致汗出而伤津耗气；暑多夹湿，湿浊中阻，暑热郁伏于内，热蒸湿动，热郁于内，暑热上蒸而遍体汗出。

2. 内伤杂病

（1）气虚自汗

临床表现为汗出，动则加剧，或劳累后加重，神疲乏力，少气懒言，气短，面色少华，舌淡，苔薄白，脉虚。多由先天不足或后天失养，或久病、重病、劳累过度、年老体弱等因素，导致元气不足，使气的固摄功能失司，不能固表，腠理开泄，营阴不守，津液外泄引起。

（2）阳虚自汗

临床表现为自汗、畏寒、肢冷、口淡不渴或喜热饮、小便清长或尿少浮肿、舌淡胖、苔白滑、脉沉迟无力。多因久病伤阳，或气虚进一步发展而来，故失于固摄，见自汗。张仲景在《伤寒论》中提出了"阳虚漏汗"的证治"太阳病，发汗，遂漏不止，其人恶风，小便难，四肢微急，难以屈伸者，桂枝加附子汤主之"，阳虚漏汗亦属于阳虚自汗。

（3）绝汗

病情危重的情况下，出现大汗不止的症状。常是亡阳或亡阴的表现。若病势危重，冷汗淋漓如水、面色苍白、四肢厥逆、脉微欲绝，为阳气亡脱、津随外泄之危象，治疗应采用回阳救逆固表法。若病势危重，汗热而黏如油、烦躁口渴、脉细数者，属亡阴之汗，为枯竭之阴津外泄之危象，治疗应当釜底抽薪、急下存阴之法。

（4）血虚自汗

气为血之帅，血为气之母。大失血的病人，气随之发生大量丧失，导致气的涣散不收，漂浮无根，无以固摄，故见大汗出。

（5）瘀热自汗

瘀血内阻、郁而化热，临床见汗出，局部发热。

（6）痰阻自汗

痰浊内阻，阳气不通，无以固摄，而致临床症见自汗、头晕、恶心、呕吐痰涎等症状。

三、诊断与鉴别诊断

【诊断】

1. 不因外界环境影响，在头面、颈胸或四肢全身出汗者。

2. 白昼醒时汗出，动则益甚为自汗，衣服湿透。常兼见神疲乏力、少气懒言、畏寒肢冷等阳气虚的症状。汗出色黄，染衣着色者为黄汗。

3. 必要时作 X 线胸部摄片，痰涂片找抗酸杆菌，以及作抗链球菌溶血素 "O"、血沉、黏蛋白、T3、T4、基础代谢率等检查以排除肺痨、风湿热、甲亢等。

【鉴别诊断】

1. 自汗不问朝夕，动或不动，醒时汗出，名曰自汗。《景岳全书·杂证谟·汗证》云："自汗者，濈濈然无时，而动作则益甚。"鉴别要点是醒时汗出。

2. 外感六淫所致自汗，感于风，则多兼见恶风、发热、脉浮、头痛等太阳表证；感于湿，则多兼见身热不扬、肢体酸楚疼痛、脉浮等症；感于温热之邪，则多兼见发热、口渴、脉数等症；感于暑淫，则多兼见身烦口渴、头晕恶心等症。

3. 内伤杂病所致自汗，多由于气血阴阳亏虚，或有形实邪阻碍所致。气虚或气运行不畅无以固摄肌表，玄府不密，使得营阴外泄，则汗出。

四、辨证要点与治疗原则

【辨证要点】

1. 辨病因病性

自汗病有虚、实、表、里之不同。气虚以汗出伴呼吸气短、神疲乏力、少气懒言、汗出畏风为特征；血虚以心悸失眠、面色不华、脉细、舌淡为特征；阳虚以汗出伴肢冷畏寒、便溏、舌淡苔白滑、脉沉弱为特征；实证以外感风邪、湿热、暑热蒸迫为主，或以恶风、发热、头痛为特征，或以黄汗、汗出而黏为特征，或以蒸蒸汗出伴里热、大便干结为特征。

2. 辨病位

①平时鼻出汗较多，说明肺气不足，需要调理补气。肺合皮毛，在窍为鼻，外邪犯表，肺气失于固摄，则见鼻头汗出。②胸口常出汗，说明体内脾胃之气失和，无以固摄。③情绪紧张、激动或害怕时，手心或脚心容易出汗，多半是脾失运化、脾胃湿热，而且血虚。④背部多出汗，说明身体阴阳已虚，极度疲劳。

【治疗原则】

本病有虚实表里之不同，治疗的基本原则是使气血阴阳恢复调和状态，具体则需因其病机而分别以调和营卫、益气固表、清里泄热、滋阴降火、补血养心、益气固脱、回阳救急、急下存阴等为基本大法。

五、辨证论治

1. 营卫不和

【症状】汗出恶风，发热，头痛，舌淡红，苔薄白，脉浮缓。

【治法】解肌发表，调和营卫。

【方药】桂枝汤。

桂枝，芍药，炙甘草，生姜，大枣。

【临床运用】太阳中风兼经气不利的证治，项背拘急强痛，可加葛根升阳发表、宣通经气、生津起阴；肺气不利、咳喘者，可加厚朴、杏仁，下气消痰、止咳定喘；发汗太过致阳虚漏汗，可加附子温经固阳、固表止汗；见脉微、恶寒、胸满者，可去芍药，加附子，解肌祛风、宣通阳气；汗后身痛不减，甚或加重者，可重用芍药、生姜，并加人参，益气和营。

方中以辛温之桂枝为君，温经解肌、疏散风邪；以酸苦性寒之芍药为臣，和营养血、敛汗益阴，君臣相伍，一散一收，调和营卫，表邪外解则汗止热解；生姜辛散，助桂枝解肌，又能和胃止呕，大枣味甘益阴和营，以助芍药，共用为佐，二者相伍还可升腾脾胃之气以助营卫调和；甘草调和诸药以为使。全方药虽五味，但配伍严谨，为调和营卫之佳方。

2. 温热郁蒸

【症状】汗多神疲，体倦乏力，气短懒言，咽干口渴。舌干红少苔，脉虚数。

【治法】益气生津，敛阴止汗。

【方药】生脉散。

人参，麦冬，五味子。

【临床运用】若属阴虚有热者，可用西洋参代替人参；若见咳嗽，加百合、川贝、杏仁以润肺止咳；心烦失眠者，加枣仁、柏子仁以宁心安神；病情急重者全方用量宜加重。方中人参甘温，大补元气，并能生津止渴，是为君药；麦冬甘寒养阴清热、润肺生津，用以为臣；人参、麦冬合用，则益气养阴之功益彰；佐以五味子，敛肺止汗、生津止渴，为佐药。三药合用，一补一润一敛，益气养阴、生津止渴、敛阴止汗，使气复津生、汗止阴存、气充脉复，故名"生脉"。《医方集解》说："人有将死脉绝者，服此能复生之，其功甚大。"至于久咳肺伤、气阴两伤证，取其补益肺气、滋润肺阴，并能敛肺止咳，故可一并治之。

3. 暑热侵袭

【症状】身热汗多，口渴心烦，小便短赤，体倦少气，精神不振，脉虚数。

【治法】清暑益气，养阴生津。

【方药】清暑益气汤。

西洋参，冬石斛，麦冬，黄连，竹叶，荷梗，知母，甘草，粳米，西瓜翠衣。

【临床运用】如果暑热较甚，可加生石膏；如果夹有湿浊，舌苔呈白腻者，可去麦冬、知母，加广藿香、六一散、草豆蔻；如果用于治疗小儿夏季热，可去黄连、知母，加地骨皮、白薇；如果是素体虚弱的患者，受暑邪兼有湿邪，宜用李氏清暑益气汤；如果是暑邪伤人，使患者气阴两伤，则宜用王氏清暑益气汤。

方中重用味甘性凉的西瓜翠衣清解暑热、生津止渴；西洋参甘苦性凉，益气生津、养阴清热，共为君药。荷梗助西瓜翠衣清热解暑；甘寒质润的石斛、麦冬助西洋参养阴清热生津，共为臣药；少用黄连苦寒，清热泻火；知母苦寒质润、泻火滋阴；竹叶甘淡清热除烦，均为佐药；粳米、甘草益胃和中，调和诸药，为佐使药。诸药合用，共奏清暑益气、养阴生津之效。

4. 气虚

【症状】虚人腠理不固，汗出恶风，动则加重，伴呼吸气短、咳喘乏力或神疲乏力、少气懒言、面色无华。舌质淡，苔薄白，脉浮虚。

【治法】益气固表止汗。

【方药】玉屏风散。

防风，黄芪，白术。

【临床运用】气虚重者，增加黄芪、白术用量，或加党参、五味子；汗出多者，加浮小麦、煅龙骨、煅牡蛎、五味子固表敛汗；舌红、脉细数（兼阴虚），加麦冬、五味子养阴敛汗；恶寒、脉缓者，加桂枝、白芍，解肌祛风；头重肢困者，去黄芪，加薏苡仁、厚朴、苍术、白芷，利湿醒脾；兼阴虚者，加生地黄、麦冬、五味子，生津养阴。

方中生黄芪甘微温，功擅补脾肺之气，益卫固表止汗，用为君药；白术苦甘温，补脾胃、实肌腠、固表止汗，二药相须为用，补正气、实卫气，乃培固根本之法；少量防风走肌表祛风并御风邪，且"黄芪得防风而功愈大"，相畏而相激也。诸药合用，肺脾同补，肌表兼固，共奏固表止汗之功。

5. 真阳衰微

【症状】冷汗淋漓，四肢厥冷，神衰欲寐，面色苍白。脉微欲绝，舌淡苔白。

【治法】回阳固脱，益气生脉。

【方药】参附汤。

人参，附子。

【临床运用】该方为峻补阳气以救暴脱之剂。除上述主治外，凡大病虚极欲脱，产后或月经暴崩，或痈疡久溃、血脱亡阳等，均可用本方救治。但一见阳气来复，病情稳定，便当辨证调治，不可多服，免纯阳之品过剂，反致助火伤阴耗血。方中人参甘温大补元气；附子大辛大热，温壮元阳。二药相配，共奏回阳固脱之功。《删补名医方论》说："补后天之气，无如人参；补先天之气，无如附子，此参附汤之所由立也……二药相须，用之得当，则能瞬息化气于乌有之乡，顷刻生阳于命门之内，方之最神捷者也。"

6. 血虚

【症状】心悸怔忡，健忘失眠，自汗，气短乏力，食少，面色萎黄。舌淡，苔薄白，脉细弱。

【治法】益气补血，健脾养心。

【方药】归脾汤。

白术，茯神，黄芪，龙眼肉，酸枣仁，人参，木香，甘草，当归，远志。

【临床运用】崩漏下血偏寒者，可加艾叶炭、炮姜炭，以温经止血；偏热者，加生地炭、阿胶珠、棕榈炭，以清热止血。

方中黄芪甘温，补脾益气；龙眼肉甘平，既补脾气，又养心血，二者共为君药。人参、白术与黄芪相伍，补脾益气以生血，使气旺而血生；当归、龙眼肉甘温补血养心；茯苓（多用茯神）、酸枣仁、远志宁心安神；更佐理气醒脾之木香，辛香而散，与大量益气补血健脾药配伍，能防大量益气补血药滋腻碍胃，使补而不滞、滋而不腻；引用生姜、大枣调和脾胃，以资化源。全方共奏益气补血、健脾养心之功，为治疗劳伤心脾、气血两虚之良方。

■║║ 六、名医经验精粹 ■║║║

《素问·阴阳别论》曰："阳加于阴谓之汗。"《素问·阴阳应象大论》云："阳之汗，以天地之雨名之。"《素问·宣明五气》曰："五藏化液：心为汗。"《灵枢·营卫生会》曰："夺血者无汗，夺汗者无血。"《素问·举痛》云："炅则腠理开，荣卫通，汗大泄，故气泄。惊则心无所倚，神无所归，虑无所定，故气乱矣。劳则喘息汗出，外内皆越，故气耗矣。"《素问·经脉别论》谓："故饮食饱甚，汗出于胃。惊而夺精，汗出于心。持重远行，汗出于肾。疾走恐惧，汗出于肝。摇体劳苦，汗出于脾。"

汉·张仲景《伤寒论》谓："太阳病，头痛发热，汗出恶风者，桂枝汤主之。""太阳病，头痛发热，身疼，腰痛，骨节疼痛，恶风，无汗而喘者，麻黄汤主之。""问曰：阳明病，外证云何？答曰：身热，汗自出，不恶寒，反恶热也。""病人藏无他病，时发热，自汗出，而不愈者，此卫气不和也。先其时发汗则愈，宜桂枝汤主之。"

元·朱丹溪《丹溪心法·自汗》曰："自汗属气虚、血虚、湿、阳虚、痰。""盗汗属血虚、阴虚。""阴虚阳必凑，发热而自汗。阳虚阴必乘，发厥而自汗。"

明·王肯堂《证治准绳·幼科·汗证》云："伤于冷热，冷热交争，阴阳不顺，津液走泄，亦令睡中汗自出。其间有虚实之证，虚者谓诸病后、大汗后血气尚弱，液溢自汗。""心之所藏，在内者为血，发于外者为汗。汗者乃心之液，而自汗之证未有不由心肾俱虚而得之。"

清·李用粹《证治汇补·外体门·汗病》曰："阳虚自汗必恶寒；火热自汗必燥热；伤湿自汗，困倦身重，天阴转甚，声如瓮出；伤风自汗，头疼、身热、咳嗽、烦闷、鼻塞、流涕；伤暑自汗，身热口渴，烦躁面垢；痰证自汗，头眩呕逆，胸满吐痰；心虚自汗，怔忡恍惚；肝热自汗，口苦多眠；肾虚自汗，潮热咳嗽；脾虚自汗，倦怠少食。"

刘渡舟认为："病常自汗出者，此为荣气和。荣气和者，外不谐，以卫气不共荣气和谐故尔。以荣行脉中，卫行脉外，复发其汗，荣卫和则愈，宜桂枝汤。""在正常的生理情况下，荣行脉中为卫之守，卫行脉外为荣之使，荣滋卫而使卫气不亢，卫护荣而使荣阴不泄。两者相互为用，相互制约。""如果在外的卫气与荣气相离而不相将，卫气失却固外护荣的作用，使荣气不能内守，故常自汗出。""桂枝汤有滋阴和阳、调和营卫的作用，以其发汗可使营卫和合，卫外为固，荣阴内守，则汗出自愈。""卫气不和的原因是荣卫本身失却协调，和风邪无关。临床上对于没有寒热、头痛等表证的自汗出病人，用桂枝汤治疗都有效。这也是一个很好的证明。"

■‖‖七、名方应用精析■

1. 桂枝汤

[来源]《伤寒论·辨太阳病脉症并治》第12条、13条、95条，云："太阳中风，阳浮而阴弱。阳浮者，热自发；阴弱者，汗自出。啬啬恶寒，淅淅恶风，翕翕发热，鼻鸣干呕者，桂枝汤主之。""太阳病，头痛发热，汗出恶风者，桂枝汤主之。""太阳病，发热汗出者，此为荣弱卫强，故使汗出，欲救邪风者，宜桂枝汤。"

[药物组成]桂枝三两（去皮），芍药三两，甘草二两（炙），生姜三两（切），大枣十二枚（擘）。

[煎服方法与服用宜忌]上五味，㕮咀三味，以水七升，微火煮取三升，去滓。适寒温，服一升。服已须臾，啜热稀粥一升余，以助药力。温覆令一时许，遍身漐漐微似有汗者益佳，不可令如水流漓，病必不除。若一服汗出病瘥，停后服，不必尽剂。若不汗，更服依前法。又不汗，服后小促其间，半日许，令三服尽。若病重者，一日一夜服，周时观之。服一剂尽，病证犹在者，更作服，若汗不出，乃服至二三剂。禁生冷、黏滑、肉面、五辛、酒酪、臭恶等物。

[方义阐释]方中桂枝辛温，解肌祛风、温通卫阳，以散卫分之邪；芍药酸苦微寒，敛阴而和营，桂枝配芍药，一散一收，一开一合，于发汗之中寓有敛汗之意，于和营之中悠悠调卫之功；生姜辛散止呕；大枣甘平

补中；炙甘草甘平，不唯调和诸药，且配桂、姜辛甘化阳以助卫气，伍芍、枣酸甘化阴以滋营阴。五药相合，共奏解肌祛风、调和营卫、敛阴和阳之效。本方发散与酸收相配，使散中有收，汗不伤正；且助阳药与益阴药同用，以阴阳兼顾，营卫并调。

2. 玉屏风散

[来源]《究原方》曰："玉屏风之止汗，非如圬者之于墙然也。其谓汗之因风得之者，恒至虚其卫气而久恋，卫则不收，风恋则不纯，以不纯乘不收，则汗出自易。故必以防风从外发之，白术从中守之，而黄芪则居其间而托之。"

[药物组成] 防风一两，黄芪二两（蜜炙），白术二两。

[煎服方法与服用宜忌] 上㕮咀，每服三钱，水一盏半，加大枣一枚，煎至七分，去滓，食后热服。

[方义阐释] 方中黄芪甘温，内可大补脾肺之气，外可固表止汗，为君药；白术健脾益气，助黄芪以加强益气固表之力，为臣药，两药合用，使气旺表实，则汗不外泄，外邪亦难内侵；佐以防风走表而散风御邪，黄芪得防风，则因表而不留邪，防风得黄芪，则祛风而不伤正，对于表虚自汗或体虚易于感冒者，用之有益气固表、扶正祛邪之功。方名玉屏风者，言其功用有似御风屏障，而又珍贵如玉之意。

本方配伍特点是以补气固表药为主，配合小量祛风解表之品，使补中寓散，相反相成。本方与桂枝汤均可用治表虚自汗，然本方证之自汗，乃卫气虚弱、腠理不固所致；桂枝汤证之自汗，因外感风寒、营卫不和而致。故本方功专益气固表止汗，兼以祛风；而桂枝汤则以解肌发表，调和营卫取效。

3. 参附汤

[来源]《正体类要》下卷云："治金疮、杖疮，失血过多，或脓瘀大泄，阳随阴走，上气喘急，自汗盗汗，人参（四钱）附子（炮去皮脐，三钱）用水煎服，阳气脱陷者，倍用之。"

[药物组成] 人参四钱，附子三钱（炮去皮脐）。

[煎服方法与服用宜忌] 用水煎服，阳气脱陷者，倍用之。见阳气来复，病情稳定，便当辨证调治，不可多服，免纯阳过剂，或伤阴血。

[方义阐释] 方中人参甘温大补元气；附子大辛大热，温壮元阳。二

药相配，共奏回阳固脱之功。本方大辛大热，重在温阳气，散阴寒，力挽元阳，破阴回阳。

4. 牡蛎散

[来源]《太平惠民和剂局方》。

[药物组成] 黄芪一两（去苗、土），麻黄根一两（洗），牡蛎一两（米泔浸，刷去土，火烧通赤）。

[煎服方法与服用宜忌] 上三味为粗散。每日服三钱，水一盏半，小麦百余粒，同煎至八分，去渣，热服，日二服，不拘时候。

[方义阐释] 方中煅牡蛎咸涩微寒，敛阴潜阳，固涩止汗，为君药；生黄芪益气固表止汗，为臣药；君臣相配，标本兼顾，止汗之力尤强。麻黄根甘平，功专收涩止汗，为佐药；小麦甘凉，专人心经，益心气，养心阴，退虚热而止汗，为使药。合而成方，既能益气解表，又能敛阴止汗，使气阴得复则汗出可止。本方敛阴潜阳药与益气实卫药同用，涩补合法，标本兼顾，以涩敛止汗治表为主。

■⫿⫿八、名医医案精选 ■■■

【案一】自汗（卫虚阳弱证）

马元仪治沈康生夫人，病经一月，两脉浮虚，自汗恶风，此卫虚而阳弱也。与黄芪建中汤，一剂汗遂止。夫人身之表，卫气主之，凡所以温分肉、实腠理、司开阖者，皆此卫气之用，故《黄帝内经》曰：阳者，卫外而为固也。今卫气一虚，则分肉不温，腠理不密，周身毛窍，有开无阖，由是风之外入，汗之内出，其孰从而拒之？故用黄芪建中汤，以建中气，而温卫实表也。越一日，病者叉手自冒心间，脉之虚濡特甚，此汗出过多，而心阳受伤也。仲景云：发汗过多，病患叉手自冒心，心下悸者，桂枝甘草汤主之。与一剂良已。

——陆渊雷. 清代名医医案大全. 上海：正文书局，1972：7.

【案二】自汗（产后气血亏虚证）

王某，女，25 岁，工人，已婚，1971 年 7 月 19 日初诊。患者行人工流产后，汗出不止，稍活动或吃饭则汗出更多，气短懒言，时有恶风怕冷，面色苍白，语声低微，门窗紧闭还穿薄毛衣，头缠毛巾。舌质淡红，苔薄白，脉见虚缓无力。

辨证：中气不足，气虚表疏。

治法：补气固表止汗。

处方：生黄芪30g，天花粉9g，党参15g，白术10g（土炒），茯苓9g，陈皮9g，山茱萸9g，五味子9g，浮小麦30g，炙甘草9g，大枣3枚。

二诊：患者连服6剂后，汗出得以抑制，唯活动时有汗出，但大为减缓。药已中病，继服上方。

三诊：患者又服3剂后，令其停药。继用生牡蛎30g，浮小麦30g，炒黄，共为细粉，每日饭后3g，肉汤送服。连续服用2周，诸症悉平。

按：产后亡血伤阴，气随血耗，卫阳不固，腠理不实，故致自汗不止。方中重用黄芪益气固表止汗；陈皮、山茱萸、炒白术补气健脾；五味子、浮小麦固表敛汗。后期以牡蛎散使中气得复，自汗可止。

——李翠萍，卢金镶. 古今妇科医案经方集萃. 上海：第二军医大学出版社，2008：370.

【案三】自汗（营卫不和证）

孙某，男，39岁。患者左半身经常自汗出，而右半身反无汗，界限非常分明。无其他明显不适。舌苔薄白，脉缓而略浮。

辨证：营卫不和，阴阳失调。

治法：调和阴阳，固表止汗。

处方：桂枝汤。

桂枝9g，白芍9g，生姜9g，大枣12枚，炙甘草6g。3剂，水煎服。

服药后啜热稀粥，得微汗出而愈。

按：凡汗出偏于肢体一侧，或左或右，浸润不止者，都是由于营卫气血有所偏伤，阴阳失于和调所引起。这种"汗出偏沮"，如果不及时治疗，久而久之，卫气不能顾护于外，营气不能守护于内，就有可能导致半身不遂的"偏枯"证。《素问·生气通天论》说："汗出偏沮，使人偏枯。"本病往往由于外感风邪而引起，所以用桂枝汤解肌发汗以祛风邪、调营卫、和气血以顾正气，乃是一种正治的方法。否则，风邪凝滞营卫，汗出损伤气血，经脉不通，筋骨失养，那么"偏枯"证就随时可能发生。

——刘渡舟. 经方临证指南. 北京：人民卫生出版社，2003：2.

【案四】自汗（湿热郁蒸证）

刘某，女，26岁，银行职员，1998年7月20日初诊。患者诉产后2月余，因饮食肥甘而腹泻。西医诊断：急性肠胃炎。经输液治疗泄止，但自汗不止，动则益甚，倦怠无力，渴欲饮水不多，大便仍不爽。医者以为体虚，予参麦注射液静脉滴注不效，故来诊。症见：自汗绵绵不畅，遍身皆湿且黏，气味酸臭，时时用毛巾擦拭之，疲倦困乏，食少脘痞，觉发热但体温正常，口苦黏腻，溲黄尿少。舌苔黄腻，脉濡稍数。

辨证：湿郁酿热，气失宣畅，腠理不固。

立法：清热化湿，宣畅中焦。

处方：三仁汤加减。

杏仁12g，白豆蔻12g，薏苡仁40g，厚朴15g，枳实15g，神曲15g，滑石12g，通草10g，香薷15g，佩兰15g，甘草6g。水煎服，每日1剂。

二诊：患者服3剂后，自汗渐止。守上方加山楂20g，大腹皮12g，以消积行滞、祛除汗出之源。

患者继服3剂后，汗出等症悉除，乳汁亦增加。

按：此案缘由产后"百脉空虚"，康复心切，饮食失节，加之适逢炎夏之季，终成湿郁酿热。叶天士云："湿乃重浊之邪，热乃熏蒸之气。"湿热之邪阻碍气机，致气失宣畅，伏郁熏蒸而汗出不止。依辨证采用清热化湿法，虽不止汗而汗亦止。

——张晋云."通因通用"法治疗汗证举隅.云南中医学院学报，2001，24（3）：49.